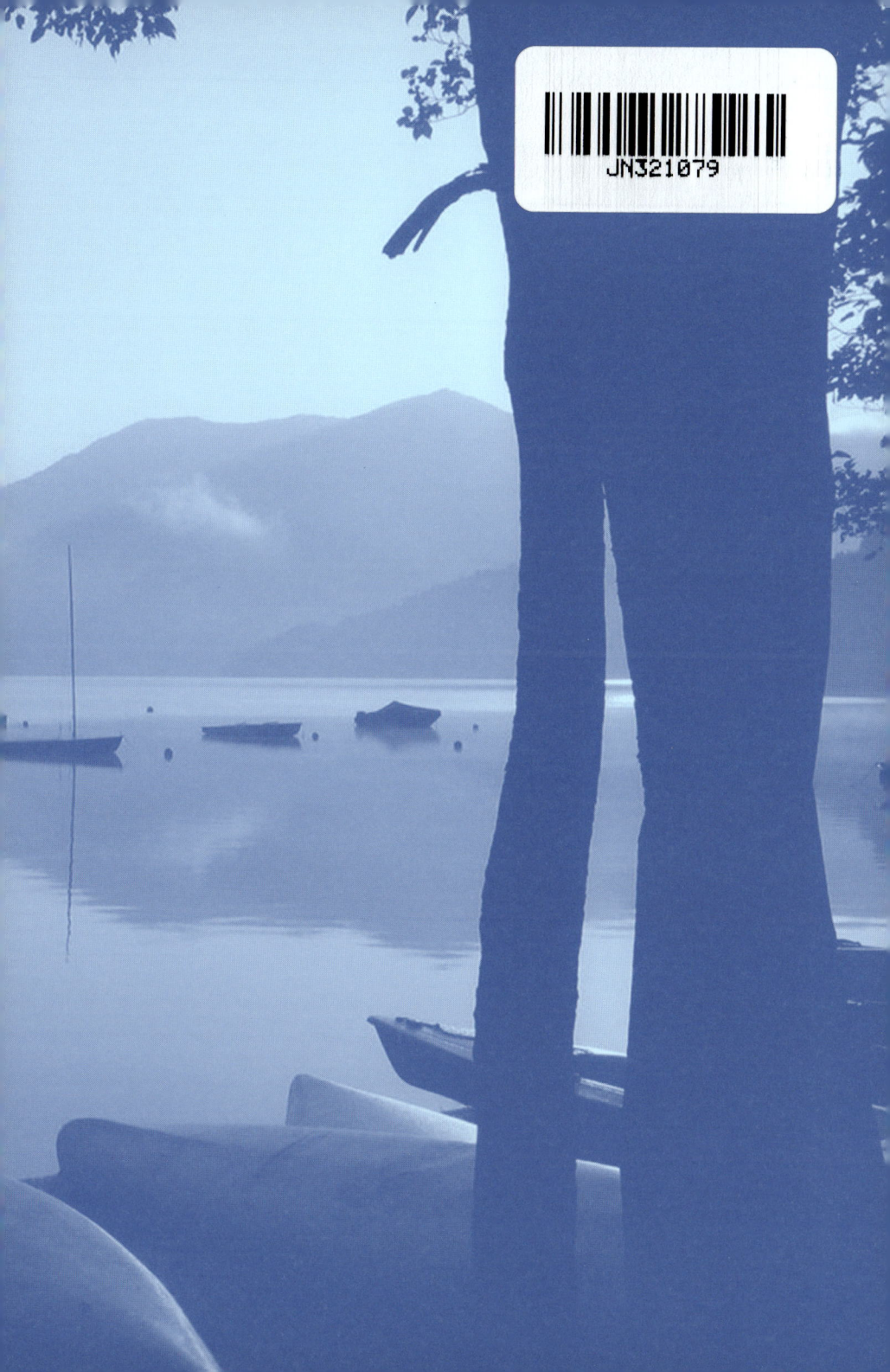

JN321079

質的研究法ゼミナール 第2版

グラウンデッド・セオリー・アプローチを学ぶ

編　戈木クレイグヒル滋子

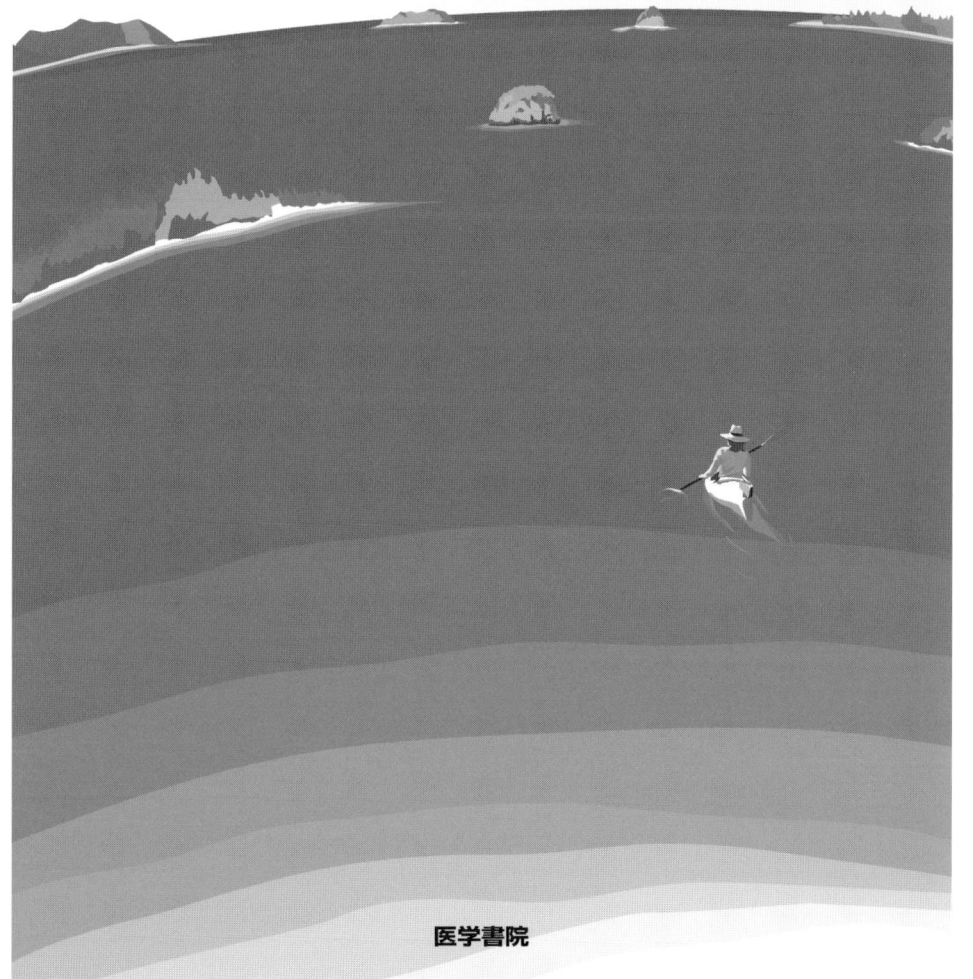

医学書院

編者紹介

戈木クレイグヒル滋子　慶應義塾大学名誉教授
1994年カリフォルニア大学サンフランシスコ校（UCSF）看護学部博士後期課程修了．看護学博士．
主著に『闘いの軌跡　小児がんによる子どもの喪失と母親の成長』（川島書店，1999年），『グラウンデッド・セオリー・アプローチ　改訂版　理論を生みだすまで』（新曜社，2016年），『グラウンデッド・セオリー・アプローチを用いた研究ハンドブック』（新曜社，2021年），『グラウンデッド・セオリー・アプローチ　実践ワークブック』（日本看護協会出版会，2010年），共著に『質的心理学講座第2巻　人生と病の語り』（東大出版会，2008年），『Routledge International Handbook of Qualitative Nursing Research』（Routledge，2013年）など．

質的研究法ゼミナール
グラウンデッド・セオリー・アプローチを学ぶ

発　行	2005年9月1日	第1版第1刷
	2007年4月15日	第1版第3刷
	2008年6月15日	第1版増補版第1刷
	2010年11月15日	第1版増補版第3刷
	2013年9月1日	第2版第1刷Ⓒ
	2023年6月15日	第2版第5刷

編　集　戈木クレイグヒル滋子
発行者　株式会社　医学書院
　　　　代表取締役　金原　俊
　　　　〒113-8719　東京都文京区本郷1-28-23
　　　　電話　03-3817-5600（社内案内）
印刷・製本　双文社印刷

本書の複製権・翻訳権・上映権・譲渡権・貸与権・公衆送信権（送信可能化権を含む）は株式会社医学書院が保有します．

ISBN978-4-260-01867-8

本書を無断で複製する行為（複写，スキャン，デジタルデータ化など）は，「私的使用のための複製」など著作権法上の限られた例外を除き禁じられています．大学，病院，診療所，企業などにおいて，業務上使用する目的（診療，研究活動を含む）で上記の行為を行うことは，その使用範囲が内部的であっても，私的使用には該当せず，違法です．また私的使用に該当する場合であっても，代行業者等の第三者に依頼して上記の行為を行うことは違法となります．

JCOPY　〈出版者著作権管理機構　委託出版物〉
本書の無断複製は著作権法上での例外を除き禁じられています．複製される場合は，そのつど事前に，出版者著作権管理機構（電話 03-5244-5088，FAX 03-5244-5089，info@jcopy.or.jp）の許諾を得てください．

執筆者一覧 （所属は 2013 年当時）

編集

戈木クレイグヒル滋子
（慶應義塾大学看護医療学部／大学院健康マネジメント研究科）

執筆

戈木クレイグヒル滋子
　SESSION 1 〜 11，SIDE NOTE〔『質的研究法ゼミ』の概要〕
三戸由恵（前慶應義塾大学大学院健康マネジメント研究科博士後期課程）
　SESSION 3，8，10，SIDE NOTE〔分析作業の工夫，メモを書き続ける〕
岩田洋子（慶應義塾大学看護医療学部）
　SESSION 7
高嶋希世子（首都大学東京健康福祉学部）
　SESSION 6，9，11

第 2 版の刊行にあたって

　はやいもので，アンセルム・ストラウス Anselm Strauss 先生から学んだグラウンデッド・セオリー・アプローチ（以下，GTA）を教え始めて 20 年近くになります．ゼミの状況を紹介してみてはどうかと，当時『看護研究』誌の編集をなさっていた医学書院の北原拓也さんに誘っていただき，小田嶋永さんのご担当で本書の初版を書いたのは 8 年前のことでした．ゼミの具体的な進め方とやりとり，分析結果をありのまま提示したので，どんな反応が返ってくるかとドキドキでしたが，それがきっかけとなって，たくさんの方から有意義なご意見や質問をいただくことができました．また，ワークショップや大学院での集中講義をとおして，いろいろな領域の方々と出会うこともできました．その中には，本書を何度も読んで独学で GTA を学んでくださった方も多く，もともと意図した自習書の役割が果たせたことを本当に嬉しく思いました．

　このような中で，私自身もこれまで以上に真剣に GTA と向き合わざるをえなくなりました．そこで 2008 年に林田秀治さんに増補版にする機会をいただいたときに，Strauss 先生のバージョンをもとにしながらもプロパティとディメンションを前面に出し，カテゴリー関連図を用いながら分析を進めるという私のバージョンの GTA をそれまで以上にはっきりとした形で提案しました．

　結果的に，本書を含めて性格の異なる GTA の本を 4 冊出版し，自分としては伝えたいことは書いたし，Strauss 先生とジュリエット・コービン Juliet Corbin 先生への恩返しもできたはず，GTA に関わる仕事はもう縮小しようと考えはじめていた矢先，たまたまこれまでに発表された GTA を用いた原著論文を検討する機会があり，論文数は増えたものの，以下の

ような問題があるという結果に愕然とさせられました.

まず,研究法がデータ分析だけを指すと誤解されているのか,多くの論文ではリサーチ・クエスチョンやデータ収集についての説明が不十分でした.また,研究法の混同があり,研究の趣旨に適した方法を選ぶという意識が低いように思われました.くわえて,分析作業で使われている手順と技法に関する説明や用いられ方が適切ではありませんでした.つまり,まだ GTA は正しく根づいていない……これはショックでした.

そのような時期に,ちょうど北原さんから「増刷のために,訂正が必要な箇所があればお知らせください」という連絡をいただきました.片づけてあった本を5年ぶりに読むと,いろいろと反省すべき点がありました.また,GTA に対する自分の考え方や教え方が少し変化していることにも気づきました.研究法は進化すべきものですし,週に2～4コマも GTA のゼミをやっていたら変化するのは当然だともいえます.

改訂版にするための書き直しは全体にわたっていますが,大きな変更点としては以下のものがあります.まず,研究テーマとリサーチ・クエスチョンについての説明をくわえ(SESSION 1),データ収集についての説明を見なおしました.また,GTA の手順と技法を理解していただくために,分析の概要に関する章を独立させたうえで(SESSION 4),SESSION 5～9で詳しく説明しました.さらに SESSION 10,11 のデータ分析がわかりやすくなるように修正しました.

こうした改訂版づくりの作業は,初版,増補版のときと同じように仲間たちと一緒におこないました.初版は,2005 年当時,首都大学東京健康福祉学部(旧東京都立保健科学大学)でおこなっていた質的研究法ゼミの録音データをもとに再構成したものでした.実際のゼミでは,何度も同じ項目について反復して学習するために,テープおこしをみると同じ項目についての説明とやりとりがあちこちに散在した状態だったので,まず私が学習内容別に分類し,それを SESSION 毎にまとめました.これは,オープン・コーディングの作業に似ており,けっこう楽しめたものの,予想外

に時間がかかったことを覚えています．

　そのあと，各 SESSION の担当者が，渡されたデータを使ってゼミの場面を再構成するとともに，不足事項を書き加えて，本書でいうと SESSION 5〜11 の『データの分析』にあたる部分の原稿をつくりました．この原稿は，担当者，サブ担当者，私の間を何度か行き来する中で修正されました．そして，最後に書き上がったものを，私が確認し，『講義』と『学生の学び』の部分をくわえました．

　今回の改訂版では，このような行程でつくった初版・増補版の原稿に，慶應義塾大学大学院健康マネジメント研究科でのゼミのやりとりを含めました．各 SESSION の『分析』の部分は，文中にもあるように，SESSION 6 高嶋，SESSION 7 岩田，SESSION 8 三戸，SESSION 9 高嶋，SESSION 10 三戸，SESSION 11 高嶋が担当しています．

　以上のような書き替えをおこなったものの，この本が GTA の入門書であり自習書であるという性格は変わりません．ゼミ生たちと一緒に，データ収集（インタビュー法と観察法）とデータ分析（オープン・コーディングとアキシャル・コーディング）の基礎をじっくりと学んでいただきたいと思います．質的研究では，結果の表面にあらわれてこない基礎の部分こそが重要です．プロパティとディメンションに沿って進める分析の流れを理解すれば，GTA はミース・ファン・デル・ローエの建築物のように "Less is more."（シンプルこそ効果的）を体現した方法だと思います．

　今回の編集担当の青木大祐さんには，細かい点や意匠にまでこだわりつつも，厳しい時間の中での作業をプッシュしていただきました．また，デザイナーの吉村知美さんとイラストの寺田久美さんには，ビジュアル面からサポートいただいたうえに，夏はカヤックとヨットしか頭にない夫の撮影した写真を，見返しに使っていただきました．みなさまのおかげで新しいものを創造する GTA の入門書にふさわしい活気のある本ができたと思います．この場をお借りして心からお礼を申し上げます．

バーチャルゼミへの招待

　これからみなさんは，オリエンテーションの島を含む 11 の島を巡ります．表紙はみなさんがカヤックを漕いでいる絵です．改訂版をつくるにあたって，これまで以上にたくさんのことを学んでいただこうと，海原を裏表紙まで広げてもらいました．

　行き先は，魅力あふれる島ばかりです．しかし，島に上陸しても，カヤックを泊めておく場所がなかったり，キャンピングに適切な場所や飲料水がみつからないことがあると思います．安易にテントを張って寝ていたら，満潮になってびしょぬれになってしまうなどということもあるかもしれません．

　おまけに，そこまでに学んだ知識を使って自分でパドルを漕がないと，次の島にはたどり着くことができません．空から撮った写真や地図を見ると，島々の位置は一目瞭然で，簡単に回ることができる気がするのに，実際には，潮や波のために引き返さざるをえないときがあります．この島だと思って近づいたら違う島だったなどということもあるかもしれません．好奇心が冒険を駆り立てるものの，チャレンジが多い旅になりそうです．

　質的研究法の学習も同じです．しかし，大変であっても，その学習の先には，みなさんを惹きつけてやまない魅力あふれる結果が待っているはずです．

本書の構成

　一般に研究法というとデータ分析だけを指すという誤解がありますが，ある研究法を用いて分析をおこなうためにはそれに適したデータが必要です．よいデータが収集できなければ，よい分析はできないからです．リ

サーチ・クエスチョンから研究デザインを考え，適切だと思われる研究法を選んだら，その方法に沿ったデータ収集とデータ分析をおこないましょう．そうすれば，適切なデータを収集し，リサーチ・クエスチョンに応えるような結果を見出すことができると思います．

　本書では，GTAを用いた研究の流れを学んだ後（SESSION 1），データを収集する代表的な方法として，2つの島でインタビュー法（SESSION 2）と観察法（SESSION 3）を学びます．そして，GTAを用いた分析の流れを学んだあと（SESSION 4），プロパティとディメンションの島（SESSION 5），ラベル抽出の島（SESSION 6），カテゴリー抽出の島（SESSION 7），カテゴリー同士の関係づけの島（SESSION 8），比較と理論的サンプリングの島（SESSION 9）で分析について詳しく学びます．最後に，SESSION 10ではインタビュー法を用いて収集したデータ，SESSION 11では観察法を用いて収集したデータを使って分析法を復習します．

想定した読者

　この本では，2種類の読者層を想定しています．1つは，これから質的研究法を学ぼうという方，または学んできたけれどいまひとつ自信がもてないので学び直してみたいという方です．そしてもう1つの読者層は，質的研究法の教育を担当しておられる先生方です．

　本書のバーチャルトレーニングでGTAをマスターしようと思う方は，ぜひ，ゼミの進行に沿って，すべての島巡りに参加してください．分析にかかわるSESSION 4〜9で学んだら，巻末の「SESSION 10の分析に用いたデータ」「SESSION 11の分析に用いたデータ」を分析した後でそれぞれの島（SESSION 10，SESSION 11）に上陸して，分析例と比較してください．もちろん，本書で紹介した分析結果だけが正解だというわけではありませんが，1つの回答例にはなっていると思います．

　一方，もう1つの読者層である質的研究法を教える立場におられる先生

方については，他の教員が研究法をどういうふうに教えているのかを知りたいと思っておられるのではないかと考えました．私自身がそうだからです．もちろん，ここで紹介するゼミがベストだと思っているわけでも，唯一の形だと思っているわけでもありません．むしろ，私自身，さらによい方法を求めて模索を続けたいと考えればこそ，あえてゼミの状況をそのままに近い形で提示しました．

　質的研究法が正しく理解され根づくためには，適切な学習教材と教育方法を編み出すことが必要ではないかと思います．この本が1つのきっかけとなって，討論が始まることを期待しています．

2013年7月
プールにしか行けない最悪な海の日
戈木クレイグヒル滋子

CONTENTS ●目次

SESSION 1 「島巡り」をはじめる前に 1

❶ 質的研究の定着状況 2
❷ 研究法を学ぶ理由 5
❸ トレーニングの目的 8
❹ 質的研究におけるよい結果とは 10
❺ グラウンデッド・セオリー・アプローチを用いた研究の流れ 12
　1）研究テーマとリサーチ・クエスチョン　12
　2）データ収集　14
　3）データ分析　15

SESSION 2 インタビュー法によるデータ収集 21

❶ 質問項目の作成と改善 23
❷ 協力者の選定 23
❸ 前準備 24
❹ 依頼の手順 25
❺ インタビュー環境を整える 27
　1）余裕の確保　27　　　　3）必要物品　29
　2）場の設定　28
❻ 本番での作法 30
　1）導入　30　　　　　　　3）質問項目と自然な流れ　31
　2）聞き取りの姿勢　31　　4）何を聞くのか　32
❼ リッチなデータを得るための方策 33
　1）自由に語ってもらう　34　　5）軌道修正　39
　2）具体的な話を聞く　36　　　6）作戦の変更　40
　3）曲解しない　37　　　　　　7）インタビューの目標　40
　4）聞きにくいことほどはっきりと　38
❽ インタビューが終わったら 41
　1）インタビュー直後の作業　41　4）倫理的配慮　43
　2）家に戻ったら　42　　　　　　5）礼状　44
　3）文字化の作業　42　　　　　　6）データ掲載の確認　44
❾ インタビュー法のトレーニング 45
　1）メンバー間でのトレーニング　45
　2）リサーチ・クエスチョンに基づいたインタビューのトレーニング　46

SESSION 3　観察法によるデータ収集 49

❶ 観察法によるデータ収集 ……………………………………………… 50
❷ 「観察法トレーニングゼミ」の概要 …………………………………… 51
　1. 観察の難しさ体験〔三戸由恵〕 52
　2. 映像を使ったトレーニング 54
　　1) 観察内容の理解 54　　　4) データのリッチさの確認 58
　　2) データ収集の状況 57　　5) 学生の学び 62
　　3) 収集したデータの違い 58
❸ フィールドでのデータ収集〔三戸由恵〕 ……………………………… 62
　1. フィールドへのエントリー 63
　2. 倫理的配慮 63
　3. リサーチ・クエスチョンの選び方 64
　4. データ収集への挑戦 65
　　1) 事前の調査 65　　　　3) メモの作成 66
　　2) 観察の実施 66　　　　4) テクストの作成 67
　5. 学生の学び 68

SESSION 4　グラウンデッド・セオリー・アプローチを用いた分析の流れ 71

❶ データの読み込み ……………………………………………………… 74
❷ データの切片化 ………………………………………………………… 75
❸ ラベルの抽出 …………………………………………………………… 76
❹ カテゴリーの抽出 ……………………………………………………… 78
❺ カテゴリーを現象毎に分類 …………………………………………… 79
❻ カテゴリー同士の関連づけ …………………………………………… 79
❼ ストーリーライン ……………………………………………………… 80
❽ カテゴリー関連統合図 ………………………………………………… 81
❾ 理論的サンプリングに基づくデータ収集 …………………………… 81
❿ セレクティブ・コーディング ………………………………………… 82

目次 ● xiii

SESSION 5　プロパティとディメンション　89

［講　義］ ……………………………………………………… 90
❶ プロパティとディメンションとは何か ……………………… 91
　1）プロパティとディメンションのイメージをつかむ　91
　2）これは何でしょうゲーム　93
　3）プロパティ＆ディメンション探しゲーム　94
❷ プロパティとディメンションの抽出 ………………………… 96
❸ 結果として示すべきもの ……………………………………… 98
❹ プロパティとディメンションを増やす方法 ………………… 99
［データの分析］ ……………………………………………… 100
　1）ディメンションのあげ方　101
　2）プロパティとディメンションの数　102
［学生の学び］ ………………………………………………… 103

SESSION 6　ラベルの抽出　105

［講　義］ ……………………………………………………… 106
❶ 質的研究におけるコーディング …………………………… 106
❷ データの読み込み …………………………………………… 107
❸ データの切片化 ……………………………………………… 108
　1）切片化をおこなう理由　109　　2）切片化の方法　110
❹ ラベル名をつける …………………………………………… 112
［データの分析］〔高嶋希世子〕……………………………… 113
　1）データの読み込み　114　　3）適切な長さ　117
　2）切片にラベル名をつける　116　　4）適切な抽象度　117
［学生の学び］ ………………………………………………… 118

SESSION 7　カテゴリーの抽出　121

［講　義］ ……………………………………………………… 122
❶ ラベルをカテゴリーにまとめる …………………………… 122
❷ カテゴリーを明確にする …………………………………… 123
❸ コアカテゴリー，カテゴリー，サブカテゴリー ………… 124
［データの分析］〔岩田洋子〕………………………………… 125
　1）うまくまとめられないとき　126　　3）カテゴリーの把握　128
　2）カテゴリー名の確認　127
［学生の学び］ ………………………………………………… 130

SESSION 8 カテゴリー同士の関連づけ 131

[講　義] ……………………………………………………………… *132*
❶ パラダイムとカテゴリー関連図を使う理由 ……………… *133*
❷ パラダイム ………………………………………………… *134*
❸ カテゴリー関連図 ………………………………………… *135*
　1) カテゴリー関連図の特徴　*136*　　3) カテゴリーとサブカテゴリー　*138*
　2) カテゴリー関連図のつくり方　*136*　4) カテゴリー関連図の確認　*138*
❹ カテゴリー関連統合図 …………………………………… *140*
❺ ストーリーライン ………………………………………… *141*
[データの分析]〔三戸由恵〕………………………………… *142*
[学生の学び] ………………………………………………… *146*

SESSION 9 比較と理論的サンプリング 153

[講　義] ……………………………………………………………… *154*
❶ 比較とは何か ……………………………………………… *154*
　1) 比較の種類　*154*　　　　　3) 比較をおこなう時期　*158*
　2) 比較をおこなう理由　*157*　4) 理論的比較　*159*
❷ 理論的サンプリング ……………………………………… *162*
❸ 理論的飽和 ………………………………………………… *163*
[データの分析]〔髙嶋希世子〕……………………………… *164*
　1) データ内の比較　*164*　　2) 理論的比較　*164*
[学生の学び] ………………………………………………… *168*

SESSION 10　インタビュー法を用いて収集したデータの分析　*171*

❶ データを読み込む……………………………………………………… *172*
❷ ラベルの抽出…………………………………………………………… *173*
❸ カテゴリーの抽出〔三戸由恵〕………………………………………… *186*
❹ カテゴリー同士の関連づけ〔三戸由恵〕……………………………… *189*
❺ 比較……………………………………………………………………… *193*
　1）データ内の比較　*193*
　2）理論的比較（カテゴリーとアイデアの比較）　*194*
❻ 理論的サンプリング …………………………………………………… *198*

SESSION 11　観察法を用いて収集したデータの分析　*201*

❶ バイアスつきのラベル名……………………………………………… *202*
❷ カテゴリーの関係づけの難しさ……………………………………… *205*
❸ 分析例〔高嶋希世子〕…………………………………………………… *209*
　1）カテゴリー同士の関連づけ　*209*　　3）理論的サンプリング　*215*
　2）理論的比較　*213*　　　　　　　　4）データ収集の重要性　*216*

索引……………………………………… *266*

データ
SESSION 10 の分析に用いたデータ…… *218*
SESSION 11 の分析に用いたデータ…… *222*

SIDE NOTE
『質的研究法ゼミ』の概要………………… *16*
分析作業の工夫…………………………… *84*
メモを書き続ける………………………… *149*

イラスト◎寺田久美
装丁・扉デザイン◎吉村知美（あほうせん）
写真提供◎ Lang Saiki Craighill

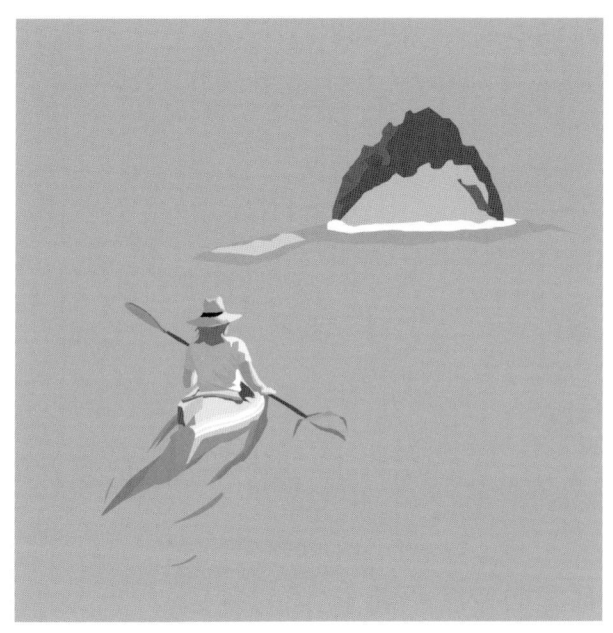

SESSION 1

「島巡り」をはじめる前に

バーチャルトレーニングがはじまります．積極的に取り組んだ人ほど習得が早いのは確かですが，がむしゃらに突き進むよりは，効率よく学んだほうがよいと思います．全体図を知ったうえで，それぞれの**島**（SESSION）をじっくりと探検してください．前のSESSIONが土台となってトレーニングが進んでいきますから，もし，わからなくなったら，前に戻って確認してください．

この島では，「島巡り」の旅をはじめる前のオリエンテーションをおこないます．まず，日本の医療分野における質的研究の定着状況をふまえたうえで，なぜ研究法を学ばなければならないのかを考えたいと思います．そして，今回旅する島々のアウトラインを紹介するために**グラウンデッド・セオリー・アプローチ grounded theory approach（以下，GTA）**を用いた研究の大まかな流れを紹介します．

❶ 質的研究の定着状況

本書では質的研究法，特にGTAを学びますが，具体的な話に入る前に，日本での質的研究の定着状況をみてみたいと思います．ここでは，質的研究法を用いて書かれた原著論文の数の推移を紹介します．

今回の文献検索には，国内で発表された文献について一番情報が豊富で信頼できると思われる医中誌Web（http://www.jamas.or.jp）を用いました．このWebは医学，歯学，薬学，看護学，獣医学およびその関連分野の刊行物を収録したものですから，医療系雑誌に発表された論文に限られた結果ではあるものの，大まかな傾向は把握できると思います．質的研究法を用いた論文は1990年までほとんどみあたらなかったので，1990年から2010年までの間に発表された原著論文を対象にして，質的研究法を用いた原著論文の発表数の年次推移を**表1-1**に示しました（戈木クレイグヒル，三戸，関，2012）．

まず，検索の方法を簡単に説明します．医中誌Webでは【質的研究】が階層構造上の最下位の統制語として登録されていたために，残念ながら，

表1-1 研究法別論文数の推移

発表年	KJ法[1]	グラウンデッド・セオリー・アプローチ[1,2]	内容分析[1]	ナラティブ[3]	ライフストーリー[4]/ライフヒストリー[5,6]	現象学[1,7]	アクション・リサーチ[1]	フィールドワーク[5,8]	エスノグラフィー[5,8]	エスノメソドロジー[5]と会話分析[5,9]	談話分析[5]・ディスコース分析[5,10]	合計
1990	0	0	0	0	0	0	0	1	0	0	0	1
1991	0	0	0	0	0	0	0	1	0	0	0	1
1992	0	0	0	0	0	0	0	2	0	1	0	3
1993	0	0	0	0	0	0	0	1	0	0	0	1
1994	0	0	0	0	1	1	0	1	0	0	0	3
1995	0	0	0	0	0	1	0	1	1	0	0	3
1996	0	0	0	0	0	0	0	2	0	0	0	2
1997	1	0	0	0	1	1	0	0	0	0	0	3
1998	2	0	0	0	1	2	0	1	0	1	0	7
1999	0	0	0	0	7	2	0	2	0	0	0	11
2000	8	1	4	0	13	8	1	0	0	0	0	35
2001	15	7	7	0	8	7	2	0	1	0	1	48
2002	31	16	19	0	20	8	1	2	2	0	0	99
2003	40	15	27	0	20	6	2	5	1	0	2	118
2004	39	20	40	1	14	8	1	1	2	1	1	128
2005	65	37	30	3	19	4	6	2	1	3	0	170
2006	85	42	55	21	21	2	7	12	2	3	0	250
2007	103	59	31	68	22	7	12	3	7	3	1	316
2008	72	59	40	70	24	2	16	4	4	1	2	294
2009	88	86	63	78	26	10	7	6	5	3	2	374
2010	69	90	74	96	26	6	3	4	5	1	0	374
合計	618	432	390	337	223	75	58	51	31	17	9	2241
%	27.6%	19.3%	17.4%	15.0%	10.0%	3.3%	2.6%	2.3%	1.4%	0.7%	0.4%	100.0%

1) 統制語として扱われているので，シソーラス機能を使って検索した
2) 「グラウンデッド・セオリー・アプローチ」という統制語で検索された中には，修正版グラウンデッド・セオリー・アプローチを用いた論文も含まれていた
3) ナラティブの統制語である【語り】を使い，シソーラス機能を使って検索した
4) ライフストーリーの統制語である【生活史】を使い，シソーラス機能を使って検索した
5) 統制語がなかったので，All Field で検索した
6) 「ライフストーリー／ライフヒストリー」は重複が多いので一緒に扱った
7) 「解釈学的現象学」という用語でも検索したが，検索された文献はすべて「現象学」で検索された文献と重複したので，「現象学」とした
8) 「フィールドワーク」と「エスノグラフィー」で重複した文献が3本あった
9) 「会話分析」は「エスノメソドロジー」から独立したものではあるが，一緒に扱った
10) 「談話分析」と「ディスコース分析」とはほぼ同じものとして扱った

【質的研究】という統制語では適切な検索結果が得られないと思われました．そこで，エスノグラフィー，ライフストーリー／ライフヒストリー，GTA，フィールドワーク，エスノメソドロジーと会話分析，ナラティブ，現象学，アクション・リサーチ，談話分析・ディスコース分析，KJ法，内容分析という11種類の研究法を検索の対象としました．
　以上の研究法のうち，KJ法，GTA，内容分析，現象学，アクションリサーチは医中誌で統制語として扱われているので，シソーラス機能を使って検索しました．また，ナラティブは【語り】，ライフストーリーは【生活史】という統制語を使い，シソーラス機能で検索しました．そして，統制語がないライフヒストリー，フィールドワーク，エスノグラフィー，エスノメソドロジー，会話分析，談話分析，ディスコース分析についてはAll Fieldで検索しました．くわえて，検索対象を原著論文に限定しました．なお，医中誌Webでは毎月2回データの更新が行われますが，本稿の検索は2011年7月末におこなったものです[注1]．

　過去21年の間に，今回選択した11種類の質的研究法を用いて書かれた原著論文の数を表1-1に示しました．質的研究法を用いた原著論文の発表数は，2003年に100本台，2006年には200本台，2007年には300本台と，年を追うごとに増え続けています．2000年と2010年とを比較すると，わずか9年の間に10倍以上の数になったことがわかります．
　ここで選択した以外の質的研究法を用いた論文や，特定の研究法を用いていない，または何らかの方法を使ったにもかかわらず記載していない論文があることを考慮すると，質的研究の論文数はもう少し多いのではないかと思われます．
　ともかく，発表数の点では質的研究は普及してきたということができそうです．

注1）本調査の検索方法や結果の詳細は，章末の文献3) をご参照ください．

一般に，主要な質的研究法といえば，エスノグラフィー，現象学，GTAがあげられますが，表1-1を見ると，KJ法，GTA，内容分析が上位を占めており，現象学やエスノグラフィーを使った論文が予想外に少ないことがわかります．もしかすると，エスノグラフィーがフィールドワークという言葉に置き換えられた論文もあるかもしれませんが，両方をあわせても大きな数とはいえません．

　ところで，図1-1は看護系大学と大学院の増加状況を3つの折れ線グラフで示したものに，質的研究法を用いた原著論文の発表総数を棒グラフで加えたものです．この図をみると，質的研究を用いた論文数の増加と，看護系教育課程（学部，大学院修士課程，博士課程）の数の増加とが連動していることがわかります．

　看護系の4年制大学は，1991年の11校から2010年に188校に増えました（文部科学省，2011）．それに伴って大学院の数も増加し，1991年には5校しかなかった修士課程が2011年には136校に，2校しかなかった博士課程が62校まで増えています（文部科学省，2003，2011）．この図から，看護系の大学や大学院の増加に伴って，教員として研究をおこなう人や院生が増えたために，質的研究法を用いた論文の発表数も増えたと推測することができます．

❷ 研究法を学ぶ理由

　質的研究法を用いた論文の発表数が増加しているという状況がわかったところで，研究法を学ぶ理由を考えてみたいと思います．というのは，いまだに「量的研究には統計学という方法論が必要だけど，質的研究にはそんなものは必要ない」と思っている人が少なくないからです．

　じつは，私自身もずっとそう思っていました．学部生のときも，修士課程でも，質的研究法を学ぶ機会はなく，単に指導する先生のアドバイスに沿って研究を進めました．それは，大学で働くようになってからも同じでした．そのような経験から，質的研究にはトレーニングはいらず，たまた

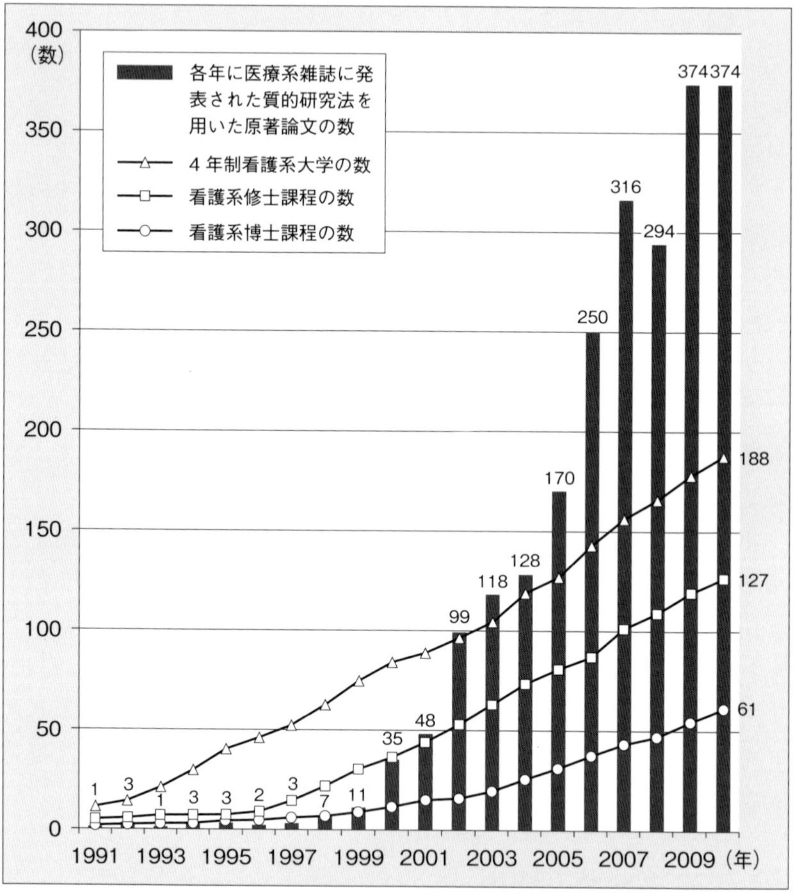

図1-1 質的研究法を用いた原著論文数と看護系教育課程数の推移
参考：文部科学省（2003），看護学教育の在り方に関する検討会第1回議事録，資料3-3「看護系大学に関する統計資料」，文部科学省（2011），大学における看護系人材養成の在り方に関する検討会最終報告，医中誌Web 2011年7月29日現在のデータにより作成．

ま出会った現象やデータのおもしろさ，生まれもったデータ収集や分析のセンス，文章力によって，結果の出来が左右されるものだと誤解していました．

ところが，アメリカで博士課程に入学して，『質的研究法』に巡り会い，

それを使って，私などには到底思いもつかない分析結果を披露する質的研究者たちに出会い，本当に驚きました．学部生のときに，せめて質的研究法があることを教えてもらっていれば…と思いましたし，それを知らなかったために，とてつもない回り道をしてきたようにも感じました．

これが私の『質的研究法』との出会いで，それから，質的研究の魅力にとりつかれたまま今日に至っています．

●

はじめて質的研究法を学ぶときは，1つの方法にコミットして，系統立って学んだほうがよいと思います．いろいろなものをちょっとずつかじるというやり方では，パッチワークのような知識になる危険性が高くなってしまいます．それぞれの研究法は，独自の用語の定義やルールをもったゲームのようなものです．それらを無視して，自己流パッチワークのルールを使ってプレイすると，反則を犯してしまいかねません．それは，「研究」ではない「何か」を生み出してしまう危険性を秘めたものだと思います．

もともと，質的研究法を用いるメリットは，データ収集や分析をおこなうときに研究者のバイアスがかからないように規制をかけ，普段の自分では出せないようなよいアイデアを生み出しやすい状況をつくることにあります．

例えば，ここで学ぶGTAを使った分析には，データからとらえたプロパティとディメンションをもとにしてラベル名をつけ，さらにラベルをまとめてカテゴリーにするという作業段階をふむことによって，自分のバイアスに振りまわされることなく適切な概念名にたどりつけるという仕掛けがあります．また，パラダイムを使うことによって，現象の構造とプロセスを把握して不足情報に気づかせたり，カテゴリー関連図でカテゴリー同士を関連づけるときに，ディメンションの変化による位置づけを確認するような仕掛けもあります．これらの仕掛けによって，分析の結果は他の人にも理解できる範囲内に落ち着くはずなのです．

もしも，いろいろな研究法のパッチワークを無意識で使ってしまうと，分析が間違った方向に進みそうになっても規制できないだけでなく，よい

結果が出る可能性を低くしてしまいます.

ところで,研究法があるということは,それに沿って研究を進めれば,誰でもある地点まではたどりつけるということです.例えば,端的な例として分析トレーニングをとりあげると,私たちのゼミで2年間の修士レベルのトレーニングを終えた院生のほとんどは,このあとのSESSION 10で使用するくらいの短めのデータであれば,同じカテゴリー(概念)を抽出することができるようになります.カテゴリーの名前については,語彙力やセンス,関心によって多少異なるかもしれませんが,概念を定義する**プロパティ property** や**ディメンション dimension** として出してくるものはかなり重なります.

もしかすると,このようなトレーニングは,分析者の個性を殺すことになると反論される方がおられるかもしれません.しかし,データから適切な概念を抽出できないようでは,研究は進みません.

研究者の研究関心やものの見方,独創性が分析の結果に影響することを否定しているわけではありません.それらは研究者が立てる研究テーマとリサーチ・クエスチョン,どのようなデータを収集するかに影響しますし,データ分析においても,概念を見出した後にどのような概念名をつけ,概念同士の関係をどう位置づけるのか,何をコアカテゴリーにするのかという部分に大きく影響します.

しかし,研究者の研究関心やものの見方,独創性は,ある現象から適切な概念を確実に抽出できる力があってこそ発揮できるものです.テーマとリサーチ・クエスチョンを立て,それに沿ってデータ収集と分析をおこなって概念を抽出するという研究のプロセスをとおして,作業が間違った方向に進まないためにも研究法を学ぶことは重要なのです.

❸ トレーニングの目的

研究法のトレーニングを受けることは,コーチについて素振りからテニスを習うようなものです.コーチについて学ばなくてもテニスはできるで

しょうが，それではウィンブルドンどころか近くの公園での仲間との試合でさえ，美しいフォームで長い時間におよぶゲームを続けることは難しいかもしれません．

　同じように，自己流で質的研究を進めると，データの表面にあらわれていることや個別の事例をまとめたレポートになってしまったり，行間を読みすぎた感想文やフィクション作品になってしまうおそれが高くなります．私たちがつくりあげたいものは，作文でも感想文でもエッセイでもありません．『研究論文』なのですから，リサーチ・クエスチョンをもとにして論理的にデータ収集と分析をおこない，論文にまとめあげる方法を学ぶ必要があります．

　初心者のときに研究法を学ぶことは重要です．そのほうが，独学するより上達が早いからです．また，テニスのフォームと同じで，自己流の研究法が身についてしまうと，矯正が難しくなるからでもあります．

　とはいえ，すでに自己流のフォームが身についてしまった人も，がっかりすることはありません．そこからはじめるしかないのですから，どうせなら楽しく研究法を学んでほしいと思います．

●

　ところで，ゼミでは，データの収集法（インタビュー法と観察法）と，分析法の習得をめざしたトレーニングをおこなっています．『研究法』といえば，『分析法』だと誤解されがちですが，リサーチ・クエスチョン，データ収集，データ分析は連動したものです．リサーチ・クエスチョンをもとにして，ある研究法を用いると決めたら，その方法に則ってデータの収集と分析をおこなわなくてはなりません．

　本書で学ぶ GTA には研究のステップを書いた参考書がいくつかありますから，他の方法よりも学びやすいと思います．言語化して教えることが可能な部分について，教科書は強力な助っ人になります．ただし，スポーツと同じで，研究法には本を読んだだけではマスターできない部分があるので，可能であれば指導を受けたり，仲間で集って分析会をする機会を作ったほうがよいと思います．

例えば，概念の名前をつけるときや，概念間の関係を考えるときには，データに基づきつつも，頭の中で発想をひらめかせ，考えを跳躍させることが必要です．それができないと，抽象度を上げていくことができません．このような技術は，本で基礎を理解したうえで，同じデータを先輩がどう分析するのかを見て，自分の出した結果と比較するほうが身につけやすいと思います．

　とはいうものの，いろいろな理由で指導を受けられない場合には，独習するしかありません．宣伝になってしまいますが，そのような方のためにデータとその分析結果を具体的に示した独習のためのワークブックを出版していますので（戈木C, 2014），本書でGTAの基礎を学んだ後，手にとってみてください．

❹ 質的研究におけるよい結果とは

　ところで，「よい研究結果」とはどんなものでしょうか？　GTAが研究結果として示したいことは，ある人の体験や考えを要約したものではありません．ある人のデータを材料にするものの，分析という作業をとおして，その人がある現象の中で担う役割，周囲とのやりとり，結果として生じる変化という，表面にはあらわれていないものまでを含んだ現象の構造とプロセスを把握することが目標です．

　例えば，子どもを亡くしたAさんの話をうかがって，「Aさんはこんなふうに悲しかった，でも今は元気です」とまとめても，研究論文とはいえません．それはAさんの話の要約にすぎないからです．Aさんはそうかもしれないけれど，Bさんはどうなんだ？　Cさんは？…と疑問が広がって収拾がつかなくなります．

　研究論文にするためには，Aさんの悲しんでばかりだった状態と，変化を生じさせた出来事，そして変化後のAさんの状態を，複数の概念を関連づけた形で説明することが必要です．子どもの死はAさんにとってどんな意味をもつものだったのか，どうしてAさんは悲しかったのか，それはどんな状況で生じたことなのか，どういう条件がどんなふうにそ

ろったときにAさんは悲しみからふみ出していけたのか，その後，何が起こったのかという，現象の構造とプロセスを概念を関連づけた理論として表現することが必要なのです．そうすれば，Aさんのデータ分析から得た結果と，BさんやCさんのものとを一緒に検討することができます．

もちろん，インタビューに応じるAさんは，そんなことまで考えて話してはくれませんから，Aさん自身が意識しないままに考えたり行動したことをデータから把握し，理論化するのは研究者の仕事です．「意識していなかったけど，言われればたしかにそうだ」とAさんが納得するような結果を示すことが目標となります．

●

ところで，同じことは二度と起こらないのだから，質的研究の評価基準のなかに信憑性がなくてもよいと誤解している人もいます．しかし，意味不明で一度きりしか起こらないようなホラー映画じみた出来事は，世の中にそんなに多くないと思います．現象として表面にあらわれるときの見え方が違うだけで，同じことは何度だって起こります．

例えば，友人が失恋するときの状況を考えてみてください．その時々のパートナーによって現象は多少違って見えるかもしれません．しかし，細かく検討すると，重なる部分がけっこうあるのではないでしょうか．ただし，本人にはそれがわからないものなのです．だから，失恋を繰り返す．試験に落ちるときだってそうです．何にだって規則性のようなものがあります．

その現象を生じさせているものを，細かいパーツに分けて検討すると（GTAでいうと，カテゴリー，プロパティとディメンションがこれにあたります），同じ現象はプロパティとディメンションが同じかたちでそろった場合に生じるものとして整理することができます．名探偵ポワロが言うとおり「解けない謎はない」のです．

このように，GTAの分析ではプロパティとディメンションが活躍しますから，「よい結果」を出すための「よいデータ」には，たくさんのプロパティとディメンションが含まれていることが必須です．プロパティと

ディメンションについては，SESSION 5 で詳しく説明します。

❺ グラウンデッド・セオリー・アプローチを用いた研究の流れ

それでは，オリエンテーションの最後に，GTA の概要と GTA を使った研究の流れについて説明します。

本書で学ぶ GTA には，創始者である 2 人が，のちに別個につくった Strauss 版と Glaser 版があります。また，Strauss 版の流れを汲むものとしては，Corbin & Strauss 版や戈木クレイグヒル版があります。Strauss 版と Glaser 版は異なっているので，その特徴と手順をよく理解したうえで使用すべきです。

GTA は，ある特定の場で登場人物たちが演じる役割と相互作用，そしてその結果として生じる複数の変化のプロセスを『理論』として表現しようとする方法です。ここでいう『理論』は，概念同士の関連を文章であらわしたストーリーラインですから，GTA ではデータから概念を抽出し，概念間の関連づけをおこなうことを目指しているといいかえることができます。

ここでは，その目標を達成するために GTA を用いた研究がどのような流れでおこなわれるのかを，1) 研究テーマとリサーチ・クエスチョン，2) データ収集，3) データ分析，の順で説明したいと思います。

1) 研究テーマとリサーチ・クエスチョン

リサーチ・クエスチョン（研究の問い）は，その研究をとおして，なにをどこまで明らかにしたいのかを文章で表現したものです。質的研究ではリサーチ・クエスチョンは不要だという誤解がありますが，これを抜かしてしまうと，研究の方向性が定まらず，行きあたりばったりの思いつきでデータを収集し，分析してしまうことになってしまいます。研究とよばれる行為は，問いを立てて明らかにすることで成り立っていますから，問い＝リサーチ・クエスチョンを立てることは必須です。

研究をはじめることになったら，まず，自分の関心をはっきりさせて，研究テーマを設定します．関心のあることを，なぜ関心があるのかという理由も含めて書き出します．文字にすることによって，自分の関心を客観的に眺めることができ，それが研究テーマになるかどうかを検討しやすくなります．研究テーマにふさわしいテーマは，単に自分が関心があるだけでなく，社会的に意味のあるもので，自分の力と時間や経費，倫理的側面から考えて実行可能なものです．問いの立て方については，能智正博先生がていねいにまとめておられますので，参考にしてください（能智，2011）．

　研究テーマの候補がいくつかに絞られたら，書き出したテーマ候補それぞれに関連する文献を読みます．そのテーマ候補に関する研究の状況を大まかに把握し，自分の関心をより具体的で研究に値するものに変化させるためです．文献検討によって，先行研究の蓄積状況，残された課題が明らかになり，研究テーマが決まったら，今度はそれに対応したリサーチ・クエスチョンを考えます．

　このときにも文献を検討し，リサーチ・クエスチョン候補を書きだしたうえで，1～2個の中心となるリサーチ・クエスチョンと，いくつかの補助的なリサーチ・クエスチョンを選択します．各リサーチ・クエスチョンは問いの形であらわし，誰からどこでどんなデータを収集するのかがわかる文章にします．

　リサーチ・クエスチョンが決まれば，それに合わせて研究デザインと研究法が決まります（図1-2）．例えば，先行研究の蓄積が乏しく，リサーチ・クエスチョンのレベルが図1-2のレベル1（これは何であるか？），またはレベル2（何が生じているのか？）に留まっているとすれば，質的研究がふさわしいということになります．そして，その中でも，ある状況が異なる状況に変化するプロセスが含まれたリサーチ・クエスチョンであれば，GTAがふさわしいと思われます．

　質的研究では，研究のはじめに立てるリサーチ・クエスチョンは暫定的なものです．もともと，質的研究法は先行研究の検討の結果，研究の蓄積が乏しいときに選ばれる方法ですから，実際に研究をはじめ，研究対象へ

リサーチ・クエスチョンのレベル		仮説の有無	研究デザイン
レベル1	これは何であるか？	無	質的記述研究デザイン
レベル2	何が生じているのか？	無	質的・量的研究デザイン
レベル3	関係があるのだろうか？	有	仮説検証型研究デザイン
レベル4	因果関係があるのだろうか？	有	因果関係検証型研究デザイン

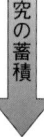
（先行研究の蓄積　低→高）

図1-2　リサーチ・クエスチョンと研究デザイン
参考：Dier, D. (1979). Reserch in Nursing Practice, Philadelphia, J.B. Lippincott Co,〔小島通代他訳（1984）．看護研究，日本看護協会出版会〕，南裕子編（2008）．看護における研究．日本看護協会出版会，p69．表5-1．

の理解が深まるにつれて，リサーチ・クエスチョンを見直さざるをえないことに気づいても不思議ではありません．必要があれば，研究プロセスの中で修正したほうがよいと思います．

2）データ収集

さて，研究法が決まったら，リサーチ・クエスチョンをもとにして，どのような場で，どのような対象から，どのような方法で，どのようなデータを収集するのかをさらに具体的に考えます．

本書で学ぶGTAでは，複数の収集方法を用いてデータを収集することが推奨されています．通常はSESSION 2で取りあげるインタビュー法と，SESSION 3で取り上げる観察法が併用されますが，日記，手紙，メール，新聞，自叙伝，歴史的記録，カルテ，ビデオ，映画など，その現象に関わるいろいろなデータを分析の対象にすることによって，現象を多角的に捉えようとします．

また，主となる人物の考えや行為だけでなく，それに影響を与える周囲の人々や環境との相互作用が重視され，周囲の人々へのインタビューや観

察から得られた複合的なデータを使ったほうがよいとされています．

3）データ分析

　GTA では，データを文脈から切り離してラベル名をつけたあとで，ラベルをまとめてカテゴリーにし，カテゴリー同士の関係を検討することによって，特定の領域に適応する中範囲理論を産出しようとします．データに根ざして分析を進め，データに基づいた理論をつくることをめざすがゆえに，グラウンデッド・セオリー・アプローチ＝**データに基づいて理論を産出する方法**，とよばれています．

　GTA を用いた分析については，SESSION 4 以降の島巡りの中で紹介します．

　この島では質的研究法の大まかな流れを紹介しました．続く 2 つの島では，データ収集の方法を学びます．さあ，島巡りをはじめましょうか？

【文献】
1) 文部科学省（2003.7）．看護学教育の在り方に関する検討会第 1 回議事録，表 3 - 3「看護系大学に関する統計資料」．
2) 文部科学省（2011.3）．大学における看護系人材養成の在り方に関する検討会最終報告．
3) 能智正博（2011）．質的研究法．東京大学出版会．
4) 戈木クレイグヒル滋子，三戸由恵，関美佐（2012）．日本の医療分野における質的研究論文の検討（第 1 報）論文数の推移と研究法の混同．看護研究，45（8），481-489．
5) 戈木クレイグヒル滋子編（2014）．グラウンデッド・セオリー・アプローチ：分析ワークブック．日本看護協会出版会．
6) Strauss, A. & Corbin, J.（1998）．*Basics of Qualitative Research*（2nd ed）．Thousand Oaks, CA : Sage Publications．

SIDE NOTE　『質的研究法ゼミ』の概要

〔戈木クレイグヒル滋子〕

ここでは，この本のもととなった『質的研究法ゼミ』について紹介します．

参加者全員にとって刺激的で学びの多いゼミをつくることは容易ではありませんが，❶ゼミの環境，❷振り返り，❸ゼミ日記，❹ピア・カンファレンスとTA，❺試行体験，に分けて私がおこなっている工夫を説明します．

❶ ゼミの環境

参加者は少なからず多からず．5〜15名がよいと思いますが，履修者が多いためにそうできないときもあります．いずれにしても，いろいろな学びのレベルの人がいる縦割型のほうがよいと考えているので，ゼミには学部4年生，修士課程と博士課程の院生，研究者が混っています．看護学以外の領域の人も少なくありません．

参加者全員の関心を90分間（1コマ）継続させ，討論に参加してもらう必要があるので，ゼミには適度な緊張感が必要です．それに加えて，参加者間のグループ・ダイナミックスも重要なので，机を円型にして，皆の顔と名札が見えるように座ってもらいます．

❷ 振り返り

学習は楽しくないと長続きしませんが，最初はどの参加者にも緊張が強いものです．また，ゼミでは討論に費やす時間が多いので，それについてくることができなければ，置いてきぼり感を味わうことになってしまいます．

教員としては，できればみんながハッピーなゼミを運営したいわけですが，「言語化する」学習が重要だと考えているので，時間をかけて質問し，やりとりする時間をつくります．具体的には，毎回のゼミのはじめの「前回の振り返り」をとおして，前回学んだことやゼミ後の自己学習の中で生じた疑問がなかったかどうかをたずね，それに対する答えが参加者の中から出るように促します．さらに，そこで出なかった重要なポイントや参加者がつまずきやすい部分については，私のほうから質問します．このやりとりに，毎回30分くらいの時間をかけています．

例えば，春学期が始まって3週目のゼミでのやりとりを紹介します．

戈木C：これまでの3回のゼミで，どんなことを勉強したか教えてくれますか？

A：質的研究の中のグラウンデッド・セオリー・アプローチ（GTA）というものを勉強しました．プロパティとディメンションを使って，ラベル名をつけて，そのラベルを共通の特徴でまとめてカテゴリーにして，カテゴリー同士の関連性をみて，最終的にカテゴリーの統合ということで理論を生み出していくという方法について学びました．

戈木C：そうですね．じゃあ，今日から参加した新しいメンバーにもわかるようにもう少し詳しく説明してもらいましょう．オープン・コーディングって具体的にどのようにやっていくの？

A：まず，データを1内容ずつ小さく切って，プロパティとディメンションという概念をとり出して，その1つ1つに名前をつけることからはじまって，同じようなものを一緒にして，カテゴリーをつくります．

戈木C：データの読み込みの後，データの切片化を始めるということですね．データは内容ごとに分けて，文脈から切り離し，その切片だけをみてプロパティとディメンションを抽出してその中に出てきた言葉を使ってラベル名をつけました．ここでもとのデータに戻って，その名前がデータの内容を端的にあらわしているのかを確認します．さて，そのあとカテゴリーにまとめたらどうするのでしたっけ？

B：プロパティとディメンションをまとめて，ぴったりの名前をつけます．

戈木C：各カテゴリーに属するラベルと，プロパティ＆ディメンションをもとにして，カテゴリー名を付けるのでしたね．名前をつけたら再度データに戻って確認ですね．ところで，概念がどんなものかをはっきりさせるためにプロパティとディメンションは多いほうがよいのですが，それらを増やすためにはどんな方法がありました？

C：他の事例と比較して，最初にみていたデータになかったプロパティをあげます．

戈木C：そうですね．他の事例と比較することがあります．もちろん，1つのデータ内での比較もできますよね．他に「理論的比較」というものがあったと思いますが，なんでしたっけ？

C：頭の中で違う状況を考えてデータと比較する．

戈木C：そうですね．データや出てきたカテゴリーをもとにして，アイデアを出し，そこからプロパティ候補を考えてみるのでしたね．だけど，そこで出たプロパティについては，どんなことに気をつけるのでしたっけ？

C：出てきたプロパティが実際のデータに出てこないと，研究結果としては

使えないです．

戈木C：そう．実際のデータに出てこないかぎりは使用できないのでしたよね．これはとても重要な点です．どんなによいプロパティを思いついても，実際にデータの中に見出せなければ，絶対に研究結果として使ってはいけません．だから，そのプロパティ候補をもとにして「理論的サンプリング」をおこなってデータに出てくるかどうかを確認します．

　ここでは，データの切片化，プロパティとディメンション，比較，理論的サンプリングなどについて復習しています．

　質問に答える→さらに質問される→答えられない→他の参加者または教員の答えでとりあえず納得→あとで調べる…を繰り返すうちに，参加者たちは暗記を超えた理解のレベルに至るようにみえます．

　このような振り返りの後，その日のトレーニングに入りますが，ゼミの終わりには参加者からの質問を受け，その日学んだことを，質疑応答のかたちで整理して「今日の振り返り」とします．これら2つの振り返りをとおして，私は参加者の理解度を確認します．一方，参加者は，これらの「振り返り」をとおして自分の学びを整理します．

❸ ゼミ日記

　参加者には毎回，ゼミで何を経験したのか，何を学んだのか，何がわからなかったのかという「ゼミ日記」をつけることを推奨しています．これも，学んだことを振り返る機会になるからです．

　「ゼミ日記」は，ゼミの後，2日以内にメールに添付して送ってもらいます．ゼミの時間内に参加者全員の理解の状態を把握することは不可能なので，日記を使って確認するわけです．やはり誤解や混乱は少なくありません．学生の日記には，なるべくすぐに返事を出し，誤解を修正するとともにコミュニケーションを図る機会として活用しています．

　質問に対しては個別にコメントするとともに，他の参加者にも共通する問題であれば次のゼミの冒頭の「前回の振り返り」の時間に紹介し，参加者全員で討論します．また，私からのコメントが正しく理解されたかをチェックしたり，他の参加者と共有してもらうこともあります．

❹ ピア・カンファレンスとTA

　ゼミ，ピア・カンファレンス，コンサルテーションの3つは，どれも質的研究のトレーニングで欠かすことのできないものです．このゼミでは，抄読や

データ収集・分析など，大量の自己学習が期待されていますので，参加者はゼミ外に自主的に自分たちで集まって勉強会をおこないます．これがピア・カンファレンスにあたるものです．それでも問題を解決できないときのために，博士課程の参加者には，ティーチング・アシスタント（TA）という名目で相談窓口になってもらいます．これはボランティアです．このスタイルをずっと続けてきましたが，現在の職場に異動した後，「半学半教」という福澤先生の教えを知り，なあんだ皆同じこと考えるんだとオリジナリティの低さに気づきました．

TAの役割をとる院生たちは，すでにこのゼミを体験しているリピーターです．長い人は8回以上，自分の知識を確認し，データ収集・分析の腕を磨くためにゼミに参加しています．はじめての参加者にとって，TAは近くて大きな存在らしく，疑問があれば質問したり，メールで連絡しているようです．反対に，初心者からの質問は，TAにとっては自分たちの知識を再確認する振り返りの機会になります．このような舞台裏でのTAの活躍が，表舞台となるゼミの進行を円滑にしてくれています．

❺ 試行体験

以上のような仕組みによってゼミで学んだ知識を定着させようとしていますが，一方で，研究法を単なる知識ではなく道具として使いこなすためには，学んだ技法を使ってみることが大切です．

そこで，データ収集やデータ分析の方法を学んだら，必ずそれを使ってデータを収集し分析するという練習をゼミの中で繰り返します．テニスの話に例えれば，素振りの練習をやってから，コーチが出す球を何度も打ち，その後に練習試合をしてコーチのアドバイスを受けるという感じでしょうか．試行をとおして，さらに方法を理解し，腕を磨くわけです．

最初のうちは，ひっくり返りそうになる分析が出ますが，トレーニングを重ねるとだんだんとそれなりの線に落ち着くようになります．ゼミでは，参加者の努力を認めて励ますと同時に，それぞれの分析の間違いをあいまいにせず，教員がおこなった分析と比較して確認してもらいます．これは，基礎が終わった後におこなっている『データ収集ゼミ』や『データ分析ゼミ』でも同じです．

そうこうしているうちに，参加者は自分でできる部分が少しずつ増えて，だんだんと質的研究のおもしろさもわかるようになります．これは，テニススクールで，素振りと球打ちを続けていると，どんなボールが来ても打ち返すことができるようになり，試合運びがうまくなり，さらにおもしろくなって熱心さが増すのと同じ状況です．

とはいえ，うまく打てないときに

フォームを確認する，つまり分析がうまくいかないときに基本となる方法論に立ち返ることのできる仕組みをつくっておくことは大切です．こういうときにこそ，指針となる方法論の本と，すでに数限りなくつまずいた経験のある私たち先輩のアドバイスが役に立つのではないかと考えています．

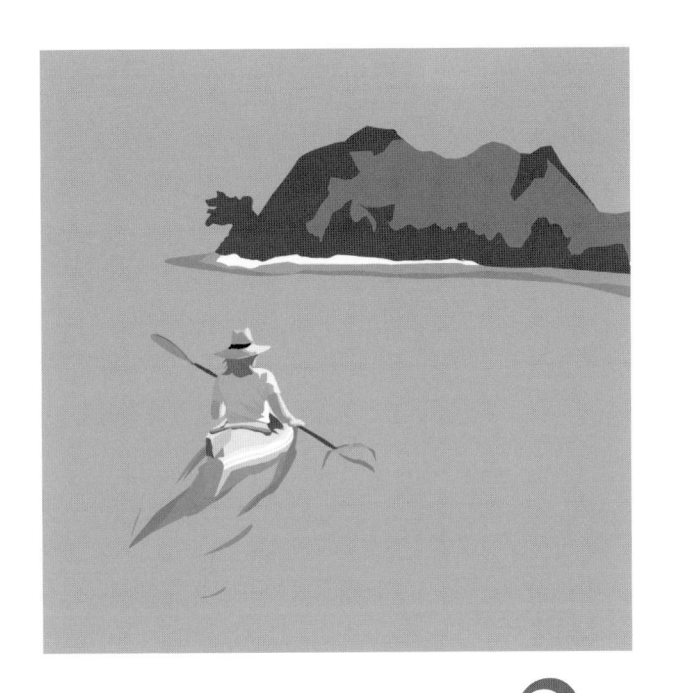

SESSION 2

インタビュー法による
データ収集

それでは2つめの島に上陸しましょう．**インタビュー法によるデータ収集について学ぶ島**です．

研究法は分析法だけを指すわけではありません．リサーチ・クエスチョンに基づいて研究法を選んだら，その方法に沿った分析をおこなうことができるようなデータを収集することが大切です．細かい点まで分析をおこなう GTA の場合には，それに対応できる詳細なデータを集めること，簡単にいうと「**リッチなデータを集めること**」がとても大切です．素材が悪ければ，どんな鉄人シェフだっておいしい料理はつくれません．同じように，データが「リッチ」でないと，どんな分析の名人でもおもしろい結果を見出せないのです．

この SESSION ではインタビュー法，続く SESSION 3 では観察法を用いてリッチなデータを収集する方法を説明します．どちらも一見簡単にみえますが，じつは手強い相手です．収集者の力量の差は，収集したデータに歴然とあらわれます．トレーニングなしにリッチなデータを収集できるなどとはゆめゆめ思わないでください．

●

GTA を用いた分析では，単に話してもらったことを要約するだけでは不十分です．話し手でさえも意識していない，話の中にある構造の変化のプロセス，そしてその結果として生じた新しい構造を把握することが必要です．

Strauss 版 GTA の理論的背景となっている**シンボリック相互作用論** symbolic interactionism では，人は社会的相互作用の中で対象を意味づけて行動し，その意味は相互作用のプロセスの中で修正されるものであると考えられています．この考えをもとにすると，話し手がインタビューをどう意味づけるかによって回答が異なり，インタビューの場での話し手と聞き手との相互作用の状態は，データのリッチさに大きく影響するはずです．

分析では，聞き取ったデータから作成したテクストを，話し手の視点に立って，時間的・空間的文脈を考慮しながら再構成しようとするのですから，かなりリッチなデータを収集しておく必要があります．よいデータを

収集したければ，依頼する時点から話し手がインタビューを意味のあるものだと捉えて協力してくれるような状況を整える必要があります．ここでは，❶質問項目の作成と改善，❷協力者の選定，❸前準備，❹依頼の手順，❺インタビュー環境を整える，❻本番での作法，❼リッチなデータを得るための方策，❽インタビューが終わったら，の順で話を進め，最後に，❾インタビュー法のトレーニング，を紹介します．この SESSION を読み終えたら，みなさんも，ぜひインタビューデータの収集にチャレンジしてください．

❶ 質問項目の作成と改善

まずリサーチ・クエスチョンをもとにして，インタビューをとおして知りたいことを明確にします．収集したいデータの内容が絞られると，誰に何を質問すればよいのかがはっきりします．しばしばテレビでみかける芸能レポーターのように，当然すぎたり，思いつきに聞こえたりするような質問をするのでは能がありません．準備には時間をかけ，リサーチ・クエスチョンをもとにした質問項目を設定します．質問項目もリサーチ・クエスチョンと同じで，シンプルで答えやすいことが大切です．

ただし，リサーチ・クエスチョンや質問項目にこだわりすぎると，データ収集者のバイアスがかかった的はずれなデータを収集してしまう危険性があります．もともとわかっていることが少ないからこそ，質的研究法を用いると決めたはずです．いったんデータ収集が始まったら，話し手の言葉に注目し，それに沿ってデータ収集を進めるのが原則です．

収集したデータがあまりにもリサーチ・クエスチョンとズレていたら，リサーチ・クエスチョンを変更することも考慮したほうがよいと思います．

❷ 協力者の選定

質問内容が決まったら，それにふさわしい話し手（研究協力者）を探します．インタビューには時間がかかります．当然，適切な協力者が限定されますから，誰にお願いするのかをよく考えなくてはなりません．加えて，

量的研究のように協力者を無作為抽出するわけではないので，協力者によるバイアスがかかってしまうことも意識する必要があります．

個人差はもちろんのこと，例えば，小児がんで闘病中のお子さんをもつ両親の体験についての情報を集めるときに，患者会をとおして対象者を紹介してもらえば，患者会に入っている人だということによるバイアスが発生します．患者会に入っている家族とそうでない家族とは，いろいろな点で異なる可能性があるからです．患者さんや医療者を介して紹介してもらうような場合にも同じことがいえます．

さらに，GTAではデータ分析をとおしてプロパティとディメンション（SESSION 5）を効率よく増やしていくために，理論的サンプリング（SESSION 9）というテクニックを用います．これも，無作為抽出とは正反対の方向に向かわせるものです．このように，協力者の選定にあたっていろいろなバイアスがかかることは避けられないのですから，バイアスを減らそうとするより，むしろそれを考慮したうえで分析することのほうが大切です．

❸ 前準備

協力者の候補が決まったら，下調べをおこないます．どういう背景の方なのか，どういう体験をなさっているのかなどについて可能な範囲で調べます．例えば，小児がん専門医に，子どもへのインフォームド・コンセントについての考えをインタビューする場合を例にすると，その医師が，伺いたいことに直接関係するようなこと，例えば，子どもの闘病や医療技術，診療についての考えをどこかで話しておられないか，書いておられないかをインターネット検索や医中誌Webを使って調べます．インタビューを依頼するときに，たずねるのもよいと思います．

あわせて，聞きたいこととは直接関係しないかもしれませんが，今までどのような研究を続けてこられたのかを調べ，ともかく最近3年くらいの間に書かれた論文を読んで，自分なりの感想をまとめておきます．これは，その方の関心分野や仕事に対する姿勢を理解することにもつながるので重

要だと思います．

　資料が入手できた場合には，インタビューの場に持参します．その場で出すか出さないかは，話の流れによって決めればよいと思いますが，ご自分の論文や記事の詳細を覚えておられない方は少なくありませんから，必要があれば提示できるように準備します．資料によって，話し手がいろいろなことを思い出して話してくださることも少なくありません．

　会話の中に，「先生の書かれた『〇〇』という論文を読ませていただいて，こういう感想をもちました」とか「ここにこのように書かれていますが，いかがでしょうか」などとストレートにもち出すこともありますし，それとなく会話の中に入れこむこともありますが，前もって得た情報は，インタビューでの相互作用にプラスに影響することが多いと思います．

　まず，相手の話を理解する助けになり，話の糸口をつくったり会話をスムーズにします．また，聞き手が準備をして臨んでいることがわかれば，「たまたまではなく，私の話に関心があるから来たんだ」と思ってくださるかもしれません（実際，関心があるからインタビューを依頼したわけですが）．これは，話す側のモチベーションにつながります．

　最近は，患者さんやご家族でもインターネットにホームページをつくったり，患者会の会報に投稿したり，すでに誰かの研究対象になった方も少なくありませんから，事前に可能な情報を集めて準備することは重要だと思います．

　準備なんて当たり前だと思われるかもしれませんが，プロの新聞記者やルポライターの中にすら，経歴や仕事もろくに調べずにインタビューにやってきたり，自分が聞きに来た話題についての言説さえもわかっていない人がいます．私が話し手であれば，このような人たちに対しては表面的な話で十分だと判断し，それなりの対応しかしないでしょう．結果としてよいデータを収集できるはずがありません．

❹ 依頼の手順

　インタビューの依頼者と対象者の間には，歴然とした温度差があります．

依頼者は重要な研究テーマだと考えているので一所懸命ですが，協力者にとっては，そんなことはどうでもいいかもしれません．むしろ，毎日忙しいのに，インタビューに応じる時間が惜しいと感じるかもしれません．だからこそ，熱意が伝わるようなお願い文を書くことが必要になります．

　ある人にインタビューをお願いしたいとすれば，何か理由があるはずです．それが伝わるように依頼しましょう．「誰でもよいけど，たまたまあなたの話を聞きたい」のではなくて，「どうしてもあなたに聞きたい」という気持ちを伝えることが大切です．

　インタビューの依頼は，通常，手紙でおこないます．短い文面をとおして，「この内容についてあなたのお話をうかがいたい．だからどうしても時間をつくっていただきたいのです」という熱意を伝えます．

　そのときに，自分は何者なのか，連絡先はどこか，インタビューの趣旨や所要時間，具体的にどんなことを聞きたいのか，なぜ聞きたいのかを書きます．加えて，結果をどのように公表する予定なのか，例えば，論文にまとめてどういう雑誌に投稿する可能性が高いというようなことも書きます．もしこれまでに書いた論文等があれば同封して，どのような仕事をしてきたのかを知ってもらい，このインタビューに協力することに価値があるかどうかを判断する材料にしてもらいます．

　また，他の人にはデータを見せないこと，いったん了解してインタビューを始めても，嫌になったらいつでも中止できること，録音したデータを文章におこすときに固有名詞はすべてイニシャルに変えること，録音したデータは研究が終了したら破棄すること，公表するときには誰の話を聞いたかがわからないような配慮をすること，必要があれば公にする前に必ず見ていただくなどといった倫理的配慮についても記載します．

　手紙には，返信用の葉書を同封し，葉書，Ｅメール，ファックスのいずれか先方の都合のよい方法での返事をお願いして連絡先を明記します．そして，幸運にも了解がとれたら，こちらから連絡して，日時と場所を設定します．

❺ インタビュー環境を整える

　インタビューは聞き手と話し手との共同作業です．よいインタビューデータを収集するためには，質問をする側もされる側もベストコンディションであることが望まれます．しかし，現実問題としては，話し手にそれを求めることはできませんから，せめて自分のコンディションを整え，可能な範囲でよい環境をつくる努力が必要です．

　ここでは，インタビューの環境を整えるための，1）余裕の確保，2）場の設定，3）必要物品，について説明します．

1）余裕の確保

　気力，体力，時間，空間のすべてについて，可能なかぎり余裕を確保することが望ましいと思います．インタビュー前日は十分に睡眠をとり，ベストコンディションで出かけます．時間厳守は当然です．慣れない場所では，バスが定刻どおりに来ないとか，道を迷ってしまったなどという，予定外のハプニングが発生することもありますので，時間に余裕をもって約束の場所に到着することが望ましいと思います．汗だくで駆けつけるなどということがないようにご注意ください．

　私は，ふつう30分か1時間くらい早めに約束の場所に行き，近くの喫茶店でコーヒーを飲みながら，今日お目にかかる方の情報や質問リストに目をとおしたり，ICレコーダーがきちんと作動するのかをチェックします．そして，時間ぴったりに約束の場所に行きます．インタビューの前にこういうリラックスした時間をつくることは，本番によい影響を与えるように思います．

　相手に合わせた服装で臨むことも，重要だと思います．スーツがよいのか，少しカジュアルな服のほうがよいのかは，相手によって異なると思います．ともかく，相手に違和感を与えないような服装を心がけます．インタビューはエネルギーを消耗する作業です．話し手，聞き手ともに集中できる時間を考えると，1回あたりのインタビューの時間はせいぜい90分くらいが限度だと思います．それ以上相手を拘束することは，得策だとは

思えません．

　30分しか時間をつくってもらえないときや，相手にいつ呼び出しの電話がかかってくるかわからないという，持ち時間不明の中でインタビューをおこなわなくてはならないときもあります．限定された持ち時間の中で，どのくらいのデータを収集できるかが勝負ですから，話し手がインタビューに集中して十分に話してくれる状況を短時間でつくります．何をどう質問するかも重要です．そう考えると，かなりの集中力が必要となりますから，同じ日にインタビューの予定を2つ以上入れることは避けたほうが無難です．

　とはいうものの，遠隔地でのデータ収集などで，どうしても同じ日に複数のインタビューをおこなわなければならないときもあります．そういうとき，私の場合は，次のインタビューとの間に最低2時間の余裕を入れます．そして，その間に，正常に録音できたことを確認し，終わったインタビューのデータを簡単に整理し，次のインタビューの準備をするという最低限の作業を終わらせてから休憩をとります．

2) 場の設定

　インタビューの場所は，もちろんリラックスできる静かな雰囲気のところがよいのですが，こちらの思いどおりに設定できないことも少なくありません．相手がこちらのよく知っている場所に来てくださるときには，設定がやりやすいのですが，通常は相手の職場や指定された場所にうかがうことのほうが多いと思います．騒がしい喫茶店や待合室でインタビューをおこなわなくてはならなかったり，ときには移動中の乗り物の中で実施せざるをえないなどということもあります．

　インタビューをおこなう場所が前もってわかっていれば，インタビュー前にその場所に行き，どの位置がよいかを確認します．いくつか候補になる場所を考え，もし可能なら場所を予約しておけば，話し手にお目にかかってから本題に入るまでがスムーズに進みます．

　それができないならば，早目に現地に行き場所を確保して，話し手にど

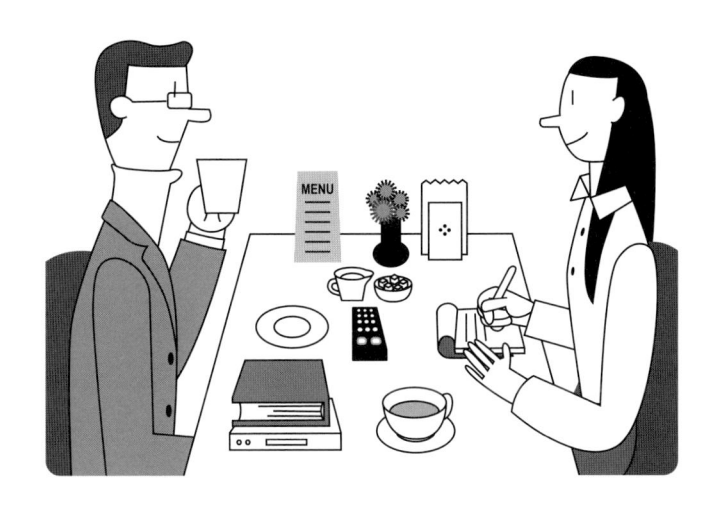

ちら向きに座ってもらうかだけでも配慮します．一般的には，話し手には人の動きや時計などが見えない側に座ってもらうほうが，気が散らなくてよいと思います．インタビューがはじまってから後悔しないように，可能なかぎりよい環境をつくってスタートを切ることが大切です．

3) 必要物品

　インタビューの場には，ノート，筆記用具，録音のためのICレコーダーを携帯することが基本です．私は，録音失敗やマイクの位置による録音結果の違いを考慮していつも2個のICレコーダーと外付けマイクを持参しています．話し手の語りから，今うかがっている話とは関係のない質問が浮かんだら，簡単にメモしておき，今うかがっている話が終わったところで質問します．そのためにもメモを書き留めるノートと筆記用具をもっていくことが大切です．インタビューしながら，ときどき質問項目一覧を見て，終わった項目をチェックすれば，まだ質問していない項目がわかります．

　ところで，データがどのくらいクリアに収録できているかは，文字おこ

しの出来に大きく影響します．最近の IC レコーダーはマイクなしでもきれいに録れますが，雑音の多い場所ではマイクを使ったほうがよいと思います．できれば，360 度全体と前面 90 度範囲から収録できるように切り替えることのできるマイクがよいと思います．通常は 360 度録音にしておき，喫茶店や待合室など周囲の騒音が気になるようなところでは，前面 90 度範囲に切り替えて，ともかく相手の声だけは入るように設定すれば，周りの音があまり邪魔になりません．

❻ 本番での作法

インタビューの方法を大きく分けると，構成的なもの，半構成的なもの，非構成的なものに分類できます．**構成的面接法**は，質問内容や方法をあらかじめ決めておいて，誰に対しても同じ順序と言葉づかいで聞いていく方法です．聞き手のバイアスがかかりにくく，臨機応変な質問技術を必要としませんが，質問票にあげた内容以上のデータを収集することはあまり期待できません．

反対に**非構成的面接法**は，質問項目を大ざっぱに決め，話し手の反応に応じて自由に方向づけるというやり方です．自由な聞き方をしますので，インタビュー技術，話し手の特性と語る意欲，そして両者の相互作用の状況によってどのようなデータが収集できるのかが変わります．とてもリッチなデータが収集できる可能性はありますが，初心者には，少し難しいと思います．**半構成的面接法**は両者の中間で，一番多く使われる方法だと思います．

GTA では半構成的か非構成的面接法が使われますから，ここでは，半構成的面接法を用いたインタビュー本番での作法を，1）導入，2）聞き取りの姿勢，3）質問項目と自然な流れ，4）何を聞くのか，の順で説明します．

1）導入

インタビューは，話し手と聞き手との相互作用の中で，話し手の経験や

考えを一緒に言語化する作業です．主役は話し手ですが，裏方に徹して話し手が話しやすい舞台をつくるのは聞き手の仕事です．

インタビューの場では，まずあいさつをし，その研究に関する自分の関心と倫理的配慮について手短にわかりやすく話します．研究協力の承諾書にサインをもらうまでの導入の部分で，話し手が話してあげようという気持ちになる雰囲気をつくることが大切です．録音をはじめるときには，必ず話し手の了解をもらってから目の前でスイッチを入れます．

GTA を用いた分析では，データは録音して，後で文字におこすことが原則です．そうしなければ，細かい分析はできません．しかし，それがどうしてもできないときには，代替として許可をもらってメモをとります．

2) 聞き取りの姿勢

インタビューは，一本勝負です．世界に１つしかない貴重なデータを収集するという意気込みが必要だと思います．同時に，インタビューをとおして，話し手がどのような世界で生きておられるのか，その世界をどう解釈されているのかをうかがうわけですから，教えていただくという謙虚な姿勢が必要であることはいうまでもありません．

インタビューの場面では，記録に残したい事項，あとで質問すべき事柄，その場で思いついたアイデアなど最小限のメモはとりますが，なるべく聞くことに集中して，相手の目を見て相づちを打ちながら話を深く掘り下げたほうがよいと思います．

3) 質問項目と自然な流れ

新たなテーマで研究を始めたばかりのときには，暗闇の中で関心のある現象に近づくための方向を探っているような状態だと思います．話し手から手がかりをもらいながら，収集すべきデータに近づいていくわけですから，手がかりを得るきっかけとなる質問項目を熟考して焦点を絞ることが大切です．質問項目は数が多くなりすぎないように厳選します．

もちろん，これまでの先行研究などを参考にしてリサーチ・クエスチョ

ンに沿って質問項目を考えていくわけですが，実際にインタビューをおこなってみると，そのなかのいくつかは的はずれだったということもよくあります．インタビュー中，または分析をとおしてそれに気づいたら，そのような項目をはずします．反対に今まで質問項目に入っていなかったけれど重要そうにみえる項目があれば加えます．

　GTA では，1つデータを収集したら，それを分析してから次のデータ収集にいくことになっています．これは，適切なデータを戦略的に収集することによって，よりよい結果に早く近づくための方策です．インタビューが終わったらすぐに分析をおこない，SESSION 9 で出てくる**理論的サンプリング**によって，どんな人のところにどのような質問をもっていくのかを検討してから，次のインタビューにいきます．

　毎回のインタビューの前には，質問項目とその優先順位とを検討して並べ替えます．しかし，インタビューの場で準備した順で質問が進むことはまずありません．質問する順番は，話し手の話の流れに合わせて臨機応変に変えなくてはなりません．そうしないと自然な会話の流れが保てないからです．自然な会話の中で収集したいデータを収集することは，慣れないうちは難しいかもしれませんが，ともかく話し手の話をよく聞いて，それを受けたかたちで次の質問をはじめるように心がけましょう．

4) 何を聞くのか

　じつは，ひと口に半構成的面接法といっても，いろいろなやり方があるように思います．聞く順序や聞き方は臨機応変でも，構成的面接法に近いやり方でリストにあげた質問全部を聞かなくてはならないと考える聞き手もいます．それはそれで1つの考え方ですが，ここでは，より非構成的面接法に近い，話し手の得意な部分や話したい部分を深く聞き取るという方法について説明したいと思います．

　インタビュー時間は制限されていますから，限られた時間の中で，詳細な情報が含まれた**リッチなデータ**を十分に収集する方法を考えなくてはなりません．質問項目を減らして，そのぶん深いデータを収集するのは1つ

のやり方です．インタビューでのやりとりには，「聞き手の聞きたいこと」と「話し手の話せること」という2つの要素があると思います．私は，この2つが重なる部分に重点をおいて，内容は限られていても詳細なデータを収集することを心がけています．

　話し手からすると，ある項目については体験や考えをたくさんもっているのでよく答えられるけれど，他の項目についてはそうでもないのがふつうだと思います．例えば，あらかじめ準備した質問が5個あったとします．Aさんは1番と3番について，Bさんは2番について，Cさんは2番と5番について豊富な情報をもっているかもしれません．そうすると，すべての人に，同じように5個全部の質問をするより，相手に応じてどの話に重点をおくかを変えたほうがリッチなデータを収集できる可能性が高くなります．

　通常，話し手がどの情報をもっているかは，話を聞くまでわかりません．インタビューが始まったら，それを少しでも早く見極めることが大切です．それができないと，話し手がもっている情報を話題にとりあげなかったために，貴重な情報を収集しそこなうことになってしまいます．

　もちろん，同じ話し手に複数回の聞き取りをおこなうことも可能でしょうが，話し手の負担が大きくなってしまいます．また，通常は，「話し手の話せること」のほとんどは1回目に出てくるので，2回目以降に1回目をしのぐデータを収集できることは少ないのです．ですから，話し手の変化を知るために異なる時期にインタビューする場合は別として，同じ人に複数回会うよりは，他の人の話を聞いたほうが効率がよいように思います．

❼ リッチなデータを得るための方策

　以上，インタビューの進め方を大まかにみてきましたが，具体的にどんなふうに質問したらリッチなデータが収集できるのでしょうか．ここでは，インタビューで基本になる，1) 自由に語ってもらう，2) 具体的な話を聞く，3) 曲解しない，4) 聞きにくいことほどはっきりと，5) 軌道修正，6) 作戦の変更，7) インタビューの目標，について説明したいと思います．

1）自由に語ってもらう

インタビューをおこなうときに，話を誘導しない，答えを制限しない，本音を語ってもらう，なんて当然だと思われるでしょうが，思うほど簡単なことではありません．まず，ある院生（3年間の看護師経験あり）が収集したインタビューデータを紹介します．

【データ1】　　　　　　　　　　　　（N：看護師Nさん，I：調査者）

N1：最近胎児診断のテレビとかやってますけど，あと新聞とかでもよく出てますけど，自分も今そういう年齢で，やっぱりこう，自分のお腹に授かった子がそういう子だったら，たぶん殺しちゃうだろうなって，そう思うところはありますね．

I1：それは，きっと深刻なケースを，たくさんたくさん見てきたっていうのもあるんでしょうね．

N2：と思いますね．ただ，妊娠した段階で，もし助かる命だったら生かしてあげようっていう気持ちが出てくるかもしれません．それは，でも今，妊娠してないのでそっちの気持ちにはなれませんねえ．

I2：まあ，それは自分の価値観ですから，他の人にこう…．

N3：うん，押しつける気はないです，はい．

I3：だから，そこのところは自分の中でもっているっていう感じですね．

N4：ですね．

I4：でも，やっぱり医療の現場ではガンガン治療をやってますよね．それに関して，Nさん個人としてはってところと，看護師さんとしてはっていうところで，何かこうもんもんとするっていうところは．

N5：うん，ありますねえ．

I5：あります？　まあ，Nさんはスペシャリストなわけですから，その辺の気持ちはコントロールできると思うんですけれども，そのあたりはどうで

すか．

～～～～～～～～～～～～～～～～～～～～～～～～～～～

　いかがですか？　話し手は自由に語っているでしょうか？

　よいインタビューデータかどうかを評価する1つ目の指標は，文字におこしたときの話し手と聞き手の話した分量の割合です．当然，話し手の分量が多いほうがよいわけです．このデータをみると，話し手のデータの分量が少なすぎます．

　次に，内容ですが，抽象的な話や建前ではなく，具体的で本音を語っているデータがほしいのです．このデータでは，「自分のお腹に授かった子がそういう子だったら，たぶん殺しちゃうだろうな（N1）」という，本音を聞くきっかけとなる語りが話し手のほうから出されています．こういうとき，聞き手は心の中で「やった！」と叫びながら，話し手が違和感なく自由に話し続けられる雰囲気を維持するだけでよいのです．例えば，「そうですか」と受ければ，Nさんはそう思う理由を自由に話してくださるでしょう．もし，その考えと看護師としての経験との関わりを知りたければ，「それにはNさんの看護師としてのどんな経験が関係していますか？」と質問すればよいと思います．そうやって，実際の場面や事例を詳しく話してもらったうえで，さらに質問を掘り下げます．

　しかし，この聞き手は，はじめから「それは，きっと深刻なケースを，たくさんたくさん見てきたっていうのもあるんでしょうね（I1）」とNさんの仕事上での経験に限定してたずねようとしています．もしかしたら，Nさんはまったく異なる理由でそう思っているのかもしれないのに，この質問によって，答えの範囲が制限されてしまったことになります．

　さらに聞き手は，「それは自分の価値観ですから（I2）」や「そこのところは自分の中でもっているっていう感じですね（I3）」と建前や自分の価値観を提示してしまいました．こうなると，話し手のほうは「うん，押しつける気はないです，はい（N3）」や「ですね（N4）」としか答えようがありません．話し手の本音で語ろうとした気持ちは，この時点でかなり萎

えてしまったものと思われます．

　ただし，このデータの中で，聞き手が「Nさん個人としてはってところと，看護師さんとしてはっていうところで（I4）」と個人的意見と医療者としての意見の両方を聞こうとした点は評価できます．両方のデータがそろえば，**データ内の比較**（SESSION 9で説明します）をおこなって分析を深めることができるからです．

　しかし，残念なことに，聞き手は話し手の意見を深く聞く間もなく，「まあ，Nさんはスペシャリストなわけですから，その辺の気持ちはコントロールできると思うんですけれども（I5）」と，またまた建前路線に戻してしまいました．「スペシャリストなわけですから」という枠にはめられてしまうと，話し手はその枠内で話をしなくてはならないと身構えてしまう可能性が高くなります．

　結果的に，このインタビューは，「医療者は自分自身の価値観で仕事をしてはいけない」という聞き手の建前や価値観を色濃く示したものになってしまいました．言うまでもなく，私たちは話し手の経験や考えを聞きたいのであって，自分の話に同調してもらうためにインタビューをおこなうわけではありません．しかし，ニュートラルな姿勢を保って，相手の話を聞くことはけっこう難しいのです．ちなみに，このインタビューをおこなった院生は，ゼミで他の参加者から指摘されるまで，自分のデータ収集が不適切だったことに気づいてはいませんでした．

2）具体的な話を聞く

　次に，具体的な話を詳しく聞くことが大切です．抽象的な話はどんなにたくさん集めてもリッチなデータにはなりません．そうなると，特定の事例に限定して，具体的な話を深く聞くきっかけをつかむことが必要です．

　例えば，ある医師に子どもへのインフォームド・コンセントについて質問したときに，「もちろん子どもへの説明は重要なことで，ぼくは，子どもにも本当のこと話してるんですよ」という回答でした．それで「じゃあ，最近，白血病と診断がついたお子さんについてうかがわせてください」と，

対象を限定し，その子どもの年齢，性別，診断名を尋ねたうえで，実際に何をいつどう話したのかをうかがったのです．その回答から，その医師がお話しになった「本当のこと」は，じつは「血液の病気だという説明」なのだとわかりました．

そこで，「正確な病名は伝えておられないのですね？」と確認すると，「子どもは病名には関心がないんですよ」とおっしゃるので，「実際に，先生に病名を知りたくないと言ったお子さんがいますか？」とたずねると，確認したことはないということでした．加えて「病名なんか話したら，不安になるんでね」とおっしゃるので，そう考える理由となった事例についてうかがいました．このようなやりとりの中で，この医師は，これまで実際に子どもに病名を話したことがなかったにもかかわらず，「病名なんか話すとマイナスだ」と先輩に教えられ，その通りに子どもに対応していた自分に気づき，「今までおかしいと思ってなかったけど，よく考えたらへんだね」とおっしゃったのです．

また，具体的な状況を設定して「こんな状況だったらどうなさいますか？」と質問することも有効です．もし，それでも漠然とした答えしか返ってこない場合には，質問が抽象的すぎる可能性があるので，「それはいつのことですか？」「どこで起こったのですか？」「なぜでしょうか？」「どんなふうでしたか？」という5W1Hを意識した質問に切り替えてみるのも一案です．

3） 曲解しない

3つ目に，話の意味を勝手に推測しないことが重要です．日常生活の会話では，相手が言っていることはたぶんこういう意味だろうと推測して会話を続けることがよくあります．傍で聞いていると全然かみ合っていない会話なのに，話している人同士は気持ちが通じたように感じていることがけっこう多いかもしれません．

しかし，データを集めるときはそれでは困ります．相手の話の意味がはっきりしないときには，「こういうことですね？」と確認をしたり，「今

おっしゃったことはとても興味深いので，もう少し詳しく話してください」と説明を促すことが必要です．また，何を指すのかがわからないような指示語が出てきたときに，「今，『あの』っておっしゃったんですが，『あの』というのは何のことですか？」「『その』っていうのは，さっきおっしゃった○○のことですか？」というふうに1つ1つが何を指すのかを明らかにする必要があります．

例えば，先に例示したデータ（p.34）の中で，「そういう年齢（N1）」は出産適齢期を指しているように読めますが，本当にそうなのかを確かめることが必要です．また，「そういう子（N1）」は障がいをもった胎児を指しているようですが，もしそうであれば，どの程度のどのような障がいを想定しておられるのかを知りたいところです．そんなふうに確認する中で，話し手の障がい観や死生観，医療観，倫理観がみえてくるかもしれません．

じつは，こういう質問には，けっこう勇気がいります．その点では，母語以外の言語で質問するときのほうが楽です．例えば，英語を使ってインタビューするような場では，しつこくたずねても，話し手は「ああ，この人は，英語がよくわからないから」と考えるのか，ゆっくりとていねいに，違う表現を使って説明してもらえることが多いものです（ただしその分，通常よりも子どもっぽい表現の回答になっているかもしれません）．

母語でのインタビューの場合には，「なんでそんなこと聞くの，わかるじゃない」「さっき言ったじゃない」と話し手に思われ，せっかく気分よく話していたのに話の腰を折られてしまったと感じさせてしまう可能性もあります．とはいうものの，それを怠ると，話し手の話を正しく理解できない可能性もあるのですから，よい意味でしつこくたずねることは大切です．

4）聞きにくいことほどはっきりと

ところで，先にも述べたように，建前ではなくて本音を，抽象的な話ではなく具体的な話を聞かせてもらうことが大切なのですが，好まない話を細かく聞かれると，話し手がムッとした表情になって，「なんでそんなこ

と聞くの？」と不機嫌な声になってしまうこともあります．ふつうの神経の人なら「もうやめようかな」という気分になってしまいます．しかし，それがきっかけになって，リッチなデータが収集できることも少なくないのですから，そこでふみとどまって，ていねいながらはっきりと話を聞くことが大切だと思います．

　質問しにくい内容のこと，例えば，夫婦関係に関すること，失敗に関すること，お金に関することなどの話題についても，聞くと決めたら「お子さんの闘病中のご両親の性生活は，どうだったでしょうか？」というふうにサラリと自然に聞いたほうがよいと思います．前置きが長かったり，妙に遠慮がちだと，話し手は構えてしまいますし，かえって話しにくくなってしまいます．

　もちろん，話したくないそぶりが見えたら，「無理にお答えにならなくてもけっこうですよ」と，話し手が話すかどうかを選択できる機会をつくります．そして，話したくないということがわかったら，気まずくならないように配慮しながら，すぐに話題を変えることが大切だと思います．

5) 軌道修正

　話し手はいったんインタビューを引き受けたのだから，聞き手を喜ばせようと，一所懸命に話してくださるでしょう．しかし，その思いが強いがゆえに，聞き手の考えに同調する傾向が強くなってしまうこともあります．だからこそ，聞き手はニュートラルな姿勢を保って話を聞くことが必要なのです．

　また，熱心さのあまり，話し手が聞き手の期待しない話を延々と続けられることもあります．インタビューの中で，話し手が自由に話せる状況を維持しつつも，イニシアチブをとることは聞き手の役割ですから，話がそれてしまったと感じたときには，流れを変えなくてはなりません．例えば，話が一段落する機会をとらえて，「そうですか」と受けた後，「ところで，うかがいたいことは…」とか，「大変興味深いお話なのですが，先に○○についてうかがわせてください」と少し改まった口調で質問すると，比較

的スムーズに軌道修正ができるかもしれません．

6）作戦の変更

　これまで述べてきたことから，リッチなインタビューデータを収集するためには，いろいろな工夫が必要であることがおわかりいただけたと思います．しかし，なにぶんインタビューは話し手と聞き手との共同作業ですから，どんなに状況が整い，両者の協力態勢が整ったとしても，話し手が情報をもっていなければどうしようもありません．もちろん，そうならないような人選をするわけですが，たまには失敗もあります．

　そういう場合には，作戦を切り替えるべきです．自分の聞きたい内容を追求することは諦めて，ともかく相手の話の中に，少しでも関連するトピックがないかを探ります．一見，インタビューは不成功に終わるかのようにみえますが，じつはこのような会話の中から得た情報が，分析を奥深いものにすることもあるのですから，がっかりするには早すぎます．

7）インタビューの目標

　ここまで，リッチなデータを収集するための方策を述べてきましたが，じつは，インタビューにはデータを収集すること以上の価値があると思います．限られた時間ではありますが，インタビューでの会話をとおして，話し手の世界を共有させていただくことができます．これは日常生活での人間関係とは比較にならないほど，濃密で稀有な機会だと思います．

　そういう貴重な機会を与えてくださった話し手が，インタビューの最後に「よい経験だった」と思ってくださるようなインタビューをおこないたいものですし，一期一会の経験ではあるものの，よい思い出として記憶してくださるような出会いにしたいものです．

　私が目標にしていることは，インタビューの後で話し手が「私は価値のある仕事をしているんだ」とか，「意味のある体験をしたんだ」と認識してくださることや，**話をする中で，何かに気づいてくださること**です．まだ，十分にできているわけではありませんが，それをめざすことは大切だ

と思っています．

　長年，インタビューをおこなっているので，話を聞かせてくださった方が，何年か経って声をかけてくださることがあります．倫理的配慮からデータと個人の属性に関わるデータとはすぐに切り離すために，お名前とご所属をうかがっても思い出さないことが多いのですが，インタビューでうかがったことを話し，声を聞いていると，「あのときには，こんなことをお話しになっていましたね」と思い出すものです．その方がお話しくださったことは，何年経っても，私の記憶の中に刻みこまれているようです．同じように，何年も前のインタビューの中で私が話したことを，相手の方が覚えていてくださることもあります．こういう出会いがあることは，インタビューの醍醐味ではないかと思います．

❽ インタビューが終わったら

　私たちの記憶ははかないものですから，インタビューが終わったら，なるべく早く整理をして記録に残すことが必要です．以下，1) インタビュー直後の作業，2) 家に戻ったら，3) 文字化の作業，4) 倫理的配慮，5) 礼状，6) データ掲載の確認，の順で説明したいと思います．

1) インタビュー直後の作業

　まず，インタビューがきちんと録音されたかどうかのチェックをします．通常は，初めと最後の数分を確認すれば十分だと思います．まれに，スイッチが入っていなかったり，電池が切れていたり，雑音が大きすぎて話し手の声が聞こえないことがあるからです．そのため，先に書いたように私は2個のICレコーダーを持参します．もしも，録音に失敗していたら，インタビュー内容と場の状況についてなるべくたくさんのことを思い出して，記録を書き残します．

　また，録音には問題がなくても，残っているのはあくまでも言語化された情報だけですから，インタビューが終わったらすぐに，どこか集中できる場所に移動して，できるかぎりインタビュー場面を思い出してメモを書

きます．全体の流れ，話し手の服装，印象に残ったこと，そのときどきの話し手の表情，身振り，相互作用の変化——例えば，何かのきっかけで相手がムッとした表情になって，その後答えが少なくなったとか，反対に急に多弁になったとか，言いたくないことを隠すように違う話を始めたなど——思いついたことはどんどん書いておきます．そして，後でテープおこしができたときに，これらの情報をかっこ付きで追加して，データを分析できる形にしたテキストにします．

インタビュー直前のメモには，今後のインタビューでの質問項目や質問の順番をどうするか，対象者の選定など，インタビューの方法に関して思いついた事柄も書いておきます．

2) 家に戻ったら

家に戻ったら，まずデータを保存（ダビング）します．データを文字におこす作業では，何度も聞き直すことが必要です．録音されたデータを消してしまったり，紛失する可能性もあります．収集したデータは，インタビューの出来に関係なく世界にたった1つしかない貴重なものです．元のデータは，分析するときに聞き直すためにも大切に保管しておかなくてはなりません．

保存した後で録音データを聞けば，さらにインタビューの場でのできごとについて思い出す事柄が増えると思います．それを，インタビュー直後につくった記録に書き加えます．このときに，インタビューの場では気づかなかった細かいニュアンスや，意味の深さに気づくことも多いでしょう．自分の聞き取りの悪いくせに気づき，未熟さを思い知らされることもあると思いますが，それらから目を背けず，これからの糧にしなければなりません．

3) 文字化の作業

録音したデータを文字化する作業は重要です．せっかくよいデータを集めても，文字におこす作業がうまくできていないと，よいテキストをつく

ることができません．できれば自分でこの作業をおこないたいところですが，できない場合には誰かに依頼をすることになります．このときに，誰に頼むかは重要です．一般に，経験が多い人のほうがより早く正確に文字化できますが，出来には個人差があります．また，データの内容への関心の高さも，出来に影響します．

　私は通常，友人か学生にこの仕事を頼んでいます．医療の知識が少ししかなくても，データに関心をもってきちんと聞き取ってくれ，話し手のプライバシーに配慮してくれる人が適切だと思います．反対に，テープおこしのプロに依頼して，作業が雑だったためにやり直しが必要だった経験も何度かあります．

　ところで，データが自分の母語でない場合には，注意が必要です．以前，関西の病院でフィールドワークをおこなったことがあります．同じ日本語でも，関西弁のニュアンスを理解したり，文字にすることは難しく，関西出身の学生の助けが必要になりました．海外で聞き取りをしたデータも，私の粗末な英語力では細かいニュアンスを見逃してしまうので，ネイティブスピーカーの助けが重要です．

　テープおこしができあがってきたら，再度データを聞きながらテープおこし作業の出来をチェックし，間違いや抜けている言葉を補足します．また，インタビュー直後やダビングのときに書いた記録を見ながら，追加事項を書き込みます．これが分析に使用する『テクスト』になります．

4) 倫理的配慮

　当然のことながら，話し手のプライバシーを守るために，データにはケース番号だけを記載し，話し手の一覧表はデータとは異なる場所に保管して，誰の話なのかがわからないようにして扱います．文字におこすときに，固有名詞をイニシャルに変更するとともに，非常にデリケートな話題に関する話の部分は，必ず自分でテープおこしをおこないます．そして研究が終了し，データを破棄するときが来たら，完全に再生できない状態にして消去し，紙はシュレッダーにかけます．

5）礼状

　インタビューの後，話し手には小さなお礼を渡しています．相手によって，図書券や商品券だったり，お菓子だったりといろいろですが，感謝の気持ちを形にして伝えたほうがよいと思います．また，すぐに礼状を出すことは大切だと思います．熱心に話してくださればくださるほど，話し手は自分の話が役に立ったかどうかを気になさいます．「あなたにしか頼めない」とお願いしたわけですから，お礼のカードやメールには「あなたのお話をうかがえて本当によかった」と，そう思う理由や，特に話のどの部分が興味深かったのか，何を学んだのかを書いたほうがよいと思います．

6）データ掲載の確認

　データを成果として報告する際の確認については，いろいろな考え方があると思います．私は，私生活にかかわる話や，万が一にも誰の話かが特定される可能性がありそうなときには，投稿前に論文の中でデータがどう扱われているかがわかる部分を話し手に見せて，「これを『○○』という雑誌への投稿原稿に使わせていただきたいと思っています．私はこのように分析しましたがよろしいでしょうか？」と確認をします．

　中には，「確かに，このときはこういうふうにお話したんですが，文章にすると変だからこういうふうに変えてください」とか，「今は気持ちが変わったから，書き替えてください」という方もいます．**インタビューのデータは分析の基盤になるものなので，絶対にいじるべきではありません．** そういうときには，残念ですが使用することは諦めます．

　研究にかかわる論文や記事が掲載されたら，かならず別刷かコピーをお礼状と一緒に全員に送ります．これは，インタビューから数えると2年以上後になってしまうこともありますが，忘れてはならないことだと思います．

　このように，インタビューは，前後も含めて時間のかかる作業なのです．

❾ インタビュー法のトレーニング

　ここまでみてきたように，よいデータを収集することは簡単ではありませんから，ゼミではインタビュー法について2段階のトレーニングをおこなっています．まず最初に，講義で学んだことに基づいて，ゼミのメンバー間で10分くらいずつの聞き取りのトレーニングをします．その後，リサーチ・クエスチョンに沿って質問項目を立て，少し遠い存在の人にお願いして聞き取りのトレーニングをおこないます．一般に複数の人を相手にするためには，1人を相手にするより高度な技術が必要となるので，トレーニングでは1人を対象にした聞き取りをおこないます．

　以下，1) メンバー間でのトレーニング，2) リサーチ・クエスチョンに基づいたインタビューのトレーニング，について説明します．

1) メンバー間でのトレーニング

　まず，ゼミのメンバー同士で10分くらいずつのインタビューの練習をおこなって録音します．この段階では，こちらからテーマを例示します．例えば，「アルバイトと学業の両立」や「実習先での失敗への対応」のようなものです．学生はそれについて質問項目を決め，お互いにインタビューをしあいます．

　その直後に，聞き手になった学生が，インタビューをおこなってみてどうだったか，うまくいった点や失敗した部分，難しかったところを話します．反対に，話し手になった学生は，話しやすい雰囲気だったか，本音を話してあげようという気になったか，質問は適切だったか，気になったことなどについてコメントします．同じゼミで学ぶ仲間同士ですので，かなりストレートな意見のやりとりがおこなわれます．

　さらに，データを文字におこしたものができたらゼミに持参してもらい，聞き手の学生の自己評価と話し手の学生のコメントを聞きながら，質問の方法がどうだったのか，よい点，悪い点などを皆で検討します．

2) リサーチ・クエスチョンに基づいたインタビューのトレーニング

　次の段階では，本番に近い30分くらいのインタビューをおこないますが，その前に，学生は自分の関心に沿って文献や資料を読んでテーマとリサーチ・クエスチョンを決め，それに沿った質問項目をつくります．質問項目は大まかでよいとはいうものの，文献や資料をふまえたものになっているのか，質問項目がリサーチ・クエスチョンに沿ったものか，答えやすいものかをゼミで確認します．

　その後，質問内容に適した相手を探します．この段階でのインタビューの相手は，大学院生，ゼミの卒業生，インターンシップ先の人のような，学生にとって距離感が近く，トレーニングの意味を理解してつきあってくれる人たちが多いです．学生たちは自分で依頼状をつくり，承諾が得られたら時間と場所を決めて約束の場に出かけます．そして，インタビューが終わったら，先に説明した手順でデータをまとめ，話し手になってくれた人に，礼状とデータを文字におこしたものを送ります．

　ゼミでは，各人のインタビューを文字にしたテクスト（A4判3枚以内）を配布してもらい，学生の自己評価を聞きながら，1つ1つの質問と話し手の答えに対する受け答えが適当か，質問が深く掘り下げられたか，リサーチ・クエスチョンに対応するリッチなデータが収集できたかを検討します．先にも書きましたが，よいデータが収集できたかどうかを評価する指標は，まず，文字におこしたときの話し手と聞き手の話した分量の割合です．当然，話し手の分量が多いほうがよいわけです．次に，抽象的なことや建前ではなく，具体的で本音を語ったデータのほうが望ましいです．

　さらに，プロパティとディメンション（SESSION 5）がたくさん抽出できるデータであることも重要です．自分のテクストを切片化し，プロパティとディメンションを出せば，学生に自分のデータがリッチかどうかを実感してもらうことができます．さらに学生のテクストを使って，カテゴリー関連図をつくるところまで分析を進めれば，リッチなデータを収集することの大切さを実感してもらえるはずです．

ゼミでは，このようなトレーニングをおこない，一応大丈夫なレベルに達したら，ようやく本番のデータを収集することになります．

　インタビューの技術を高めるためには，経験を重ねることが重要です．しかし，単に場数をふむだけでなく，毎回のデータ収集の後で自分の技術を振り返り，自分のデータ収集のよい部分を伸ばしつつ，弱点を補う努力が必要です．

　さあ次の島では，観察法によるデータ収集の方法を学びましょう．

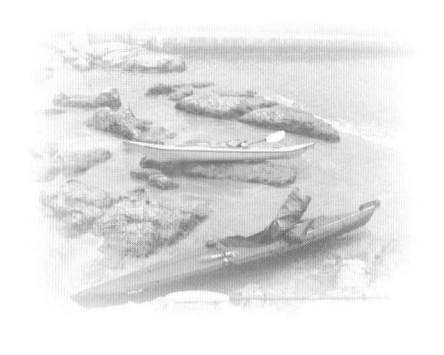

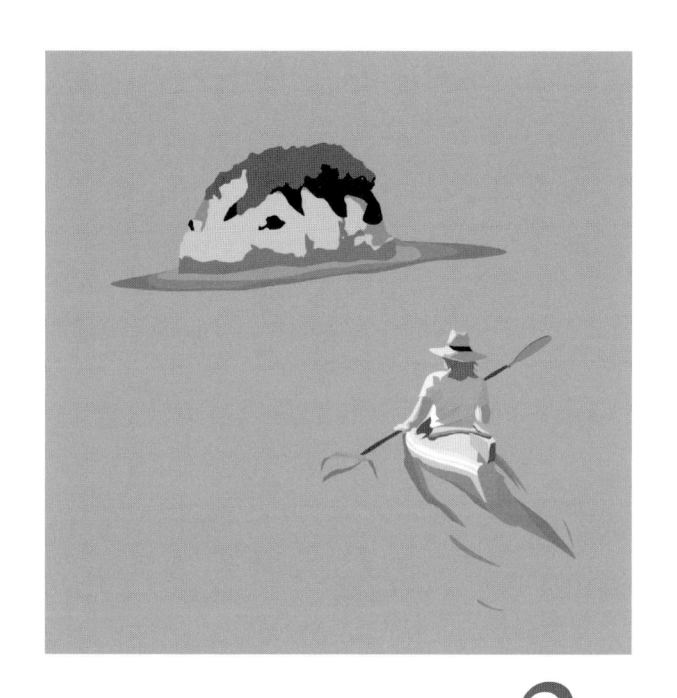

SESSION 3

観察法によるデータ収集

次に上陸するのは，**観察法によるデータ収集の島**です．本書ではインタビュー法と観察法を別の SESSION で扱っていますが，GTA におけるデータ収集では，通常は両方を併用して多角的にデータを収集します．

観察法では，何をどうみるのか，場にあわせてどう焦点を絞っていくのかが重要で，収集者という道具の精度が，インタビュー法以上に問われます．くわえて，GTA では対象者の思い，感情，判断などを解釈したデータも収集しなければなりませんから，観察後に自分の解釈を観察の対象者に確認することが望ましいと思われます．

ここでは，❶観察法によるデータ収集のアウトラインを紹介した後，❷「観察法トレーニングゼミ」の概要と，❸フィールドでのデータ収集を紹介したいと思います．

❶ 観察法によるデータ収集

観察によるデータ収集は，その場の環境や日常的に起こる出来事（地）の中にある，現象を「図」として浮かび上がらせる作業です．ですから，「地」の状況を理解しておくことは非常に重要です．

例えば，SESSION 11 に出てくるケアをとおしての子どもとナースのやりとりの場面を例にすると，次のようなものを「地」として捉える必要があります．まず，観察をする場の時間の流れです．時間には年，月，曜日といういろいろな単位の流れがありますが，通常は，1 日の流れの中でのスケジュールが一番重要となります．

次に，環境として，病院の中でのその病棟や病室の位置，広さ，構造，物の配置などがあります．また，施行される検査，処置，ケアの大まかな流れ，登場人物であるそれぞれの医療者たちが，そうした時間と空間と背景の中で日常的に担っている役割があります．観察をはじめる前にこのような情報を，可能なかぎりたくさん把握しておくことが大切です．

観察法の中には，行動や現象をある時間間隔で区切り，その単位ごとに観察するタイム・サンプリング法や，ある行動の発現から終わりまでを観察するイベント・サンプリング法などのように，あらかじめ作ったチェッ

クリストを用いてデータを収集していくやり方もありますが，ここでは現象が起きている場で自分のリサーチ・クエスチョンに沿ってデータを収集していく方法を学びます．

❷「観察法トレーニングゼミ」の概要

　観察法のトレーニングゼミでは，まず観察の難しさを実感してもらい，文献の抄読とそれをもとにした質疑応答をおこなう中で観察法の目的と方法，倫理的配慮，データ収集の方法を学びます．次いで，DVD映像を使ったデータ収集のトレーニングをおこなった後，各参加者はフィールドでのデータ収集をおこない，分析できる形のテクストをつくります．

　その後，参加者たちが作成したテクストをもとにデータが十分に収集できたのかを検討します．そして，提出されたテクストから1つ選んで，グループに分かれてデータ分析をおこないます．

　このSESSIONでは，看護学部4年生14名を対象とした15コマ（30時間）の観察法トレーニングゼミの状況を紹介します．そして，この中の1人の学生のテクストを使ったデータ分析についてはSESSION 11で紹介します．

　まず，初回のゼミのはじめに，以下のような説明をおこないました．

> **戈木C**：このゼミでは，観察法を使ってデータを収集する方法を学びます．観察では自分が道具になってデータを集めるので，観察者自身がよい道具でないとよいデータが収集できません．同じものを見ても，道具によって見え方はまったく違います．
>
> 　よいデータの1つ目の条件は，状況をまったく知らない人がそれを読んでも，状況をイメージできることです．2つ目にGTAを使って分析するなら，データには観察した言動だけでなく，観察している対象者の思い，感情，判断などを記載することが必要となります．このとき，なぜ自分がそう解釈したのかという根拠を記載することを忘れないで下さい．そうすれば後で本当にその解釈でよいのかを確認することができま

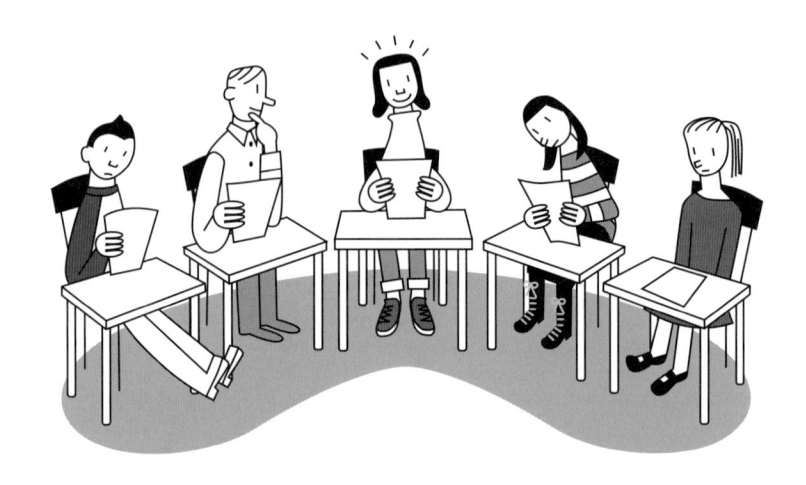

す．最後にリサーチ・クエスチョンをもとにして観察すべき現象を絞りこむことが重要です．

　この時点の学生たちは，説明が十分に理解できたようには見えませんでしたが，徐々にわかればよいと考え，1.観察の難しさ体験，2.映像を使ったトレーニング，それから，❸フィールドでのデータ収集，のトレーニングに進みました．

1. 観察の難しさ体験〔三戸由恵〕

　まず，観察が難しいものであることを学生に実感してもらおうと院生のティーチング・アシスタント（以下，TA）のアイデアで，たまたまゼミを見学に来られた編集の方に協力してもらって以下のゲームをおこないました．

　TA：隣にいる方は雑誌社の編集者の方です．取材にみえていますので紹介します．
　K：Kと申します．Ⅰという出版社で『N』という雑誌を担当しています．

…（中略）…よろしくお願いします．（K氏の話は約1分間続き，学生はその間K氏に注目している．話が終わると，K氏はすぐに後ろ向きになり，ネクタイをはずす．）

TA：さて，みなさん．Kさんはどんなネクタイをしていたでしょうか？

A：見てなかったから，ぜんぜんわかりません．

戈木C：蝶ネクタイだった？

B：いや，普通のネクタイ．色は紺色？

C：紺色でした？　紺色のようでえんじ色も入っていたような気がしましたけど……．

TA：人って見ているようで，じつはぜんぜん見ていないということが，今のゲームでわかったと思います．みなさんは今，聞くことに集中していましたよね．聞くことに集中していると，見ることがおろそかになってしまうものです．では，院生のUさん，正解をどうぞ．Uさんは，このゲームをすることを知っていたので，さっきからメモをとっていました．

U：ネクタイは紺色で，その下にえんじ色のラインが斜めに入っていて，その下にちょっと黄色っぽいラインが2本入っていました．

TA：ではUさん，Kさんは何を話していましたか？

U：何でしたっけ（笑）．

TA：ほらね．私が，「ネクタイの柄を見ておいてね」と伝えたので，Uさんは見ることにだけ集中して，話を聞いていなかったのでしょう．見ることと聞くことに同時に集中しなくてはならない観察は難しい．それが体験できたでしょうか．

このように見ることと聞くことを同時におこなうだけでも難しいものですが，実は観察では見る聞くだけでなく五感をフルに使って情報を収集することが大切です．よい観察データを収集するためには，観察力を養うトレーニングが必要となります．

2. 映像を使ったトレーニング

　次に，映像を使った観察法のトレーニングをおこないました．これは，講義や文献をとおして学んだ技術を実際に使って，データを収集するというものです．何度でも映像を見て，データを書き替えることができます．

　ゼミでは，あるお母さんが撮影した7分間の映像を使いました．7か月の入院を終えた小学校6年生のZくんが，小学校に戻ってきた日の状況で，担任の先生が中心となってクラスで歓迎してくれるという内容です．

　映像を使ったトレーニングの第一の目標は，何を中心に観察するのかというテーマとリサーチ・クエスチョンを決めること，第二に，データ収集の力を養い，次に予定しているフィールドでのデータ収集に役立てることです．ここでは，1）観察内容の理解，2）データ収集の状況，3）収集したデータの違い，4）データのリッチさの確認，5）学生の学び，について説明したいと思います．

1）観察内容の理解

　観察によるデータ収集では，観察のテーマとリサーチ・クエスチョンを決め，そのリサーチ・クエスチョンに沿ってデータを収集します．適切なリサーチ・クエスチョンをたてて，観察の焦点を絞ることができれば，作業の半分は終わったといってもよいくらいです．とはいえ，最初は，どんなテーマとリサーチ・クエスチョンにすればよいのか，焦点をどう絞ってよいのかがわからないのがふつうだと思います．そこで，映像を見る前に，次のような説明をしました．

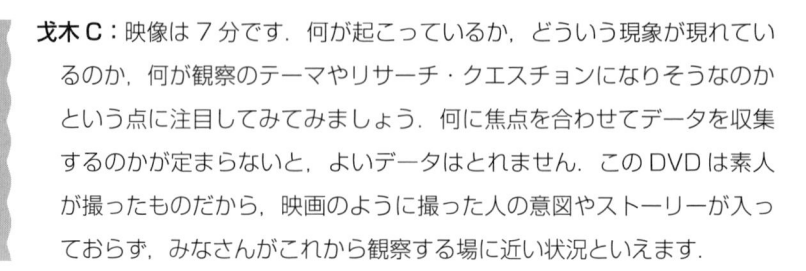

> 戈木C：映像は7分です．何が起こっているか，どういう現象が現れているのか，何が観察のテーマやリサーチ・クエスチョンになりそうなのかという点に注目してみてみましょう．何に焦点を合わせてデータを収集するのかが定まらないと，よいデータはとれません．このDVDは素人が撮ったものだから，映画のように撮った人の意図やストーリーが入っておらず，みなさんがこれから観察する場に近い状況といえます．

そして，映像を見た後，学生に疑問点や気になる点，印象に残ったことをあげてもらいました．

戈木Ｃ：どうでしたか？　どんなことを感じました？

Ａ：すごく印象に残ったのが，クラスのみんながＺくんが入ってきたときに，「Ｚ，お帰り」って声を合わせて言ったり，拍手をいっせいにしたり，打ち合わせしたかのように…．クラスの子たちは，この日のためにすごく練習をしてきたんだろうなって．でも，それを見たＺくんのほうは，照れた感じで笑ってたから何か，歓迎してくれてるのはうれしいけど，圧倒されちゃってとまどってるのかなって思いました．

戈木Ｃ：圧倒されてとまどっている……っていうのは，どこからそう思ったの？

Ａ：う〜ん，入ってくるときに，自分でドンドン入ってくるのじゃなくて先生に押されてようやく入ってきたみたいに見えたので，そう思いました．

戈木Ｃ：なるほど．Ａさんはそこから「圧倒されてとまどってる」って解釈したんだ．今のように解釈することは重要ですが，根拠となる言動を記載することを忘れないでください．例えば「積極的に入室したのではなく，先生に押されて入ってきた様子から，クラスメートの歓迎に圧倒されとまどっているように見える」と書いてはどうですか．では，Ｚくんの外見はどうでしたか？

Ｂ：Ｚくんだけ帽子をかぶってました．

戈木Ｃ：なるほど．抗がん剤の副作用で髪の毛がないから帽子をかぶってるんでしょうね．Ｚくんは急性リンパ性白血病のプロトコールに沿った治療を受けてましたが，他にはどんな副作用が出るんでしたっけ？

Ｃ：出血しやすくなるし，抵抗力がない．

戈木Ｃ：治療が終わって退院したのだから，出血しやすいことはないでしょうけど，感染には気をつける必要があるよね．Ｚくん，感染に対して何かしてた？

A：マスク，鼻までしてた…え？　目の下まで？

戈木C：（笑いながら）「Zくん，笑ってた」とさっき言ってませんでした？　ということは，口が見えていたんじゃない．じゃあ，マスクはどこにあった？

A：顎？

戈木C：顎のところにあった，どうしてだろうね．なんでそんなことをしたんだろう．

A：……．

戈木C：たぶん，クラスには風邪をひいた子がいるかもしれないから，医療者たちは「学校に行くときは，ちゃんとマスクしなさいよ」って指導すると思います．で，Zくんはそれに従ってマスクを一応していたんだろうけど，顎にかけてるんじゃあ効果ないじゃない．どうして普通にはめないんだろうって思わない？

D：みんなと違う自分になりたくなかったからじゃないですか？　みんなはマスクをしてないのに自分だけしてるとやっぱり距離ができたりしちゃうし，みんなからも，「マスクしてる」って思われたりしちゃうから．

戈木C：たぶんそうだよね．Zくんは思春期だし，みんなと違うのはきっと嫌だよね．髪の毛がないから帽子もかぶってたし，薬の影響でたぶん顔も丸くなって前と違ってるよね．

E：きっとZくんは，治療で自分の姿が変わってることを意識して部屋に入ってきたと思うので，ドンドン前に進もうとするんじゃなくて，先生のほうに背中を押しつけるみたいに，ちょっと引き気味に入ってたんだと思います．だから，Aさんが言うように，「引いちゃってる」とか「戸惑ってる」ようにみえました．

　このようなやりとりをとおして，観察のときに自分が感じた印象や異和感とその理由を示すことが必要であると伝えました．また，対象者の年代の特徴を考慮すれば推測できる，気持ちや反応などについて観察することが大切だと話しました．その後，映像を何度か見て，そこで起きてるこ

とを正確に理解するとともに，自分が見落としがちな部分はどういうところなのかを意識してもらいました．

映像の内容が理解できたところで，テーマとリサーチ・クエスチョンを考えるように伝えました．そして，3つのグループに分かれて，グループ毎にテーマとリサーチ・クエスチョンを決めました．

それぞれのグループが取り上げたテーマとリサーチ・クエスチョンは，「久しぶりの学校への思春期の子どもの適応方法；小6のZくんは7か月ぶりに登校した教室でどんな行動をとるか？」「Zくんとクラスメートのやりとり；クラスメートたちは久しぶりに会うZくんにどう働きかけるのか？ Zくんはそれに対してどう反応するのか？」「先生の援助と子どもの反応；先生はZくんがクラスにとけ込むためにどう援助するのか？Zくんはそれに対してどう反応するのか？」（**テーマ；リサーチ・クエスチョン**」の順で記載）でした．

2) データ収集の状況

各グループのリサーチ・クエスチョンが決まったところで，それに沿ってグループに分かれてデータ収集をおこないました．このときには，「なるべく現実に即した状況でのトレーニングにするために，映像を止めたり，スロー再生にはせず，普通のスピードで流してみること．ただし，何回見てもよい」と伝えました．学生たちは，ゼミで学んだ時間の流れの捉え方や「虫の目と鳥の目」[注1]を活用して，まず映像の場面，全体の流れ（時間・内容），登場人物の詳細（説明文・図示），教室の見取り図（説明文・図示）などを作成しました．そして，その後，データを収集して，テクストをつくりました．はじめて観察データを収集する学生たちなので，数えきれないくらい映像を見ることが必要でした．

注1）「鳥の目」とは，観察場面の全体的な構図を捉えることで，場の見取り図やタイムテーブル，登場人物の位置関係などが含まれます．反対に「虫の目」とは，人物の行動，場面の移り変わりなどを具体的に詳細に記述する視点のことです．

3) 収集したデータの違い

　表3-1は，学生たちがグループ毎に収集したデータの一部です．久しぶりに登校するZくんが，みんなが待っている教室に，先生と一緒に入ってくるというはじめの数十秒を文章にした部分ですが，グループによって書かれた内容がかなり異なっています．

　まず，目につくのは，記述された分量の違いです．Zくんの行動に注目したAグループや，クラスメートとZくんのやりとりに注目したBグループより，「先生はZくんがクラスにとけ込むためにどう援助するのか？　Zくんはそれに対して，どう反応するのか？」というリサーチ・クエスチョンを立てたCグループのデータの分量が多く，詳細な記述になっています．リサーチ・クエスチョンの違いによって観察の結果が異なることがおわかりになると思います．この場面についてはCグループのリサーチ・クエスチョンが一番適しているようです．

　私たちはカメラではないので，目の前で生じたすべての事柄を記録できるわけではありません．分析に必要なデータを収集するためには，適切なリサーチ・クエスチョンを立て，それに沿って観察することが重要です．焦点が絞られないまま観察に臨むと，漠然と目の前の出来事を追うことになり，できあがったデータは，おもしろみのないものになってしまいます．

4) データのリッチさの確認

　ゼミでは，観察内容の検討や収集したデータの違いだけでなく，リッチなデータがとれたかどうかについても検討しました．表3-1にあげた「Zくんの入室の場面」に関するデータについて，例えば，以下のようなやりとりをしました．

　プロパティとディメンションについては，SESSION 5で詳しく学びますが，ここではプロパティとディメンションがデータの確認にどう役に立つのかをみてください．

　戈木C：3つのグループのデータを見ると，それぞれ入っているものと抜

表 3-1 学生が記述したデータ例：Z くん入室の場面

＜A グループ＞

テーマ：久しぶりの学校への思春期の子どもの適応方法
リサーチ・クエスチョン：小 6 の Z くんは 7 か月ぶりに登校した教室でどんな行動をとるのか？
小見出し：入室

「はい，Z きました」という先生の言葉とともに，教室全体が拍手に包まれる．Z くんは先生に両肩をつかまれ，寄りかかったまま背中全体を押されるようにして入室する．視線を入り口付近の友だちにやり，恥ずかしそうにすぐ下を向き靴を直すふりをする．先生がドアを閉める．再び先生に腕をつかまれ軽くもみほぐされ，ほほえんで生徒のほうを見る．

＜B グループ＞

テーマ：Z くんとクラスメートのやりとり
リサーチ・クエスチョン：クラスメートたちは久しぶりに会う Z くんにどう働きかけるのか？ Z くんはそれに対してどう反応するのか？
小見出し：Z くんと先生入場

先生が「はい．Z きました」といい，Z くんが教室の前の入り口から入ってくる．着席している生徒全員から拍手が起こる．Z くんは，下，クラスメート，カメラ，上，天井，黒板ときょろきょろあたりに視線を動かす．教室に入ると右足の靴を気にして触る．そのあとも Z くんは落ちつかない様子で黒板や壁にきょろきょろと視線を動かす．

＜C グループ＞

テーマ：先生の援助と子どもの反応
リサーチ・クエスチョン：先生は Z くんがクラスにとけ込むためにどう援助するのか？ Z くんはそれに対してどう反応するのか？
小見出し：入場

Z くんと先生は教室の外にいる．開いているドアの向こうで，先生が「はい，Z きましたー！」と大きなはきはきした声で言い，先生が Z くんを押すようにして 2 人は一体になって入場する．クラスメートが拍手する．Z くんは，はにかんだ笑顔である．先生は Z くんの後ろにぴったりくっつき，両手を Z くんの肩にかけている．先生に押された形で Z くんはおじぎのように 90 度くらい前かがみになり，手は右の靴を触る．そのあと Z くんの右手が先生の手に一度触れ，先生に寄りかかる．先生は Z くんに手を添えながら，満面の笑みで入り口のドアを後ろ手で閉める．Z くんがクラスメートを見渡せるように，先生は Z くんの肩を後ろから支え，立ち止まる．Z くんは，クラスメートを見渡すように，首を小さく 30 度くらい横に動かす．

けているものが違っていますね．リサーチ・クエスチョンに沿って映像を見たんだから，当たり前です．ただ，自分たちが「これを中心に見よう」と設定した部分，つまりリサーチ・クエスチョンに対する答えになるようなデータが収集できていないとまずいよね．じゃあ，3つのグループのデータ（表3-1）を使って，この場面のプロパティ，ディメンションを押さえてみましょうか？

グループC：プロパティ〔以下，(p)とする〕「Zくんと先生の距離」でディメンション〔以下，(d)とする〕「ゼロ」．(p)「Zくんと先生の体の接触の度合い」で(d)「高い［ぴったりくっつく］」

グループA：(p)「Zくんが先生に触れる回数」で，Cグループのデータに，「Zくんが先生の手に一度触れ」と書いてあるので(d)「1回」．

グループC：先生とZくんの(p)「表情」で，先生は(d)「満面の笑み」に対して，Zくんは(d)「はにかんだ笑顔」．

グループC：(p)「先生の行動」で，(d)「Zくんを押す」「後ろにぴったりくっつく」「両手をZくんの肩にかける」「Zくんに手を添える」「Zくんの肩を後ろから支える」，Aグループのデータから「Zくんの腕をもみほぐす」．

グループA：(p)「生徒たちの行動」で，(d)「拍手で迎える」．

グループB：Zくんの視線で，(p)「視線の方向」が(d)「下，クラスメート，カメラ，上，天井，黒板」．あと，(p)「視線の動き」が(d)「きょろきょろ」．

戈木C：今みなさんがあげたプロパティとディメンションを，先生・Zくん・生徒に分けて板書しました（表3-2）．例えばCグループだと，リサーチ・クエスチョンが「先生はZくんがクラスにとけ込むためにどう援助するのか？ Zくんはそれに対してどう反応するのか？」ですから，「先生」と「Zくん」の欄にあがったうち，Zくんの状況にあわせた先生の働きかけとそれに対するZくんの反応のプロパティとディメンションがたくさん出せるようなものでないと，よいデータとはいえません．

　反対に，それ以外の事柄はいわば背景としての扱いでよいわけです．

表3-2 学生があげたプロパティとディメンションの一部
（p.54～60のゼミでのやりとりの引用に出てきていないものも含む）

プロパティ	ディメンション		
	先生	Zくん	生徒たち
Zくんと先生との距離	0 cm	0 cm	
Zくんと生徒たちとの距離		数歩～教室の端と端	数歩～教室の端と端
Zくんと先生の接触の度合い	高い	高い	
Zくんが先生に触れる回数		1回	
表情	満面の笑み	はにかんだ笑顔	
行動	Zくんの後ろにぴったりとくっつく 両手をZくんの肩にかける Zくんに手を添える Zくんの肩を後ろから支える Zくんの腕をもみほぐす Zくんの腕をつかむ	先生に寄りかかる クラスメートを見る 下を向き靴を直すふりをする 右足の靴を触る	拍手で迎える
視線の方向		下，クラスメート，カメラ，上，天井，黒板	
視線の動き		きょろきょろ	
Zくんへの注目度	高い		高い？
発言	あり．「はい，Zきました」	なし	なし
声の大きさ	大きい		
声のとおり	よい		
姿勢	立位	立位	座位

　このゼミでは，新しいデータが出てくるたびにプロパティとディメンションをあげ，討論ではプロパティとディメンションを示しながら意見を述べるのがルールになっていますから，ここでもみんなでデータからひろったプロパティとディメンションをあげ，それをホワイトボードに書き

出しました．それによってデータに含まれているものと，不足しているものがはっきりします．また，収集したデータが十分にリッチであるかどうかを確認できます．

5）学生の学び
　さて，学生はこの映像を使ったトレーニングで何を学んだのでしょうか．Aさんの「ゼミ日記」を紹介します．

> 　今日は映像から収集したデータの報告会をおこなった．同じものをみたのに他のグループのデータと違った点は，おもしろかった．例えば，入場のエピソードの中の，Zくんが自分の靴を触るという場面の記述がグループ毎にまったく異なっており，それぞれ「下を向き靴を直すふりをする（Aグループ）」「右足の靴を気にして触る（Bグループ）」「おじぎのように90度くらい前かがみになり，手は右の靴を触る（Cグループ）」とされていた．1つの行動に対し，3つのグループが三様の解釈をしている．実際にZくんが何を思ってそのような行動をしたのかはわからないが，見る側にはさまざまな印象を与えうるのだと思った．しかし，見る人によってこのように解釈が異なるというのは，データ収集が主観的になってしまう危険性をはらんでいることを示している．だからこそ，観察者はそのように思った根拠を，きちんとデータに記述することが重要であると思った． （「ゼミ日記」：A）

❸ フィールドでのデータ収集 (三戸由恵)
　映像を使ったトレーニングの後，学生たちは病棟に行き，1人の子どもを6日間受け持ち，観察データを収集しました．データを収集するだけであればもっと短期間でも十分ですが，なにぶんはじめての体験なので，受け持ちの子どもと関わりながらどのような子どもかを理解し，その子どもの生活やケアに関わるテーマを選び，そのテーマに合ったリサーチ・クエ

スチョンを設定したうえで観察させてもらいました.

　観察をする場では，「観察者」であると同時に「参加者」でもあるので，自分がどのような立場でデータを収集するのかを明確にしたほうがよいと思われます．今回の場合には，データ収集をするときには完全に観察に集中することにしました．

　ここでは，データ収集の準備や本番の観察の進め方について，1. フィールドへのエントリー，2. 倫理的配慮，3. リサーチ・クエスチョンの選び方，4. データ収集への挑戦，5. 学生の学び，について紹介します．なお，すでにSESSION 2のインタビューデータの収集のところで説明したことについては，省略しました.

1. フィールドへのエントリー

　フィールドでのデータ収集を円滑に進めるためには，その場の人々とよい関係をつくり，協力してもらうことが必要となります．特にはじめにどのようにエントリーするかは重要です．今回の場合には，実習の一部として観察をおこなったために，教員が実習病院の看護部と病棟師長，学生指導係の看護師に対して必要事項を説明し，理解と協力をお願いしました.

　通常はフィールドへ入るときには，自分で交渉することになります．まず，そのフィールドについての情報を集めて，誰にどう依頼すべきかを考えます．公式に依頼する相手は，その組織の管理的な立場にある人であることが多いと思います．いったんフィールドに入ることができたら，そのフィールドで実質的な知識や発言力をもったキーパーソンが誰なのかを早急に把握し，協力を得ることが重要です．キーパーソン自身が重要な情報源になる可能性は高いうえに，キーパーソンからどう評価されるかは，フィールドでの人間関係やデータ収集の進捗に影響を与えます．

2. 倫理的配慮

　インタビューと同じように，観察を実施する際にも倫理的な配慮は重要です．まず，実施前に，観察対象となる子どもと保護者から観察の承諾を

得ました．承諾書には，病院名・氏名・住所など個人が特定できるような情報を記録に残さないこと，作成した記録は他者の目に触れないように保管し，破棄する際にも注意すること，観察をとおして知った情報はいっさい口外しないこと，一度協力に同意をしても協力中止の申し出は自由であること，申し出を断っても何の不利益も受けないことを盛り込みました．

　ただし，観察では，ありのままに近い状態を観察することが重要ですから，どのように説明すればよいかはよく考えなければいけません．正直であることは重要ですが，必要以上のことを伝えると，対象者がそれを意識しすぎて自然な姿が見えなくなってしまうかもしれません．例えば，「清拭中の看護師とのやりとりを観察させてください」と言うよりは，「清拭の場面をみせてください」という説明のほうがよいかもしれません．もちろん，相手にここは見られたくないという希望がある場合には，その意見を尊重して場を離れます．

　観察中にも注意が必要です．観察対象者（今回の場合は小児病棟の子ども）に不安や不信感を与えてしまうと思われるときや，周囲の子どもを含めて緊急事態が発生したときには，すぐに観察を中断して子どもの安全を優先することが大切です．

3. リサーチ・クエスチョンの選び方

　観察法では，データ収集者が何を見るのかを絞り込まなくてはならないので，リサーチ・クエスチョンをどう設定するのかは重要です．初心者であれば，なるべく難易度の低い，観察が容易だと思われるリサーチ・クエスチョンを設定するほうが賢明です．また，長時間の観察は避けたほうがよいと思います．

　くわえて，一度でよいデータがとれるとはかぎりませんから，失敗の可能性も勘案して，よく起こっている現象を選びます．さらに，始まりと終わりがはっきりしている出来事のほうが，いつから始めていつ終わればよいかがわかりやすいので楽だと思われます．

　もちろん，これまでに一度も見たことのないような事柄は観察のテーマ

には向きません．例えば，骨髄穿刺を一度も見たことのない人が「痛みを伴う検査への子どもの適応」というテーマを考えて，「骨髄穿刺に，子どもはどう対応しようとするのか？」というリサーチ・クエスチョンを立てると，手順に気を奪われて，子どもの反応という見るべきところを落としてしまう可能性が高くなります．骨髄穿刺が，通常どのようにおこなわれるのかがわかっていたほうが，子どもの反応を捉えやすくなると思われます．

　観察の対象者が，通常，どんな状況でどういう反応をしがちかという情報を集めることは，リサーチ・クエスチョンを設定するうえで役に立ちます．例えば，ある子どもが清潔ケアの場で看護師とどうかかわるのかを観察したいとします．もし，その子が，清潔ケアをはじめる前にいつも嫌がるようであれば，清潔ケアをはじめる前のやりとりを観察するとよさそうですが，タオルによる清拭をはじめると嫌がってなかなかケアが進まないのであれば，清拭中の状況を観察したほうがおもしろいデータが収集できそうです．

4．データ収集への挑戦

　それでは，学生たちの病棟でのデータ収集がどう進んだのかを，1) 事前の調査，2) 観察の実施，3) メモの作成，4) テクストの作成，の順で紹介します．

1) 事前の調査

　まず，観察する現象の背景となる「地」の部分を理解するために，観察をしようとする場の環境を前もって調べておく必要があります．例えば，「痛みを伴う処置の場で看護師は子どもへどう働きかけるのか」や「血圧測定を嫌がる子どもに看護師はどう対応するのか」というリサーチ・クエスチョンを設定した学生は，病室の大きさ，ベッドの配置，対象となる子どものベッドの周囲の様子などを事前に調べ，普段子どもがどのような表情をしているか，口調や笑い方，泣き方などを観察しておくことで，子ど

もの反応をより正確にとらえられるように準備しました．

また，「痛みを伴うリハビリテーションを子どもはどう我慢するのか」をリサーチ・クエスチョンにした学生は，事前にその子どものリハビリテーションがどのようにおこなわれているのかを観察し，リハビリテーションがおこなわれる場所，おこなう人，注意点などについての情報を収集しました．

さらに，観察の場面で，対象者が観察者をなるべく意識しない状況をつくることが大切ですから，どこに立って観察したらよいかを考え，位置も決めておきました．

2) 観察の実施

現場では，いろいろなケアが常に予定通りに進むわけではありません．予想外のことが起きることも少なくありません．そのため，観察したい現象がはじまるタイミングを"待つ"ことが必要です．

観察した事柄は，メモをとって後でまとめるのが基本ですが，記憶することはそれ以上に大切です．メモはテキストをつくるために記憶をよびさますヒントにすぎません．観察が終了したら，メモを見ながら，観察した事柄を思い出し，テキストをつくる作業をはじめます．今回の場合には，学生が収集したデータを後で一緒に振り返るために，TAが一緒に観察をおこないました．

3) メモの作成

観察が終わった後，学生たちはすぐにほかの部屋に移動して，観察中にとったメモを見直し，記憶を頼りに書ききれなかったことをつけ足して，TAからメモのチェックを受けました．中には，「手足を動かして笑顔である→叩く→おもちゃを手にとる→…」というメモしかとれず，その場の状況を思い出せない学生もいました．TAが「このとき，なんで叩いたんだろう？　周りで何かあったからでしょう？　誰が何した？」と，学生の記憶をよび起こそうとしても，「えー，何だろう？　覚えてません」とい

う反応でした．

　そこで，TAのメモを見せて，看護師の行動や隣のベッドの子どもが泣いたことなどの情報を追加し，経過を振り返りました．この振り返りの作業によって，学生は「そうか，だから，△△ちゃんはこんなことしたんだ…．私すっかり『虫の目』だけになってたんですね…」と，自分の観察で足りなかった部分に気づいたようでした．このように，何が不十分か，自分の観察の傾向はどうなのかを振り返る機会をつくりました．

4）テクストの作成

　TAとともにメモを補足した後，学生は観察したことを文章にし，テクストを作成する作業へと進みました．観察を終了してからは，メモと記憶だけが頼りです．人と話をしたり，他のことを考えてしまったら，記憶はどんどん薄れてしまいます．ですから，この作業は，なるべく早くおこなわなくてはなりません．学生たちは，わざと離れた位置に座り，お互いにひと言も話さずに作業に集中し，1時間半～2時間かけて観察したことを文章に変えて，テクストをつくっていました．

　ひととおりテクストができた段階で，学生はTAとともに，データの見直し作業に入りました．この段階になっても，抜けている情報がかなりあることがわかりました．もちろん，リサーチ・クエスチョンに関係しない情報なら，抜けてもよいのですが，リサーチ・クエスチョンに関わるデータは収集できていなければいけません．例えば，「痛みを伴う処置の場での看護師の子どもへの働きかけ」というテーマで，「看護師は，処置を嫌がる子どもにどのような対応をしているのか？」というリサーチ・クエスチョンを立てているとします．前の文章では大泣きしてケアを嫌がっていた子どもが，次の文章では突然笑って処置を受けているようなデータだったら，「処置を嫌がる子どもに看護師がどのように対応したのか」がまったくわからないことになってしまいます．

　さらに，リサーチ・クエスチョンに関連する事柄について，詳しく表現できていないこともよくありました．例えば，単に「看護師がガーゼをと

めているテープをはぐ」というような表現では状況が浮かんできません．テープのはがし方1つとっても，片手で勢いよくはがすのか，片手で子どもの皮膚を押さえてはがすのか，子どもの顔を見ながらルートを押さえつつ皮膚も押さえてゆっくりとはがすのかでは，子どもの反応がまったく違ってくる可能性が高くなります．

　また，聴覚からの情報については，何をしゃべったのかだけに集中しがちで，声の大きさ，トーンはどうだったのかが十分に表現できていませんでした．そこで，「このときのこの子の声はどのくらいの大きさで，どんなトーンだった？」とたずねて，学生が思い出すように働きかけました．

　視覚からの情報では，行動だけに注目しがちで，表情や視線といった細かな情報は抜けがちなので，例えば「泣き顔」という表現に対して，「このときどんな顔だった？」と質問することで，涙の有無，泣き声の大きさや持続時間，口の開き具合，目の大きさ，頰のはり，変化の早さなどの情報を追加してもらいました．

　このように，観察とテクストを作成する作業をとおして，学生たちは今まで気づかなかった「泣き顔」や「看護師がテープをはぐ」というありふれた行動の細部にまで注意するようになっていきました．

5. 学生の学び

　フィールドでのデータ収集をとおして，学生たちは何を学んだのでしょうか．

　　観察の場面で，子どもが看護師を叩く場面が多く，次の日に私がかかわったとき，私も頰をパシッと叩かれました．「なんで叩くのかな？」と観察のデータを振り返って読んでみると，子どもが叩くのは，看護師にからだを押さえられていたり，肩を支えられていたときだとわかりました．もしかしたら，この子どもは，自分のからだに触れられているのが嫌なのかなと思い，次から子どものからだに触れないように気をつけたら叩かれなくなりました．観察でわかったことが，自分が

ケアをするときに役に立ちました．　　　　　（「ゼミ日記」：B）

　実際に観察をしてみて，観察したデータを文章におこすときに，「この子はこういう表情で，こういうことを言うんだ」と，新たに気づくとがたくさんありました．自分は，その子を傍で見ていたつもりでしたが，ぜんぜんその子のことを見ていなかったのだなと観察をして気づいて，それからケアに参加したり，遊んでいるときも，その子の視線の先には何があるのだろうとか，その子の言っている言葉などに細かく注意をして関わるようになりました．　　（「ゼミ日記」：C）

　これらの「日記」から，観察法を体験したことで，学生たちが観察の重要さを認識し，観察で得られた情報を看護実践に生かそうとしていることがわかります．じつは，このトレーニングによって学生たちの情報収集の内容にも，大きな変化がありました．今までは，検査データやバイタルサインの変化，治療方法，使用している薬だけに注目しがちだった学生たちが，子どもの生活の様子にも注意して情報を収集するようになったのです．

　「観察法トレーニングゼミ」の状況がおわかりいただけたでしょうか？みなさんも手元にある映像を使って映像トレーニングにチャレンジしてみてください．まず，場の状況（地）を把握し，自分が見ようとしている現象に関わる登場人物の言動（図）を重ねます．難しければ，最初は音を消して視覚のデータだけをまとめてもよいと思います．

　その後，フィールドでのデータ収集にも挑戦してみてください．観察のテーマとリサーチ・クエスチョンを決めて，10分くらいの出来事を観察してみましょう．本章では，病棟をフィールドにしましたが，喫茶店でも電車の中でもかまいません．データ収集のトレーニングでは，ともかく，自分でやってみることが大切です．

　なお，本書のSESSION 11で用いるデータ（p.222）は，このトレーニングで1人の学部生が作成したデータをもとに，データ分析のトレーニン

グ用に修正したものです．わかりやすいようにつくり直したものではありますが，はじめて観察法のトレーニングを受けた学生が作成するデータがどのようなものであるかが，おわかりいただけるのではないかと思います．

　２つのデータ収集法を学びましたが，いかがでしたか？　次の島からはGTAを用いた分析の方法を学びます．

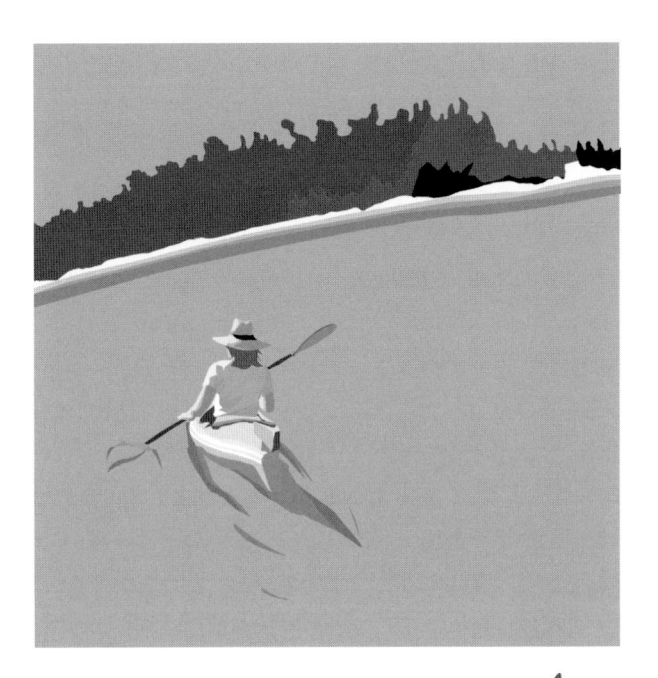

SESSION 4

グラウンデッド・セオリー・アプローチを用いた分析の流れ

2つの島でのデータ収集はいかがでしたか．この島からはデータ分析の学習がはじまります．まず，ここではGTAの分析の概要を学び，次の島からはじまる分析の島の位置関係をつかんでいただきます．
　分析の島は，プロパティとディメンションの島（SESSION 5），ラベル抽出の島（SESSION 6），カテゴリー抽出の島（SESSION 7），カテゴリー同士の関係づけの島（SESSION 8），比較と理論的サンプリングの島（SESSION 9）です．これらの島で学んだ後，SESSION 10と11では，実際にデータを使った分析をおこないます．

　GTAの分析は，3つのコーディングで成り立っています．これ自体に，コーディングが中心，つまり概念の抽出と関連づけを目指すというGTAの姿勢が示されているといえます．まず，オープン・コーディングでは，カテゴリーを把握し，命名するまでの作業をおこないます．次のアキシャル・コーディングではカテゴリー同士の関連を検討しカテゴリー関連図を描きます．そして，いくつかの現象が把握されたら，最後に，セレクティブ・コーディングをおこなって，抽象度の高い現象を把握します．
　実際の分析作業は，オープン・コーディングからはじまりアキシャル・コーディングに進みますが，カテゴリー関連図を描く中でカテゴリー同士の関係を見たときに，カテゴリーのつくり方やカテゴリー名のつけ方が適切でないことに気づいたら，すぐにオープン・コーディングに戻って修正します．さらには，セレクティブ・コーディングに進んでも，おかしな点があれば，すぐにアキシャル・コーディングやオープン・コーディングに戻ります．このように，GTAでは3つのコーディングの間を行ったり来たりしながら作業をおこないます．それによって，分析のズレを修正し，よりよい結果にたどり着く可能性が高くなります．本書では，Strauss版の分析手順に則りながらも，それをよりわかりやすくするために，プロパティとディメンションを中核に据え，カテゴリー関連（統合）図を作成するという作業を加えた戈木クレイグヒル版のGTAを経験していただきます．

①データを読み込みます．
　内容を正確に把握するとともに，切片化に備えて代名詞や指示語が何を意味するのか括弧書きで補足しておきます．（SESSION 6 で説明します）
②データを意味毎に切片に分けます．（SESSION 6）
③切片データから，プロパティとディメンションを抽出し，それらをもとにしてラベル名をつけます．ラベル名をつけたら，必ず元の切片に戻って，その名前がデータの内容をあらわしているのかを確認します．（SESSION 5，6）
④ラベルをカテゴリーにまとめて名前をつけます．カテゴリー名をつけたら，そのカテゴリーを構成する切片データに戻って，その名前がデータの内容をあらわしているのかを1つ1つ確認します．（SESSION 7）
⑤パラダイムを使って，カテゴリーを現象毎に分類します．（SESSION 8）
⑥現象別にカテゴリー関連図を描きます．カテゴリー同士をプロパティとディメンションで関連づけ，現象の中心となるカテゴリーを1つ選んで概念の名前にします．カテゴリー関連図でとらえたプロセスが適切かどうかを，データに戻って確認します．（SESSION 8）
⑦概念（プロパティとディメンション，ラベル，カテゴリー）を使って，カテゴリー関連図を文章で説明したストーリーライン（理論）をつくります．（SESSION 8）
⑧新しくつくったカテゴリー関連図を，これまでの分析でつくった同じ現象のカテゴリー関連図と統合してカテゴリー関連統合図をつくり，それをもとにしてストーリーラインをつくります．（SESSION 8）
⑨分析結果と比較をふまえて理論的サンプリングをおこない，それをもとにして次のデータを収集したら，①〜⑧を繰り返します．（SESSION 9）
⑩いくつもの現象がカテゴリー関連統合図として把握できたら，各カテゴリー関連統合図の中心となるカテゴリーを，プロパティとディメンションで関係づけた図を描きます．その図を，概念を使って文章にしたものが，抽象度の高い現象を示したストーリーラインになります．

①〜④がオープン・コーディング，
⑤〜⑨がアキシャル・コーディング，
⑩がセレクティブ・コーディングになります．

図 4-1　グラウンデッド・セオリー・アプローチの分析の流れ

　分析の流れを図 4-1 に示しました．データを収集し分析できる形の**テクスト**ができたら，**オープン・コーディング**（図の①〜④）からはじめ，カテゴリーを抽出します．次の**アキシャル・コーディング**では，カテゴ

リー同士を関連づけ，**カテゴリー関連図**をつくります（図の⑤〜⑧）．そして，データを分析するたびに，同じ現象の関連図を重ね合わせて**カテゴリー関連統合図**をつくります．最終的に，いくつもの現象が把握できたら，カテゴリー同士を関連づけます．これが**セレクティブ・コーディング**になります（図の⑩）．

　GTA では，概念抽出とその関連づけによって理論をつくることを目的としているので，データ（じつは分析できる形になった**テクスト**ですが，分かりやすいようにここではデータとよびます）の読み込みが終わるとすぐに概念を扱う作業をスタートさせます．しかし，それと同時に，データに根づいた分析作業をおこなうことが重視され，分析作業中に何度ももとのデータに戻ることが特徴です．また，分析がおかしな方向に進みそうになるとエラーシグナルが鳴って，分析者に不具合を知らせる点も特徴的です．質的研究では，研究者が道具となってデータ収集とデータ分析をおこないますから，気をつけてはいても自分のバイアスのかかった方向へ進みやすく，間違いに気づきにくいものです．分析ステップの中で間違いに気づかせる仕組みはとても重要なのです．

　以下，図 4-1 に沿って，❶データの読み込み，❷データの切片化，❸ラベルの抽出，❹カテゴリーの抽出，❺カテゴリーを現象毎に分類，❻カテゴリー同士の関連づけ，❼ストーリーライン，❽カテゴリー関連統合図，❾理論的サンプリングに基づくデータ収集，❿セレクティブ・コーディングの順で概要を説明します．

❶ データの読み込み

　分析をはじめるにあたって一番重要なことは，リサーチ・クエスチョンをいったん忘れてデータと向き合うことです．リサーチ・クエスチョンにしばられると分析者のバイアスがかかりやすくなってしまいます．

　まず，データを丹念に読み込みます．データの読み込みは，データ切片化後の分析作業での解釈の範囲を設定し，データの内容を理解するために重要です．この後，データを多角的に検討するためにデータを切片化しま

すが，分析の範囲が定まっていないと本来の研究範囲を大幅に越えた分析となってしまいます．時間が無限にあればよいのですが，限られた時間を有効に使って分析を進めるという立場で考えれば，はじめに分析の範囲をある程度絞ったほうがよいと思います．

次に，内容の理解ですが，とくに自分の母語のデータは，どうしても自分流に流し読みをしてしまいがちです．それを軽減するために，例えば，データの中に接続詞や助詞が出てきたら自分の好きなマークをつけたり，代名詞と指示語の1つ1つが何を意味しているのかを確認してデータに括弧書きで補足します．

次におこなうデータの切片化の作業に入ってから，データ分析の範囲がわからなかったり，「『これ』はなにを指すのだろう？」というような疑問が生じると，分析作業がスムーズに進みませんから，代名詞と指示語の内容を補うことは，次の作業の準備という点からも大切です．

データの読み込みについては，SESSION 6で詳しく説明しますが，データの丹念な読み込みはとても重要な作業だと覚えておいてください．

❷ データの切片化

読み込みが終わったら，データを内容毎に区切る作業をはじめます．これが**データの切片化**です．分析者が道具となってデータを分析する質的研究では，分析者の思い込みによるバイアスを最小限にするための仕組みが必要です．GTAではそのためにいくつかの技法を用います．切片化はその1つです．

同時に，データの切片化は，データの1部分を切り取って注目し，細かい点まで検討する状況をつくるために用いる技法でもあります．この作業は，ジェームズ・タレル James Turrell の作品を連想させます．『Outside In』（光の館，新潟県十日町市）や，『Open Sky』（地中美術館，香川県直島町）をご存知の方も多いと思いますが，空の一部が切り取られ，人口の光が加えられることによって，普段は意識することの少ない光の変化に気づくことができます（サンフランシスコやニューヨーク，ロンドンにも同

じコンセプトの作品がありますが，宿泊して日没と日の出を体験できる「光の館」は日本の誇りです）．

ところで，私たちは，ある事例のデータを分析するのですが，GTAが捉えたいことはその事例がどうであるかではありません．そのデータの中にはどういう概念がありどういう現象を形づくっているのか，概念同士はどういうふうに結びついているのかを知りたいのです．そうなると，バイアスを最少限にし，フットワークをよくしてデータに近づいたり離れたりする中で，普段の自分より深く思考できる状況を意図的につくることが必要となります．

データに近づくことは簡単ですが，離れるほうは難しいものです．ですから，わざと離れることが可能となるような仕組みをつくる必要があります．データを文脈から切り離すことができれば，分析者は文脈にしばられることなくデータから距離を取ることができます．そのために切片化は有用です．

データの切片化では，1つの内容を1つの切片にしますが，切片化の意味を理解すれば，必要以上に細かく区切る必要はないということがおわかりになると思いますし，文脈から切り離した1切片にだけ注目して名前をつける大切さも認識していただけると思います．

データの切片化については，SESSION 6で詳しく説明します．

❸ ラベルの抽出

次の作業は，切片から**プロパティ** property（特性）と**ディメンション** dimension（次元）を抽出し，それをもとにして**ラベル名をつける**ことです．プロパティは，どういう角度からデータを見るのかを示したものです．分析者に自分のものの見方を意識させ，他の見方の可能性にも気づかせます．また，**ディメンション**はプロパティという視点から見たときのデータの位置づけを示すものです．これによって，データがどの位置にあるのかだけでなく，その位置が変化したときに状況がどう変わるのかを意識させます．

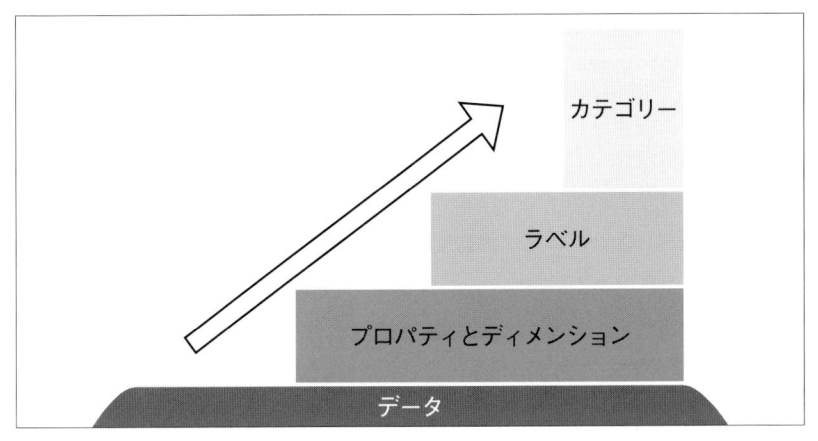

図 4-2　分析における概念の抽象度のあげ方

　概念は目に見えないものですから，なるべくたくさんの手がかりがあったほうが捉えやすくなります．ですから，手がかりとなるプロパティとディメンションは多ければ多いほどよいことになります．プロパティ，ディメンションを増やすことによって，概念を正確に把握できる可能性が高くなります．
　それぞれの切片だけを見て，プロパティとディメンションを抽出したら，プロパティとディメンションに出てきた言葉を使ってラベル名をつけます．ラベル名は，切片の内容を端的にあらわす短めのものが望ましいです．抽象度の高い名前は好ましくありません．GTA では 4 つの概念を使って少しずつ抽象度をあげます．階段を 1 歩ずつ昇るようにデータからプロパティとディメンション，そしてそれをもとにしたラベル名というふうにデータに基づいて着実に抽象度をあげていきます．ただし，カテゴリーになるときには抽象度のあがる度合いが高くなります（図 4-2）．概念名をつけたら，必ずもとのデータ（切片）に戻って，その名前で適切かどうかを確認します．
　プロパティとディメンションについては SESSION 5 で，ラベル名のつけ方については SESSION 6 で詳しく説明します．

❹ カテゴリーの抽出

　ラベル名をつけ終ったら，データ，プロパティとディメンション，メモを一緒にして，切片ごとに切り離します．その後，主にラベル名を見ながら，何かしらの点で似たもの同士をグループにします（当然，同じプロパティをもったものはディメンションが異なっても集合する可能性が高くなります）．そして，グループ毎に切片のデータを読んで，本当にその分け方でよいのかを確認します．

　次に，そこに集まっているラベルとそれに属するプロパティとディメンションを見ながら，暫定的なカテゴリー名をつけます．そして，そのカテゴリーを構成する各切片データとすり合わせて，その名前でよいのかを確認します．例えば，2番と3番と5番の切片で1つのカテゴリーになっており，そこに「Florez」という名前をつけたとしたら，「Florez」という名前が2番の切片データの内容をあらわしているか，3番の切片データはどうか，5番の切片データがどうかと1つ1つ確認する作業をおこないます．

　それが終わったら，このカテゴリーのプロパティ・ディメンションの一覧表をつくります．すでに2番3番5番の切片それぞれに付属するプロパティとディメンションがありますから，それらをまとめます．カテゴリー名はラベル名より抽象度をあげてつけていますから，それにあわせてプロパティとディメンションの表現が変わるかもしれません．この時点で加わるものもあるでしょう．また同じグループにあるラベルであれば，同じプロパティをもっている可能性が高いので，ラベルをまとめるとディメンションが増えることも多いと思います．そうやって，プロパティとディメンションの一覧表をつくって，最終的にこのカテゴリー名でよいということになったら，ようやくオープン・コーディングが終わります．

　ゼミでは，イメージしやすく，漏れがないように，また，他の人の結果ともつき合わせができるように，はさみと，貼ってもはがせる糊を使った作業を推奨していますが，もちろん，コンピュータの画面上で切り貼りをしてもかまいません〔[SIDE NOTE：分析作業の工夫]（p.84）参照〕．

カテゴリーのつくり方については，SESSION 7 で詳しく説明します．

　ここまでの，データを切片化し，プロパティとディメンションを抽出し，ラベル名をつけて，カテゴリーにまとめて名前をつけるまでの作業を**オープン・コーディング open coding** とよびます．データのもつ意味を深く理解するために重要な作業となる部分です．

❺ カテゴリーを現象毎に分類

　アキシャル・コーディング axial coding では，カテゴリー同士を関連づける作業をおこないます．リサーチ・クエスチョンに沿ってデータ収集をおこなっても，収集したデータにはいくつもの現象が混ざっているのがふつうです．そこで，まず，カテゴリーを現象毎に分ける作業が必要となります．ここで，**パラダイム**を使います．

　パラダイムは『状況（条件）：condition』『行為／相互行為：action／interaction』『帰結：consequence』という 3 つで構成されたものです．**現象毎に 1 つのパラダイム**をつくります．

　まず『状況（条件）』は，現象のはじめの時点での状態を示すものですから，「〜だったら」「〜のとき」をあらわすカテゴリーを入れます．次に，『行為／相互行為』には状況の中で生じるできごとや，状況に対して誰がどのように対応するのかを示すカテゴリーを入れます．これは，現象の**プロセス**を示します．最後に『帰結』には結果的に生じた**状態**をあらわすカテゴリーを置きます．

　パラダイムについては，SESSION 8 で詳しく説明します．

❻ カテゴリー同士の関連づけ

　その後，カテゴリー同士の関連を把握し，カテゴリー関連図をつくります．これは，プロパティとディメンションによってカテゴリー同士がどのような関係づけになるかを図示するために，私が加えた作業です．

　Strauss 版 GTA の背景となっているシンボリック相互作用論では，人

は社会的相互作用の中で生じる物事の意味を自分なりに解釈し，自分にふさわしいと思う役割を担って行動すると考えられています．現象のスタートは同じでも，各人は異なる立場からそれを意味づけ，筋立てるので，異なるプロセスと結果をもった物語ができあがるのです．

　ですから，分析ではなるべく多くのプロセスと帰結を捉える必要があります．そして，単に分析したデータに出てくるプロセスと帰結だけでなく，どのディメンションをどう変化させればどのような変化が生じる可能性が高いのか，自分が分析したデータと異なるプロセスをたどった場合には何が生じるのかを推測しようとします．もちろん，これらのものはアイデアの域を越えないものですから，破線矢印や破線囲みのカテゴリー，疑問符つきの表示となりますが，このようなアイデアをメモとして残しておくことはとても重要です．それによって，今後どのようなデータを収集すべきなのかを検討することもできます．

　カテゴリー関連図を用いたカテゴリー同士の関連づけについては，SESSION 8 で詳しく説明します．

❼ ストーリーライン

　カテゴリー関連図ができたら，それを文章で表現します．これがストーリーラインで，理論とよぶこともできます．GTA には，プロパティとディメンション，ラベル，カテゴリーといういろいろな抽象度の概念を使うことによって，データからプロパティとディメンションを抽出し，ラベルを抽出してカテゴリーをつくる段階まで，概念の抽象度を無理なくあげていく仕組みがあります．

　ストーリーラインはこれらの概念を用いてカテゴリー関連図を文章にしたものです．図を文章にすることによって，各概念の名前が適切か，概念同士が適切に結びつけられているのかを確認できます．カテゴリー関連図をつくるたびにストーリーラインを書くことによって，各データの現象を正確に把握することができます．

　ストーリーラインについては，SESSION 8 で詳しく説明します．

❽ カテゴリー関連統合図

2つ目のデータ以降の分析では，カテゴリー関連図をつくったら，それまでの分析でつくったカテゴリー関連図の中に同じ現象を捉えたものがないかを確認します．もし，あった場合には，両方の関連図の中に同じカテゴリーがないかを探します．通常は数個の同じカテゴリーがあるはずです．異なるカテゴリー名になっていても，プロパティから同じカテゴリーであることを推測できるものもあります．

同じカテゴリーなのに異なる名前がついていることがわかったら，どちらの名前がよりふさわしいかを検討して名前を揃え，それぞれの切片データに戻って，その名前でよいのかを確認します．その後，同じカテゴリー部分を重ねて，それぞれの図でそのカテゴリーが周囲のどのカテゴリーにつながっているのかを確認しながら，カテゴリー関連統合図をつくります．その関係づけでよいとなったら，どのカテゴリーが現象の中心になるのかを考えてストーリーラインを書きます．カテゴリー関連統合図については，SESSION 8 で説明します．

❾ 理論的サンプリングに基づくデータ収集

GTA では，データ収集とデータ分析を交互におこないますが，その全過程をとおして，分析者のデータへの感受性を高め，プロパティとディメンションを増やし，理論化を促進するために比較をおこないます．分析作業の中では，**データ同士の比較と理論的比較（データとアイデアの比較，カテゴリーとアイデアの比較）** をおこないます．特に，理論的比較は GTA に特徴的な技法です．

比較で上がったプロパティ候補の中でデータの中に見あたらないものにくわえ，カテゴリー関連（統合）図に残る疑問符つきのプロパティとディメンション，カテゴリー，そして点線矢印など，現時点で不足している部分については，今後，どのような対象や場所から，どのような内容（質問や観察項目）のデータを収集するかを検討します．これが，**理論的サンプリング**とよばれる技法です．

概念を把握し，概念同士の関係を正しく捉えるためには，なるべく多くのプロパティとディメンションを用いることが必要です．しかし，単にデータの数を増やせばプロパティやディメンションが増えるとはかぎりません．そこで，GTAでは戦略的にデータ収集を進め，プロパティとディメンションを増やそうとするのです．

　次のデータを収集したら，再度，オープン・コーディングからはじめ，現象毎のカテゴリー関連統合図を描きストーリーラインを書くところまで進みます．そして，次はどんなデータをどこに取りに行こうかと考えるという作業を繰り返すわけです．比較と理論的サンプリングについては，SESSION 9 で詳しく説明します．

　ほとんどの場合，アキシャル・コーディングに進むと，エラーシグナルが鳴りはじめます．エラーシグナルは，分析がおかしな方向に進みそうなときに出るサインで分析者に間違いを知らせるものです．こういうサインがはっきりと出るのは，よい研究法の証だと思います．質的研究では自分が道具となって分析するために，どうしてもバイアスがかかってしまいます．それは仕方のないことですが，少なくとも解釈した結果が他の人と共有できる範囲内になくては研究とはいえません．ですから，エラーシグナルが鳴ったら，オープン・コーディングに戻って不具合な部分を修正しなくてはならないのです．

❿ セレクティブ・コーディング

　この本はGTAの入門編であるため，アキシャル・コーディングまでが守備範囲となりますが，その後に控えるものがセレクティブ・コーディングです．アキシャル・コーディングをとおして現象をいくつも把握できたら，もっと抽象度の高い現象を把握します．

　アキシャル・コーディングで描いた，それぞれの現象についてのカテゴリー関連統合図の中心になっている『カテゴリー』をプロパティとディメンションを使って関連づけます．作業自体はアキシャル・コーディングで

のカテゴリーの関連づけと同じですが，扱うカテゴリーの抽象度が異なります．この作業で，セレクティブ・コーディングにおけるカテゴリー関連図を作成したら，中心になっているカテゴリーが何かと考え，**コアカテゴリー**にします．他のカテゴリーは，今まで通り**カテゴリー**とよばれます．コアカテゴリーは抽象度の高い現象の名前になります．そして，ここで作成したカテゴリー関連図を概念を使って文章にしたものが，抽象度の高い現象をあらわすストーリーラインであり，理論になります．

　この島では，GTAを用いたデータ分析の流れを紹介しました．次の島からは，その1つ1つについてもっと具体的に学びます．さあ，パドルを漕ぎはじめましょう．

SIDE NOTE　分析作業の工夫 (三戸由恵)

　ここでは，少しでも手際よく分析作業をおこなうために，私たちがおこなっている工夫を，❶テクストの作成，❷ラベル名をつける，❸カテゴリーにまとめる，の順で説明します．

❶ テクストの作成

　テクストの作成には，表計算ソフトウェア（Microsoft Excel など）や文章作成ソフトウェア（Microsoft Word など）を使っています．どれを使う場合でも，プロパティとディメンション，ラベル名や思いついたことを記述するためのスペースをつくっておくことが大切です．表計算ソフトウェアの Microsoft Excel（以下，Excel）を使う場合には，A 列にデータの通し番号，B 列にデータ，C 列にプロパティ，D 列にディメンション，E 列にラベル名を入力するためのスペースをつくります．

❷ ラベル名をつける

　ゼミでは主に Excel を使用していますので，ここでは，Excel を使用して切片化からラベル名をつけるまでの作業の流れを紹介します．

　切片化では，1 つのセルに 1 つの切片が入るようにします．データを文章作成ソフトウェアで保存している場合には，区切りたい文章の最後で「改行」します．そして，改行による切片化が終了したら，そのテクスト全体を「コピー＆ペースト」操作によって Excel の B 列に貼りつけます．そうすると，1 つのセルに 1 つの切片が入り，切片化以降の作業を Excel でおこなうことが可能となります．

　切片化が終了したら，表の A 列に切片化したデータの通し番号を入れます．その後，分析をはじめ，切片から抽出したプロパティを C 列に，ディメンションを D 列に入力します．そして，プロパティ，ディメンションをもとにして，E 列にラベル名を入力します（表 S-1）．ここまで終わったら，データとつき合わせて，ラベル名が適切かどうかを確認します．

❸ カテゴリーにまとめる

　カテゴリーに分類する際には，手作業でおこなう方法と Excel を使う方法があります．どちらの方法を使うにして

表 S-1 Excel を使ってプロパティ，ディメンション，ラベル名をつける作業の例

切片番号	データ	プロパティ	ディメンション	ラベル名
1	A病棟にいる4年間では，ターミナルケアはしてきたけど，結局は，それ（ターミナルケア）に対する答えが，たぶん自分で何ひとつ出せてなかったなと思いますね．	場所 期間 場と期間の限定 経験してきたこと 「〜けど」が意味すること 「結局は」が意味すること 見出せなかったこと 見出せなかったと思う確信度 答えを出せなかった人 ターミナルケアに対する答えを見出せた度合い	A病棟 4年間 あり〔では〕 ターミナルケア 前文の状況に反する結果の提示 結果として生じたこと ターミナルケアに対する答え 中〔たぶん〕 自分 皆無〔何ひとつ〕	見出せない答え
2	だから，病棟を移してもらうことで，その場所（A病棟）から逃げたっていうふうに今でも自分で思ってて…，逃げたことは事実なんですよね．	「だから」が意味すること 逃げるための方策 逃げた場所 希望内容 自分で思っていること 思っている期間 事実として認識していること 病棟異動に対する否定的な感情の度合い 病棟を異動したことへの評価	結果として生じたこと 病棟異動 その場所（A病棟） 病棟を移してもらう その場所から逃げた 6年？〔今でも〕 逃げた 高い〔逃げた〕 その場所からの逃避	病棟異動による逃避
3	でも，B病棟でも，数は少ないですが，亡くなる子どものケアはあるので，やっぱりつらくて…．	「でも」が意味すること 場所 「（少ないです）が」が意味するもの 亡くなる子どもの数 亡くなる子どものケアをする機会 亡くなる子どものケアによって生じるもの つらさを感じる必然性	予想と違う状況の発生 B病棟 前後で逆の内容の提示 少ない 少ない つらさ 高い〔やっぱり〕	亡くなる子どものケアのつらさ

図 S-1　手作業でカテゴリーにまとめた例

も，分類作業の前に，❷でつくったデータ全体のファイルを保存しておくことは大切です．

1）手作業でおこなう場合

　手作業によってカテゴリーに分類する際には，ExcelのA列からE列までが印刷用紙の枠内に入るように印刷します．その後，データの通し番号（A列），切片化したデータ（B列），切片化したデータから抽出したプロパティ（C列），ディメンション（D列），ラベル名（E列）をひとまとまりにして，行単位で切り離し，切片化したデータの数の短冊をつくります．短冊ができあがったら，似ているラベルの短冊同士を集めてカテゴリーに分類します．

　このときに気をつけたいのは作業環境です．短冊は風がひと吹きすれば飛んでしまいますが，1枚でも紛失しては困ります．分析の作業には数時間かかるので，まとまった時間と広い場所を確保する，短冊のグループ毎に箱に入れる，窓を開けないようにするなど，作業をスムーズに進めるための対策を講じます．

　分類が終わったら，同じグループにまとめた短冊が，本当にそのグループでよいのかを確認し，1枚の用紙に同じグループにした短冊を貼っていきます（図S-1）．この時点では，まだ別のグループに入れるべきラベルが混じっている可能性があり，短冊の移動が何度もおこなわれることが予想されるので，ラベルを用紙に貼る際には，貼ってはがせる糊やテープ（例えば，コクヨ　ドットライナー【タ-D401】）を使います．

　そして，用紙の上部には，カテゴリー名を記しておきます．また，用紙の下部を空けて，カテゴリーの主なプロパティやディメンション，カテゴリーの内

表S-2 Excelを使ってカテゴリーにまとめた例
《見出せない答え》

切片番号	データ	プロパティ	ディメンション	ラベル名
1	A病棟にいる4年間では、ターミナルケアはしてきたけど、結局は、それ（ターミナルケア）に対する答えが、たぶん自分で何ひとつ出せてなかったなと思いますね.	場所 期間 場と期間の限定 経験してきたこと 「～けど」が意味すること 「結局は」が意味すること 見出せなかったこと 見出せなかったと思う確信度 答えを出せなかった人 ターミナルケアに対する答えを見出せた度合い	A病棟 4年間 あり〔では〕 ターミナルケア 前文の状況に反する結果の提示 結果として生じたこと ターミナルケアに対する答え 中〔たぶん〕 自分 皆無〔何ひとつ〕	見出せない答え
19	きっと、だから、昔はターミナルケアについて悔しい部分がたくさん残っただけで、何ひとつそこから見出せなかったけど、	確信度 「だから」が意味すること 時期 残るもの 残る悔しさの数 結果の限定度 結果 見出せたこと 「～けど」が意味するもの	高い〔きっと〕 結果の提示 昔 悔しい部分 多い 高い〔だけで〕 悔しい部分がたくさん残っただけ 何もなし 前後で逆の内容	悔しさだけで何も見出せない

容などをメモ書きするスペースに使います.

2) Excelを使う場合

次に、Excelを使ってカテゴリーに分類する方法を紹介します. Excelの「カット＆ペースト」操作によって、似ているラベルを同じ「ワークシート」に集めていきます. 手作業でおこなうときと同じように、データ番号、データ、プロパティとディメンション、ラベル名をひとまとまりにして（表の行単位で）動かします. そうすると、集めたグループの数だけの「ワークシート」、つまりカテゴリーができ上がることになります（表S-2）. ワークシートの上部にはカテゴリー名を記入します.

ただし、この方法では、すべての

「ワークシート」を同時に開いて，カテゴリーを見比べたり，確認するなどの作業ができませんので，分類した「ワークシート」をすべて印刷し，印刷物を広げて確認したほうが確実かもしれません．

●

手作業でおこなうにしても Excel の画面上でおこなうにしても，いったんカテゴリーにまとめたら，プロパティとディメンションをもとにして，カテゴリー名をつけ，データと照らし合わせて適切かどうかを確認します．

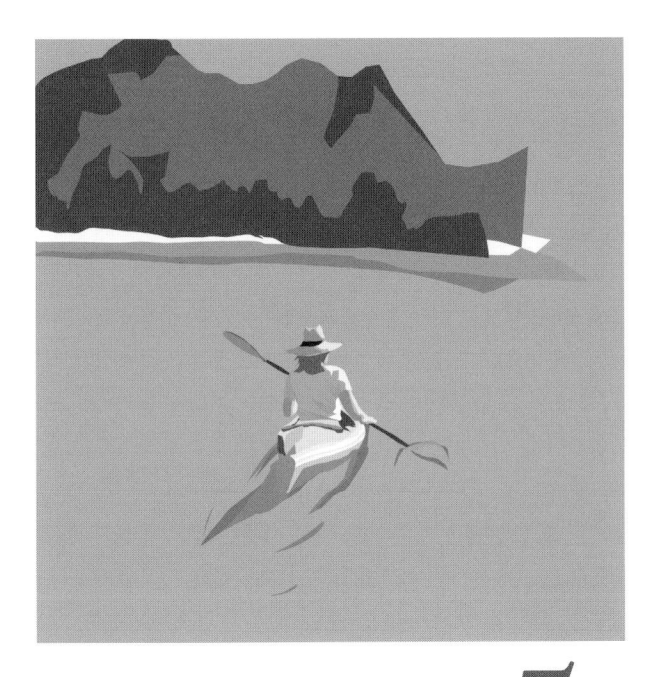

SESSION 5

プロパティとディメンション

講 義

　それでは，プロパティとディメンションの島に上陸しましょう．ここからSESSION 9までは講義，データの分析，学生の学びの順でゼミの状況を紹介しながら進めます．
　先に，GTAがめざす結果は，単なるデータの要約ではなく，表面にはあらわれない現象の構造と変化のプロセスを概念のレベルで把握することだと説明しました．結果としてめざすものは，領域密着型で実践の場に応用できる理論を構築することですが，理論を構成するものは概念ですから，概念を正確に把握して，適切な名前をつけることが重要です．
　このときに，概念がどんなものであるのかというヒントが多ければ，ぴったりの名前がつけやすくなります．GTAでは，**プロパティ property**（特性）と**ディメンション dimension**（次元）というものがヒントとして活躍します．

●

　GTAでは4つの概念を使います．ここに出てくるプロパティとディメンション，SESSION 6に出てくる**ラベル**，SESSION 7に出てくる**カテゴリー**はどれも概念ですが，抽象度が異なっています．一般にプロパティとディメンション，ラベル，カテゴリーの順で抽象度があがります．最終的に把握したい概念はカテゴリーですが，それを的確に捉えるためには，データからプロパティとディメンションを抽出し，それをもとにしてラベルを正確に把握したうえで，カテゴリーをつくるという作業が必要です．
　それぞれのプロパティからみて，ディメンションがどのような範囲の中で変化するのかを把握すれば，カテゴリーの正体が明確になります．また，ディメンションの位置の違いによって，事例毎の特徴を知ることもできます．くわえて，プロパティとディメンションは，カテゴリー同士を論理的に関係づけてカテゴリー関連図をつくるときにも活躍します．
　質的研究法に関するゼミの多くは，ラベル名のつけ方からはじまると思

いますが，私のバージョン（戈木クレイグヒル版）の GTA は Strauss 版以上にプロパティとディメンジョンを強調することによって，GTA を学びやすくしようとしていますから，ゼミでもプロパティとディメンションの話を先にします．

それでは，まず，ゼミでおこなった3つのゲームをとおして，❶プロパティとディメンションとは何か，❷プロパティとディメンションをどう抽出するのかを説明した後で，❸結果として示すべきものと，❹プロパティとディメンションを増やす方法，について紹介します．

❶ プロパティとディメンションとは何か

概念は目に見えませんが，ここではプロパティとディメンションを理解してもらうために，わざと目に見えるものを例にして，1) プロパティとディメンションのイメージをつかむ，2) これは何でしょうゲーム，3) プロパティ＆ディメンション探しゲーム，という順で進めていきたいと思います．

この本をとおして，プロパティの表示には " " を，ディメンションの表示には ' ' を使いますが，両方を一緒に表示するときには "プロパティ：ディメンション" とします．また，次の SESSION から出てくるラベルは＜　＞，カテゴリーは≪　≫であらわします．くわえて，アキシャル・コーディングになると，現象の中心になるカテゴリーとそれを説明するサブカテゴリーに分かれますので，カテゴリーは【　】，サブカテゴリーは≪　≫であらわします．

1) プロパティとディメンションのイメージをつかむ

右の絵（図5-1）を見てください．何だと思いますか？　わかりませんよね．けれど

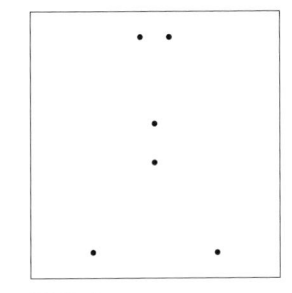

図5-1

も，点を増やすと（図5-2），これはなんとなく…ローマ字のAかな，それともエッフェル塔？ などと思えてきて，もっと増やすと…そう，洗濯ばさみです（図5-3）．

このように，点が多ければ多いほど，絵がわかりやすくなります．この例で，点にあたるものが**プロパティ property**と**ディメンション dimension**です．この例の場合には，長さ，幅，素材，挟む部分の形や太さ，握る部分の形や太さ，バネの位置や形，用途，重さ，堅さ，色などというプロパティからみてディメンションの点が確定されます．

図5-3の洗濯ばさみを，1つの事例だと考えてください．世の中にはいろいろな洗濯ばさみがあります．先にあげた，長さ，幅，素材，挟む部分の形や太さ…，などというプロパティから見たときに，それぞれの洗濯ばさみのディメンションは異なります．ディメンションの違いによって，形の異なる洗濯ばさみとなるわけです（図5-4）．

世の中のありとあらゆる洗濯ばさみを包括した「all 洗濯ばさみ」なる概念を把握したければ，先にあげた，長さ，幅，素材，挟む部分の形や太さ…などのようなプロパティから見たときに，個々の洗濯ばさみの状態を示すディメンションがどうなのかを把握することが必要です．こ

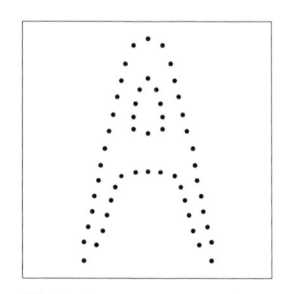

図5-2

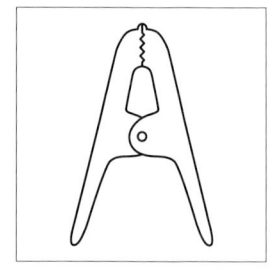

図5-3

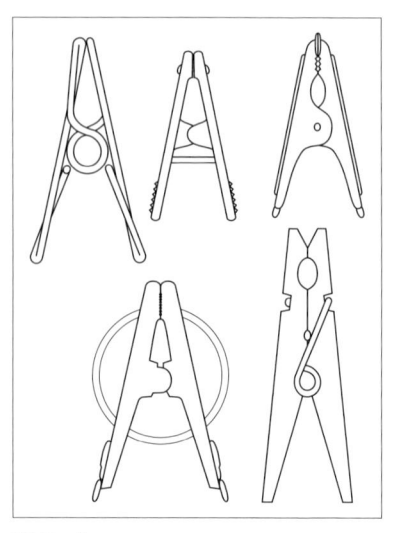

図5-4

れが，それぞれのプロパティから見たときのディメンションのひろがりになります．プロパティとディメンションが多いほど，「all 洗濯ばさみ」という概念が把握しやすくなることがおわかりいただけたでしょうか．

2) これは何でしょうゲーム

では先に進みましょう．次の条件にあてはまるものは何でしょうか？ヒントは全部で7つあります．まず3つ提示します．"1.用途：食べ物""2.色：赤い""3.形：長丸"です．

ゼミで学生たちがあげた候補は，ニンジン，赤ピーマン，キャンディ，トマト，柿，ウインナソーセージ，リンゴ，サツマイモ，ゼリービーンズ，スイカ，イチゴでした．

次のヒントを足します．"4.硬さ：やわらかい"です．そうすると，先にあがった中で，ニンジンと赤ピーマンは違う，リンゴ，サツマイモ，スイカも硬いので違うということになります．さらに，もう1つ足してみましょう．"5.分類：フルーツ"です．キャンディとトマト，ウインナソーセージ，ゼリービーンズが消えました．もう2つしか残っていません．

6つ目のヒントは，"6.表面の触感：ぶつぶつ"です．柿が消えて，残ったのはイチゴだけです．

最後のヒントは，"7.長さ：3～5cm"でしたから，「イチゴ」が正解です（表5-1）．

このようにプロパティとディメンションの情報が加われば加えるほど，「これ」が何なのかが限定されていきます．概念を把握する作業もまったく同じです．プロパティとディメンションを加えて限定することによって，概念を適切に把握できる可能性が高くなります．ここであげた，"用途，色，形，硬さ，分類，表面の触感，長さ"が**プロパティ**にあたるものです．そして，プロパティの視点から答のイチゴをみたときの'食べ物，赤い，長丸，やわらかい，フルーツ，ぶつぶつ，3～5cm'が**ディメンション**にあたります．

表5-1 「これは何でしょうゲーム」でのプロパティとディメンション

学生の思いついたもの	硬さ：やわらかい	分類：フルーツ	表面の触感：ぶつぶつ
ニンジン	×		
赤ピーマン	×		
キャンディ	○	×	
トマト	○	×	
柿	○	○	×
ウインナソーセージ	○	×	
リンゴ	×		
サツマイモ	×		
ゼリービーンズ	○	×	
スイカ	×		
イチゴ	○	○	正解！

3) プロパティ＆ディメンション探しゲーム

引き続き，ゼミでは3つの人形を使って，今度はプロパティとディメンションを抽出するトレーニングをおこないました．まず，キャベツ畑人形（写真5-1）を見せて，プロパティとディメンションをあげてもらいました（表5-2）．ここであがったのは，"大きさ，形，性別，人種，服装，目の色，髪型"というプロパティとそれに付随したディメンションでした．

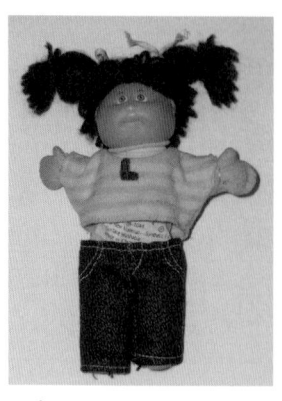

写真5-1

表5-2 プロパティ＆ディメンション探しゲーム—人形のプロパティとディメンションをあげる（1）

	プロパティ	ディメンション
		キャベツ畑人形
写真5-1より	大きさ	15 cm
	形	人型
	性別	女
	人種	白人
	服装	Tシャツ，ズボン
	目の色	青
	髪型	2つ分けロング

次に，ビニール製のウルトラマンの人形（写真5-2）を見せて，これまでに出ていないプロパティをあげてもらうと，"役割，色，ツノの有無，硬さ，体型，素材"があがりました．これらのプロパティに合わせて，キャベツ畑の人形についてもディメンションを書き加えることができます（表5-3）．最後に，ネズミのような得体の知れないメキシコ製の人形（写真5-3）を見せて，プロパティを追加してもらいました．"ファスナーの有無，歯の数，しっぽの有無，印象"というプロパティと，それに付随したディメンションが増えました（表5-4）．これはSESSION 9に出てくる「比較」とい

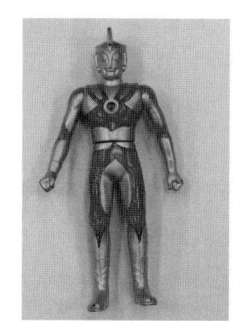

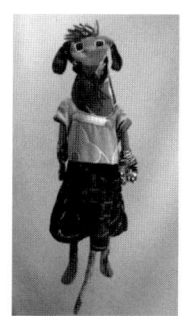

写真5-2　　　　写真5-3

表5-3　プロパティ＆ディメンション探しゲーム―人形のプロパティとディメンションをあげる（2）

プロパティ		ディメンション	
		キャベツ畑人形	ウルトラマン
写真5-1より	大きさ	15 cm	20 cm
	形	人型	人型
	性別	女	男
	人種	白人	宇宙人
	服装	Tシャツ，ズボン	ぴったりボディスーツ
	目の色	青	黄色
	髪型	2つ分けロング	スキンヘッド
写真5-2で追加	役割	人形ごっこ	正義の味方
	色	白，ブルー	赤，シルバー
	ツノの有無	なし	あり
	硬さ	やわらかい	硬い
	体型	4頭身	6頭身
	素材	ゴム＋綿＋布	ビニール

表5-4 プロパティ&ディメンション探しゲーム
　　　　—人形のプロパティとディメンションをあげる（3）

プロパティ		ディメンション		
		キャベツ畑人形	ウルトラマン	得体の知れない人形
写真5-1より	大きさ	15 cm	20 cm	30 cm
	形	人型	人型	人型
	性別	女	男	不明
	人種	白人	宇宙人	動物？ネズミ？？
	服装	Tシャツ，ズボン	ぴったりボディスーツ	ワンピース
	目の色	青	黄色	黒
	髪型	2つわけロング	スキンヘッド	毛が3本
写真5-2で追加	役割	人形ごっこ	正義の味方	かざり
	色	白，ブルー	赤，シルバー	カラフル
	ツノの有無	なし	あり	なし
	硬さ	やわらかい	硬い	やわらかい
	体型	4頭身	6頭身	5頭身
	素材	ゴム＋綿＋布	ビニール	布
写真5-3で追加	ファスナーの有無	なし	なし	あり
	歯の数	不明	不明	2本
	しっぽの有無	なし	なし	あり（5 cm）
	印象	かわいい	マッチョ	怖い，かわいい，ユニーク
	⋮	⋮	⋮	⋮

う技法ですが，異なる人形を見せるたびにプロパティが増え，それに伴ってディメンションも増えることがおわかりいただけたと思います．

❷ プロパティとディメンションの抽出

　さて，ここからは実際のデータ分析の話に進みます．データ分析でプロパティとディメンションをあげる方法も，基本的にはこれまでにおこなった練習とまったく同じです．ただ，捉えなくてはならない概念は，これまでに出てきた人形のように目には見えません．目に見えるものであればプ

ロパティやディメンションをあげやすく，名前もつけやすいわけですが，見えないぶん難しくなります．

　念のために言うと，データ自体は概念ではありません．ですから，データを眺めているだけでは永久に概念とは巡り会えません．分析者がデータを検討して，そこに潜む概念を探る必要があるのです．だからこそ，プロパティとディメンションという手がかりを使って，推理小説風に言うと，「概念の正体を暴いていく」作業が必要になります．

　ところで，プロパティとディメンションをあげる時期ですが，Strauss先生はラベルをカテゴリーにまとめるところまでたどりついた後で，プロパティとディメンションをあげるように説明されていました．しかし，プロパティとディメンションのほうが抽象度の低い概念なので，ラベル名をつける前にあげたほうが合理的です．そうすればプロパティとディメンションをもとにしてラベル名をつけることができますし，カテゴリーにまとめた後で，そのカテゴリーに属するラベルのプロパティとディメンションを参考にすると，カテゴリー名が検討しやすくなります．

　このような作業をおこなうことによって，分析者の思いだけで概念名（ラベル名，カテゴリー名）をつけてしまうことも回避できます．分析作業では，いかに分析者のバイアスを減らして概念を的確に捉えられるかが勝負ですから，プロパティとディメンションを使うメリットは大きいと思われます．

　［SIDE NOTE：分析作業の工夫］（p.84）でも説明しましたが，データを切片に分けたら，その切片から抽出できるプロパティとディメンションと，それをもとにしてつけたラベル名を一緒に記しておきます．そして，ラベルをカテゴリーにまとめていくときに，プロパティとディメンション，ラベル名を一緒に扱います．

❸ 結果として示すべきもの

　ところで，質的研究の論文の中には，多数派の結果だけを示したものが散見されます．例えば，30名の対象に「新しい環境への適応体験」についての話を聞いたときに，30名中28名の話に出てきた経過が同じだったからこんな経過だったとまとめられています．この状況について考えてみると，後の2名が異なる経過を話したにもかかわらず，28名が同じことを話しているのだから，「(典型例は)こうだ」とまとめて報告されてしまったことになります．

　しかし，もともと，質的研究では，量的研究のように，収集するサンプルのバイアスを最小にするために無作為抽出をおこなったり，必要な対象数を計算するわけではありませんから，多数派がどれとは言えないはずです．たまたま出会った30名のうちの28名がそうだっただけのことで，異なるグループの30名の話を聞けば，少数派だと思った2名と同じ経過を話す人のほうが多いかもしれません．さらに，今までのデータになかった経過が存在する可能性さえあります．

　こう考えると，多数派の結果を示しても何の意味もないということになります．たまたま自分が収集した中の多数派のデータだけに注目し，それ以外のデータを排除してしまうことによって，重要な発見を見逃してしまうかもしれません．そんなリスクを背負うよりも，対象にした人それぞれが話してくれた経過のバリエーションをすべて示すことのほうが意味があるといえないでしょうか．

　多数派の経過がどんなものであるのかを明らかにしたければ，質的研究によって構造の変化のプロセスとそれを形づくる概念が明らかになった後で，それらをもとにして多数の人を対象にした量的研究をおこなったほうが賢明です．

　ここまで説明したところで，学生から質問が出ました．

A：対象者すべてが含まれるプロセスを示すべきだということですが，対象者1人1人の背景とか状況はバラバラなので，結果のまとまりがつき

にくくなってしまうのではないですか？

戈木C：研究対象になった人たちの背景や状況という個別性によって結果にまとまりがつきにくくなるとは思いません．GTAを使った分析で結果として出したいことは，ある現象がどのようなカテゴリー同士の関係によって成り立っているのかということです．カテゴリーの関連は変化のプロセスを示すわけですが，そのプロセスにはどのようなバリエーションがあるのかが重要です．それぞれの対象者の個別性は，ディメンションの違いとして異なるプロセスを生じさせるものなので，結果がまとまらなくなってしまうことはないと思います．

　GTAは，カテゴリー（概念）の関連づけの違いによってプロセスの変化の多様性をあらわそうとします．その作業の詳細については，この後の島で学びますが，トレーニングの中では，多数派の回答に注目しがちな学生に対して，むしろ少数派の回答に注目すべきだと警告し続けることが重要だと思います．ちなみに私が受けたトレーニングでは，これまでのデータと異なる例外例のデータを意識的に収集するようにと言われていました．

❹ プロパティとディメンションを増やす方法

　では，プロパティとディメンションを効率よく増やすにはどうしたらよいのでしょうか．事例の数が増えればそれに比例してプロパティやディメンションの数が増えるというわけではありません．データがリッチであれば，1つのデータからたくさんのプロパティやディメンションが抽出できますが，そうでなければ，たくさんのデータを集めても，同じプロパティやディメンションしか出てきません．

　GTAを用いた研究では，データを1つ収集したら分析をおこない，その結果をふまえて次のデータ収集にいくという作業を繰り返します．これまでに出ていないプロパティやディメンションを抽出できるデータをもっていそうな人を対象にしてデータを収集するためです．そのために，今後どのような人からどのようなデータを収集するかを戦略的に決める**理論的**

サンプリング theoretical sampling という技法を用います．

　くわえて，**比較**という技法も有用です．例えば，3つの人形のプロパティとディメンション探しゲームをしたとき，学生は新しい人形に対して，これまでに出た人形と比較して異なるプロパティをあげようとしていました．

　これは，人形という点で共通したもの同士の比較ですから近い状況との比較といえます．比較についてはSESSION 9で説明しますが，近い比較より遠い状況との比較をおこなったほうが，おもしろい結果が期待できます．この例でいうと，比較の対象が人形とはまったく異なるもの，例えばテレビやペットボトルとの比較であれば，さらに新しいプロパティを思いつく可能性が高くなります．つまり，比較という技法を使うことで，プロパティを増やすスピードを上げることができるわけです．さらにいえば，それに伴ってディメンションも増えますから，ディメンションのバリエーションがひろがります．

データの分析

　さて，毎回のゼミの後半では，その日に学んだ技法を使って，データを実際に分析します．この本でも，各SESSIONの後半ではp.218にある「ナースQさんの語り」のデータの一部を使って分析をおこないたいと思います．

　はじめてのゼミでは，「ともかく，たくさんあげてみよう」と話し，データのプロパティとディメンションを出してみるというトレーニングをおこないました．ここでは，1) ディメンションのあげ方，2) プロパティ

とディメンションの数，についての学生とのやりとりを紹介します．

1) ディメンションのあげ方

　学生たちにプロパティをあげてもらうと，"〜の有無"という形でプロパティをあげた学生がほとんどでした．たぶん，この形があげやすいのでそうなってしまうのだと思います．例えば，次のようなものです〔注：以下，○番と書いてあるのは「ナースＱさんの語り」（p.220）の切片番号です〕．

> **A**：1番から，プロパティは"ターミナルケアに対する答えの有無"で，ディメンションは'なし'．
>
> **戈木Ｃ**：プロパティを"有無"にしてしまうと，ディメンションが'あり'か'なし'の2つにかぎられてしまい，バリエーションがひろがりません．プロパティは"〜の有無"よりも"〜の度合い"という形であらわして，例えば今のものであれば"ターミナルケアに対する答えを見出せた度合い"はどうでしょうか．また，「何ひとつ出せてなかった」と話しているのでディメンションは'皆無'にしたほうがよいと思います．

　同じように，学生からは，"亡くなる子どものケア：あり（3番）""つらさ：あり（3番）"のように，ディメンションが'あり'か'なし'しかない二項型のプロパティが多くあがりました．

　もちろん，プロパティとディメンションをそういう形でしか取り出せないデータもあると思いますが，連続するディメンションのひろがりの中で，その概念がどこからどこまでの範囲に位置するのかを把握することが大切なので，二項型プロパティは避けたほうがよいと思います．少なくとも"〜の有無"ではなく"〜の度合い"と表現して，なるべく具体的に表現することが必要です．

　例えば，"亡くなる子どものケア：あり（3番）"というよりは"亡くなる子どものケアをする機会：少ない"のほうがよいと思います．それに伴

なって"亡くなる子どものケアによって生じるもの"もあがってくるでしょう．同じように，"つらさ：あり（3番）"ではなく"つらさを感じる必然性：高い〔やっぱり〕"にしたほうがよいと思われます．また，ここにはありませんが，もしも，データの中に具体的な数字があがっていたら，それを使うべきです．

2) プロパティとディメンションの数

次に，1つの切片に対して1つのプロパティと1つのディメンションしかあがらないという学生がほとんどだったため，「たくさんのプロパティとディメンションがないと概念を適切に把握できないので，プロパティとディメンションを増やしましょう」と話すと，院生からプロパティに対応して出てくるディメンションの数についての質問が出ました．

> A：例えば，ネズミの人形の"印象"には，'愛嬌がある'っていうディメンションと，'怖い'っていうディメンションがあると思うんです．両方のディメンションが存在していいのでしょうか．
> 戈木C：今の質問は，1つのプロパティに複数のディメンションが出てもいいのかという質問ですね．みなさん，どう思いますか？
> B：うーん？？
> 戈木C：ディメンションは何のために出すんですか．
> C：概念を明らかにするためです．
> 戈木C：じゃあ，ディメンションの数はどうでしょうか．
> C：たくさん出たほうがいいと思います．

ここで例にあがった，「ネズミのような人形」が概念だとすると，"印象"というプロパティから見たときに，'怖い'とか'愛嬌がある'とか'おもしろい''かわいい'などというディメンションがなるべくたくさん出てきたほうが，概念を把握しやすくなります．私たちが対象にしようとする「概念」は，目に見える物のように簡単には把握できないので，目に

見える物以上に手がかりとなるディメンションを増やすことが大切です．
　続いて，「もっとたくさんのプロパティとディメンションをあげよう」と話すと，1人の学生が質問しました．

> A：データを読んだときに，"亡くなる子どものケアをする度合い：少ない（3番）"というように，はっきりとディメンションがわかるものと，"仕事の大変さの度合い：高い（8番）"みたいに大変な度合いがどうなのかについて解釈が必要なプロパティがあるじゃないですか．私は'高い'と解釈したのですが，それでいいのかなっていう不安があるのですが．
> 戈木C：その切片だけでは相対的に判断できないものの取り扱いについての質問ですね．院生の人たちはどう思いますか？
> B：私もこのデータでは"仕事の大変さの度合い：高い"だと思いましたが，自分で解釈したものや不安なものには印をつけて保留にしておき，あとで判断します．
> 戈木C：そうですね．とりあえず，印をつけておき，カテゴリーをつくるときに同じプロパティをもつ他の切片のディメンションと比べて再考するとよいですね．

　せっかく思いついてもメモに残しておかないと，忘れてしまったり，プロパティ候補から抜け落ちてしまう危険性があります．そのものズバリの形でデータに出てきていない事柄についても，推測できる場合には印つきで自分の考えを書き残したほうがよいと思います．例えば，SESSION 10のプロパティとディメンションの表（p.185〜189；表10-3〜7）には，データにはっきりと出てはいないけれど，かなりの確率で推測できるディメンションについては「？」という印をつけてあげてあります．

学生の学び

　［SIDE NOTE：『質的研究法ゼミ』の概要］（p.16）にも書いたように，

学生たちはゼミの後，ゼミでは何を経験したのか，何を学んだのか，何がわからなかったのかについて「ゼミ日記」を書いてメールで私に送ります．ここではその中の1つを紹介します．

> 今回のゼミでは，概念の重要性について学んだと思う．今まで「概念」という言葉は知っていても，どんなものかまで深く考えたことはなかった．1つ1つの概念に適切な名前をつけるという手順も，プロパティとディメンションがあって，それを増やしていくことで概念が少しづつ明確になっていくというしくみも，今日はじめて学んだ．
> 　プロパティとディメンションについての講義では，実際に人形を用いて考えていくことでそのイメージがつかめたと思う．たくさんのプロパティという視点から見ることで，その事例が限定されていくこと，多くのプロパティとディメンションを使うことによって，それが何であるのかが明確になっていくことが理解できた．概念について考えたことのなかった私にとって，大きな学びだったと思う．
>
> （「ゼミ日記」：A）

学生の知的好奇心を刺激するためには，低いハードルでは不十分ですし，さりとてあまりにも高いハードルは適切ではありません．ちょっとだけ高めで，がんばれば飛び越えられるように見える高さのものを設定し，毎回少しずつ高くしていくことがコツだと思います．また，研究法という新しい事柄を学ぼうという意欲を持続させるためには，毎回のゼミで学生に，学んだことや自分の成長を意識づけることも重要だと思います．「ゼミ日記」はそのための1つの方法ではないでしょうか．

では，プロパティとディメンションを学んだところで，次の「ラベルの抽出」の島へ進みましょう．

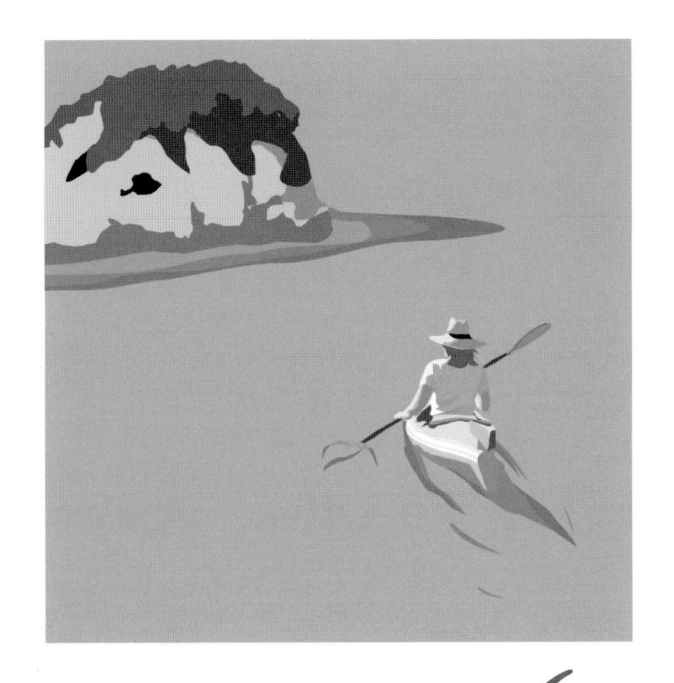

SESSION 6

ラベルの抽出

講義

この島では，**ラベルを抽出する島**に上陸します．前の島で学んだプロパティとディメンションを用いて探検を開始しましょう．では，❶質的研究におけるコーディング，❷データの読み込み，❸データの切片化，❹ラベル名をつけるについて，ゼミの様子を紹介します．

❶ 質的研究におけるコーディング

ゼミでは，具体的な分析法の学びに先立って，**コーディング coding**（コード化）に関する説明をしました．

> **戈木C**：コンピュータとか量的な研究でいうコーディングは，前もって決められたルールに従って，データを名前や記号にあてはめていくやり方です．例えば，髪の毛の色について，黒は1，茶は2，赤は3，金は4などと決めて，データをそれにあてはめるということですね．反対に，GTAをはじめとする質的研究のコーディングでは，データの中から概念を抽出して名前をつけます．データからどのような概念が出てくるのかはやってみるまでわかりません．

すでに先行研究から研究変数が設定できるようなレベルにあるリサーチ・クエスチョンの場合には，あらかじめ決めたルールに従ったコーディングが可能ですが，質的研究の場合にはデータから概念を抽出する作業が必要となります．GTAでは，**オープン・コーディング open coding**，**アキシャル・コーディング axial coding**，**セレクティブ・コーディング selective coding** という3つの過程をふみながらデータの中から概念を抽出し，その抽出した概念を統合して，理論をつくりあげようとします．

この島で説明するデータの切片化とラベルを抽出する作業は，オープン・コーディングの最初の作業にあたります．

❷ データの読み込み

　まず，データを丹念に読み込みます．この作業は，データの内容を理解するとともに，解釈の範囲を設定するためにとても重要です．ここで間違ってしまうと，仙台にボランティアに行こうと思ったのに，着いたら長野だったというようなことになりかねません．上野駅では，仙台行きと長野行きは同じホームから出発します．しかも，新幹線は1分しか停まりませんから，時間ぎりぎりに駆けつけると間違ってしまいそうです（経験者！）．大宮駅までに間違いに気づけばよいのですが，それができないと悲劇につながってしまいます．同じように，データを読み違い，それに気づかないと間違った結果にたどりついてしまう危険性が高くなります．

　とはいうものの，特に母語のデータは，つい自分流のバイアスのかかった読み飛ばしをしてしまいがちですから，そうならないようにいくつかの工夫を紹介したいと思います．まず，指示語や代名詞が出てきたら，それが何を示すのかを考え，括弧付きで書き加えます．例えば，データに「結局は，それに対する答えが，たぶん自分で何ひとつ出せてなかったなと思いますね」とあったら，「それ」がなにを指すのかを考えます．そして，「それ（ターミナルケア）」のように括弧付けで入れます．この作業は，データを立ち止まって読むことにつながります．

　じつは，指示語や代名詞の内容を括弧付けで入れることは，次の作業のためにも不可欠です．切片にした後は，切片だけを見てプロパティとディメンションを抽出します．切片に，「それ」と出てきたら何の話かわかりませんから，内容を補っておくことが必要なのです．ただし補うのは，指示語と代名詞だけです．それ以上補うと，バイアスのかかる危険性が高くなってしまいます．

　次に，接続詞や助詞に注目し，読み込みをするときにわざと接続詞や助詞に○や△のようなマークをつけます．また，その接続詞や助詞が正しく使われているのか，もし文法的に正しくない場合には，単なる間違いかそれとも理由があったのか，なぜそのような使われ方をしたのかを考えながら読みます．

くわえて，データを読みながらSESSION 9に出てくる「データとアイデアの比較」(p.156) をおこなえば，さらにデータの理解が深まりますし，「なぜ？」と問いながら読むことも効果的です．データを音読することも役に立つはずです．このように，わざと立ち止まる工夫をすれば，ちょうど外国語を読むときのような状態をつくることができると思います（バイリンガルの人は別です）．

　読み込みでもう1つ大切なことは，データに対する感受性を保持しつつ，自分の読み方やバイアスを意識することです．そのためには，思いついたことは何でも書き残すこと，特にデータに対する自分の考えや思いを記録することが大切です．例えば，あるナースが病棟を異動することで状況を変えたと語ったデータを読んだときに，「私も同じことしそうだな．気持ちわかる」とか，「そりゃないよ！　甘すぎる～」などと自分の思いを文字化することによって，データへの感受性が保持されると同時に，自分がどのような立場でデータを解釈しようとしているのかを意識することができます．

　質的研究では，研究者自身が道具になって分析をするのでどうしても自分のバイアスがかかってしまいますが，常に自分の見方を意識することによってそれを軽減することは可能だと思います．

　読み込みの作業をとおして，データに何が書いてあるのかを理解することはとても重要です．それが十分できていないと，どの範囲の中で概念名をつけるのか，どのようなカテゴリーをつくるのか，カテゴリー同士をどう関連づけるのかが決まらず，さまよい続けることになってしまいます．

❸ データの切片化

　データを丹念に読み込んだら，データを切片化し，ラベル名をつける作業に進みます．ここでは，1）切片化をおこなう理由，2）切片化の方法，についてのゼミでのやりとりを紹介します．

1) 切片化をおこなう理由

　データの切片化の目的は，データを文脈から切り離すことによって，データから距離をとり，自分流の読み方をしてしまうことによるバイアスを減らすことです．「そんなことをするとデータから離れた分析をしてしまうんじゃないか」とか「時間がかかるだけなんじゃないか」と不思議に思う方も多いと思いますので，まず，切片化をおこなう理由についてのゼミでのやりとりを紹介します．Ａさんは質的研究を何度かおこなったことのある研究者ですが，GTA ははじめてでした．

　Ａ：今まで，文脈に沿って分析すると思っていたのですが，バラバラにすると，文脈から離れていってしまうので，どうしてそのようなことをするのか疑問に思ってしまいます．

　戈木Ｃ：私たちは，データの要約をつくりたいのではなく，データから概念を抽出したいのですよね．そのためには，分析作業の中で概念が浮かび上がってくるような仕掛けが必要です．データを分析する最初のステップでは，全体の流れ，つまり文脈から距離をとってデータを多角的に検討することが大切です．でも，これがなかなか難しい．そこで切片化という技法を使ってデータから距離をとり，概念を正確に抽出しようとするわけです．

　Ａ：少しわかりました．でも，まだ疑問があって，今日の課題の「ナースＱさんの語り」についてなんですが，リサーチ・クエスチョンに沿って分析しなくてはならないはずなのに，先生は「データだけをみて分析してください」とおっしゃいました．リサーチ・クエスチョンがわからないうえに，バラバラにすると，どうやってラベル名をつけたらよいのかわからなくなってしまうのではないかと不安です．

　戈木Ｃ：というと，Ａさんは今まで文脈とリサーチ・クエスチョンに沿って分析をしていたということですね．みなさんはどう思いますか？

　Ｃ：リサーチ・クエスチョンに沿ってデータを収集するんですが，収集したデータの内容が，リサーチ・クエスチョンどおりではないときもあり

ます．ですから，分析をするときには，リサーチ・クエスチョンは忘れて，相手が何を話したかだけに注目したほうがよいと思います．
戈木Ｃ：そうですね．分析は，あくまでもデータに沿っておこなうものです．もしも分析の結果として出てきた現象が自分の立てたリサーチ・クエスチョンに対応していなかったら，その理由を検討しなくてはなりません．もしかしたら，リサーチ・クエスチョンを修正する必要があるかもしれません．

　データを分析するうえで重要なことは，収集されたデータそのものが何を語っているかを正確に理解することです．初めからリサーチ・クエスチョンに沿ってデータを分析してしまうと，データの内容が見えなくなり，バイアスのかかった分析になってしまいます．そこで，切片化という技法を使って文脈から自由になることで，自分のバイアスを減らし，データを多角的に見て正確に理解しようとするのです．
　ところで，分析には多くの時間と労力を必要とするため，「研究者が重要だと思う部分だけを分析すればよい」という意見もあります．これは，研究者の判断が正確である場合には，効率がよさそうにみえます．しかし，ゼミでのやりとりにもあったように，研究者の関心と実際に収集されたデータの内容が異なることも少なくありません．もともと質的研究は，先行研究の蓄積が少なく，状況がよくわからない場合に用いられる方法ですから，自分が重要だと思う部分以外を捨ててしまうことでデータの大切な部分を見落としてしまう危険性が高くなってしまいます．そんな危険をおかすよりは，時間がかかってもデータ全体を分析したほうが安全だと思います．くわえて，今は関心のない現象が，あとで重要なものであったと気づくことも少なくありませんから，データにある現象はすべて把握しておいたほうがよいと思います．

2）切片化の方法
　さて，収集したデータには，切片にするための目印がついているわけで

はありませんから，どこで区切るかは自分で判断しなくてはなりません．内容毎に区切ることが基本ですから，その部分に，どのくらいの情報が含まれているかによって，どの大きさで区切るかが変わります．情報がぎゅっと詰まっているリッチな部分は細かく，例えば，1つの言葉，文章の半分で区切ります．反対に，あまり情報が含まれていない部分なら，一段落で区切ってもいいでしょう．ともかく1つの内容を1つの切片にします．

　ここまで説明したときに質問が出ました．

> B：自分で切片を作ったらやたらと長くなってしまい，先生のものとかなり違っていたのでがっかりしました．コツがありますか？
>
> 戈木C：初心者のうちは，データにどのくらいの情報が含まれているかの判断が難しいので，とりあえず一文ごとに切片化してラベル名をつけてみてはどうでしょうか．心配しなくても切片化がうまくなされていないときには，プロパティとディメンションを抽出してラベル名をつける時点でエラーシグナルが鳴るので大丈夫です．もし，1つの文章に複数の内容が含まれていて，ラベル名がつけられない場合は，内容毎に区切って，例えば，「3①，3②」のように複数の切片に分けます．反対に切片に内容が不足しているためにラベル名をつけられなければ，上か下の切片と合併させます．

　ゼミでは，一文ごとに切片化して，ラベル名をつける方法を提案しています．後で文中に異なる内容が含まれていることがわかったときには，それをさらに細かく区切ります．ここで切片の番号をずらすと，けっこうな作業になってしまいますから，もとの番号に例えば①②③…というふうにつけて作業を続けます．ゼミの中では，もとのデータの切片番号が3番だった場合を例にして，「3①，3②」と話しています．

　反対に切片を小さくしすぎて，ラベル名をつけられないときには，上か下の切片と一緒にし，例えば「3＆4」のような番号にして扱います．通

常，話し言葉は文章が長くなりがちですから，単に，句読点を目安に区切るのではなく，あくまでもデータの内容やそこに含まれる情報をもとに判断します．

❹ ラベル名をつける

　切片化が終わったら，前後の切片を見ないで，1つの切片データだけをよく読んで，プロパティとディメンションを抽出します．例えばSESSION 10の「ナースQさんの語り」の1番のデータを例にすると，「A病棟にいる4年間では」という部分から，"場所：A病棟""期間：4年間""場と期間の限定：あり〔では〕"というようにあげます．〔　〕は，そのディメンションをつける根拠となったデータ部分を示すマークです．

　続いて「ターミナルケアはしてきたけど，結局はそれ（ターミナルケア）に対する答えが，たぶん自分で何ひとつ出せてなかったなと思いますね」から，"経験してきたこと：ターミナルケア""「～けど」が意味するもの：前文の状況に反する結果の指示""「結局は」が意味すること：結果として生じたこと""見出せなかったこと：ターミナルケアに対する答え""見出せなかったと思う確信度：中〔たぶん〕""答えを出せなかった人：自分""ターミナルケアに対する答えを見出せた度合い：皆無〔何ひとつ〕"というプロパティとディメンションを抽出できます（表10-1）．

　ここまで進んだら，プロパティとディメンションに出てきた言葉を組みあわせて，切片データにラベル名をつけます．ラベル名まではあまり抽象度をあげないように気をつけます．カテゴリーをつくるときには主にラベルを見ますから，ラベル名はデータを思い出せるくらいの抽象度がよいと思います．

　この切片には＜見出せない答え＞というラベル名をつけました．このように，プロパティとディメンションに出てきた言葉を組みあわせて，データの内容を端的に示す短めのラベル名をつけます．

　もしも，インタビューの中で話し手が発した言葉が切片化したデータの内容をあらわすと思われるときには，その言葉そのものをラベル名として

使うこともできます（イン・ビボ・コード in vivo code）．もちろんこの場合には，プロパティかディメンションにその言葉が出ているはずです．

　ところで，すでにある概念名，例えばコーピングやアタッチメントのようなものを借用することは，よほどのことがない限りおすすめしません．なぜなら，その概念名の定義がすでに確立されているために，それにふりまわされて自由に発想することが難しくなってしまうからです．質的研究では研究者自身が道具ですから，分析の際に，自分が自由に思考できる環境を維持することは，とても重要だと思います．

　プロパティとディメンションは，データに沿ってあげていくものなので，抽象度が低く，これをあげる必要があるのかと思う方がおられるかもしれません．しかし，抽象度は低いながらも，概念を使うことによってデータから概念のレベルで作業する状態にシフトさせることがポイントです．GTAは単にデータの要約ではなく，複数の概念を抽出し，それらを関連づけることまで目指す研究法ですから，なるべく早く概念を扱う作業にシフトすることが大切なのです．

　絶対に忘れてはならないことは，ラベル名をつけたら，もととなった切片データと読みあわせて，適切な名前になっているかを確認することです．ここでズレが生じていたら，必ずプロパティとディメンションに戻ってラベル名をつけ直します．以上の方法は，カテゴリー名をつけるときも同じです．

データの分析 (高嶋希世子)

　切片化とラベル名をつける方法について学んだ後，学生たちは，p.218にある「ナースQさんの語り」のデータを読み込み，ラベル名をつけるという課題に取り組みました．学生ごとに切片の区切り方が異なると，ゼミで検討する際に収拾がつかなくなってしまうので，あらかじめ切片化をおこない，p.220のような切片に番号をふったデータを学生に配布しまし

た．
　また，今回は，データ分析のトレーニングがスムーズに進むように，あえてデータ収集時のリサーチ・クエスチョンを学生に伝えませんでした．それらを伝えると，分析にバイアスがかかってしまう可能性が高くなると考えたからです．
　ここでは，学生のつけたラベル名とゼミでのやりとりをもとに，1）データの読み込み，2）切片にラベル名をつける，3）適切な長さ，4）適切な抽象度，という順で，データを端的に示すラベル名のつけ方を考えます．

1）データの読み込み

　まず，このデータに出てくる「不全感」という言葉の意味をすぐに理解できるでしょうか．ラベル名をつける前に，「不全感」の意味を吟味する必要があります．ゼミでは，データの読み込みについて次のようなやりとりがありました．

> **戈木C**：このデータの中には，何度か「不全感」という単語が出てきます．4番とか，9番，17番です．私はこの言葉の意味が気になったのですが，みなさんはどうですか？
>
> **B**：そこまで，気にして読んでいなかったというか…．えっと…．（電子辞書を取り出して，調べようとする）
>
> **戈木C**：それは困りますね．データで語られた内容や，使われた言葉の意味を理解していないと，適切なラベル名はつけられません．辞書に，「不全感」はどういう意味だと書いてありましたか？
>
> **B**：「不全感」は載っていなかったのですが，辞書に「不全」は「物事の状態や活動状況が不十分であること」と書かれていました．
>
> **戈木C**：そうですか．4番の切片では，子どもの死によってQさんが不全感をいだいたことが話されています．辞書の意味をふまえると，自分の活動状況，Qさんはナースですから自分の看護ケアに何らかの理由で満

足感が得られない状況でしょうか．ここまで考えたら，次は，9番や17番の切片でも同じ意味で使われているのかを確認します．

　質的研究では，データの中に使われた言葉の意味を正確に把握することが大切です．特に，日常的に使われる言葉が出てきたら，注意が必要です．分析者の勝手な解釈が入りやすいため，データの中ではどういう意味で使われたのかを検討しなくてはなりません．

戈木C：さて，データの読み込みでは，言葉の吟味以外に何をしますか？
B：接続詞がどういう意味で使われているのか，指示語が何を指しているのかを考えます．
戈木C：そうですね．例えば，2番の切片は「だから，病棟を移してもらうことで，その場所から逃げたっていうふうに今でも自分で思ってて…，逃げたことは事実なんですよね」ですが，「だから」は，1番の切片の，ターミナルケアに対する答えが，何ひとつ出せなかったという内容を受けて，その結果として生じたことを示しています．そして，「その場所」は，A病棟を指していますね．ほかには何かありますか？
C：「今でも自分で思ってて…」ですが，「今でも」というのは，以前から今まで継続している意味だと思います．
戈木C：なるほど，助詞に注目したのですね．そこから，どういうプロパティとディメンションがあげられますか？
C：A病棟から異動した後から今まで継続しているということなので"思っている期間：6年"というのをあげました．
戈木C：そうですね．ただし，6年ということは，2番の切片だけを読んでわかることではないので，ディメンションには'？'をつけます．今あがったことは，サラッと読んだときには気づかないものです．言葉を吟味しながらデータを細かく読み進むことによって気づくことができるものです．

このように，「データの中で意味がわからない言葉はないか？」「『それ』は何を指しているか？」「接続詞や助詞が何を意味するか？」と検討することは大切です．そうすることによって，データを細かく見るとともに，自分流のバイアスのかかった解釈を減らすことができるからです．多様な視点で，詳細な部分を検討した後，データ全体に何が書かれているのかも考えます．

2）切片にラベル名をつける

　それでは，プロパティとディメンションをもとにしてラベル名をつけてみましょう．表6-1に，学生3人が1番，2番の切片につけたラベル名を示しました．まず，1番についてのやりとりをみてみましょう．

> **戈木C**：あれれ？　Aさんの「子どもの死にうまく対処できなかった理由」というラベル名は，1番のデータにあてはまりますか？
> **A**：はじめは，答えを出せないっていうのを考えていたんですけど，データを何度も読んでいくうちに，ターミナルケアに対する答えが出せなかったことが，子どもの死にうまく対処できなかった理由だなと思って…．でも，1番のデータとは合いませんね（笑）．
> **戈木C**：そうですね．データをあらわしていなければ適切なラベル名とはいえません．また，他の切片と混ぜて解釈してしまうとデータを切片化して文脈から切り離そうとした意味がなくなってしまいます．

表6-1　切片1番，2番のラベル名

	Aさん	Bさん	Cさん	先生がつけたラベル名
1番	子どもの死にうまく対処できなかった理由	A病棟でのターミナルケアに対する答え	ターミナルケアへの心残り	見出せない答え
2番	子どもの死に対処できない看護師の行動	逃げるという解決方法	心残りへの対処	病棟異動による逃避

また，Bさんがつけたラベル名に「A病棟」という言葉が入っている点も気になります．データに出てくる'A病棟'，'B病棟'は，"看護師の勤務した場所"というプロパティからみたディメンションの違いでしかありません．このような固有名詞，もしくは個別的な数字をラベル名に入れてしまうと，その事例にしかあてはまらないラベル名になってしまいます．

　1番のデータから抽出できるプロパティとディメンションは，先にp.112で示しましたが，そこから考えると，＜見出せない答え＞というラベル名が適切です．

　また，2番の切片のプロパティとディメンションは，"「だから」が意味すること：結果として生じたこと""逃げるための方策：病棟異動""逃げた場所：その場所（A病棟）""希望内容：病棟を移してもらう""自分で思っていること：その場所から逃げた""思っている期間：6年？""事実として認識していること：逃げた""病棟異動に対する否定的な感情の度合い：高い""病棟を異動したことへの評価：その場所からの逃避"です．ここから＜病棟異動による逃避＞というラベル名をつけます．

3） 適切な長さ

　ラベル名には適切な長さがあります．短すぎて，自分でももとのデータが思い出せないようなラベル名では意味がありません．反対に，表6-1のAさんのように長い名前は，今後，扱いにくくなることが明らかです．Aさん自身も，ゼミでのやりとりの中で「自分のラベル名は長すぎるなって思った」と話し，次の回にはまったく異なるものをつくってきました．はじめはうまくいかなくても，こんなふうに素直に自分のやり方を修正できる人は，すぐに上達します．

4） 適切な抽象度

　学生のつけたラベル名をみると，それぞれに抽象度が異なっています．表6-1のCさんは，「心残り」「心残りへの対処」といった統一感のあるラベル名をつけてきました．「何度もデータを読み返してラベル名をつけ

直し，最終的にこれらのラベル名に至った」と話していました．
　ここで注意しなくてはならないのは，抽象度をあげることによって，元のデータからかけ離れた名前になってしまう危険性があるということです．ラベル名をつけたら，必ずもとのデータに戻って確認します．Cさんのラベル名はどちらもデータと一致しません．1番，2番の切片は"心残り"を示すデータではないからです．プロパティとディメンションを参考にしてラベル名をつけるため，ラベル名にプロパティやディメンションとしてあがっていない単語を使うのはおかしいということになります．
　表6-1には先生がつけたラベル名も例として記しました．もちろん，他にも適切な名前はあると思いますが，名前のかっこよさよりも，内容を適切にあらわしているのか，プロパティやディメンションにある言葉が用いられているのか，扱いやすい長さであるのかどうかを意識することのほうが大切です．

学生の学び

　学生たちはラベル名をつける作業の中で，試行錯誤を繰り返したようです．表6-1でラベル名を出してくれたCさんがゼミ後に書いた「日記」を紹介します．

　　今日から，具体的なデータを使った分析がはじまった．最初の課題は，切片データにラベル名をつけることだった．ラベル名は，その切片だけを読み，プロパティやディメンションをあげてから，そのプロパティとディメンションを使ってつけることを学んだ．プロパティを考慮してラベル名をつけると，別の事例に用いたときにも，ディメンションが変化するだけなので，同じラベル名が使えるということもわかった．
　　また，一般的な言葉ではなく，そのデータをズバリとあらわしている名前がよいと学んだ．私はゼミ前に長く考えてラベル名をつけたし，

統一感がある結構よい名前にできたのではないかと勝手に思っていたが，データからはずれて抽象度が高くなりすぎていた．これから，トレーニングを積んで，勝手な思い込みを排除して，よりよいラベル名をつけられるようになりたい．　　　　　　　　（「ゼミ日記」：C）

　データからラベルを抽出する作業は，一見簡単そうに見えますが，実際にやってみると思うようにできないものです．しかし，学生の「ゼミ日記」を読むと，簡単ではないと実感しつつも，ゼミでのやりとりを通じて興味が高まったことがわかりました．各人で課題に挑戦したうえで，他の学生やティーチング・アシスタント（TA）と議論するというゼミの進め方が，学生のモチベーションを高めはじめたようです．
　ではそのモチベーションが下がらないうちに，次の島に向かって進みましょう．

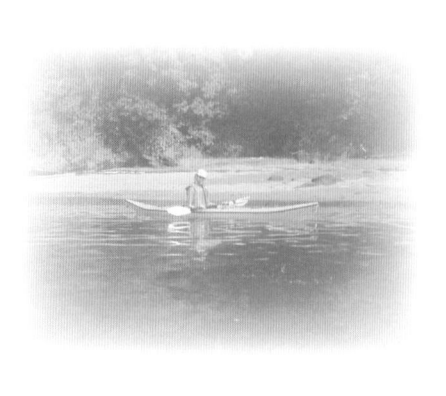

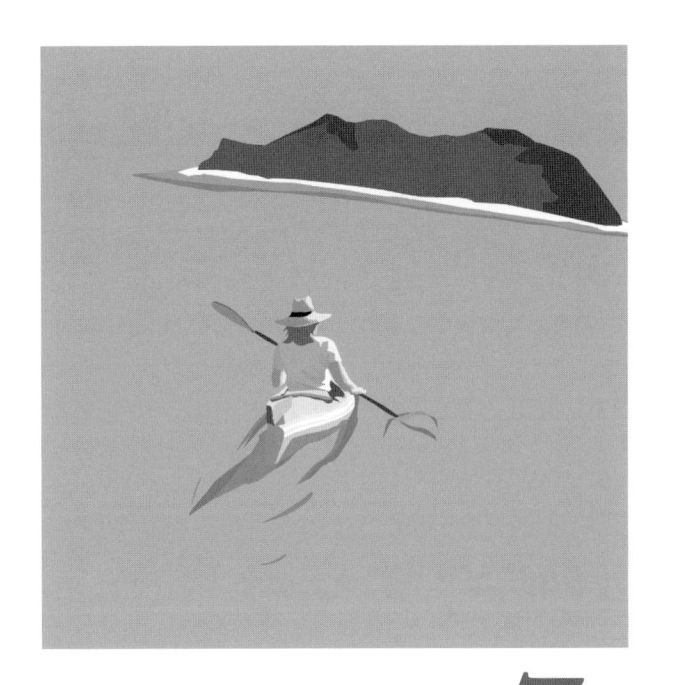

SESSION 7

カテゴリーの抽出

講　義

　データを切片化し，ラベルを抽出したら，次にラベル（切片）をカテゴリーにまとめます．この島では，カテゴリーを抽出する作業を学びます．ここまでの作業が**オープン・コーディング open coding** です．

　カテゴリーは理論を構成するものですから，適切なカテゴリーを見出せるかどうかは，その後の分析や結果に大きく影響します．ここでは，❶ラベルをカテゴリーにまとめる，❷カテゴリーを明確にする，❸コアカテゴリー，カテゴリー，サブカテゴリー，についてゼミの様子を交えながら説明します．

❶ ラベルをカテゴリーにまとめる

　ラベルをカテゴリーにまとめる作業によって概念の抽象度はさらにあがります．ラベルをカテゴリーにまとめる方法について，ゼミでは次のように説明しました．なお，ラベル名は＜　＞，カテゴリー名は≪　≫で表記しています．

> **戈木 C：**データを切片化して，ラベルを抽出したら，主にラベル名を見ながら，似ているラベルを同じグループに分類していきます．例えば，＜野菜＞や＜果物＞というラベルは，≪食べ物≫というカテゴリーにまとめることができます．
> 　もちろん，実際のデータは，＜野菜＞や＜果物＞というようにわかりやすいものではありませんから，ラベル名を見ただけでは，似ているかどうかの判断が難しいこともあります．ここで役に立つのがプロパティとディメンションです．似たものとして同じグループに分類されたラベルは，共通したプロパティをもっていることが多いと思います．つまり，共通したプロパティをもつラベルは，同じカテゴリーに分類できる可能性が高いということです．

具体的な作業の手順を説明します．まず，切片化したデータにつけたラベル名と，ラベルに付随したプロパティとディメンション，メモを一緒にして切片ごとに切り離します．その後，主にラベル名をみて，グループをつくります．そして，それぞれのグループのラベル，プロパティ，ディメンション，元のデータを見直して，適切に分類されていることを確認します．

それが終わったら，それぞれのグループに暫定的なカテゴリー名をつけます．カテゴリー名のつけ方は，基本的には SESSION 6 で学んだラベル名のつけ方と同じです．それぞれのグループに属するラベル，プロパティとディメンションを見て名前をつけます．イン・ビボ・コード（in vivo code：データに出ている言葉）を使うこともできます．ともかく，そのグループのラベルを包括した名前をつけることが大切です．

いったんカテゴリー名をつけたら，カテゴリー名とそのグループのそれぞれの切片データとを1つずつ読みあわせ，その名前でよいのかを確認します．ラベルをカテゴリーにまとめて名前をつけることで，いやでも概念としての抽象度があがります．GTA の分析法に沿って作業を進めることによって，自然に抽象度があがっていくような仕掛けが盛りこまれていることがおわかりになるはずです．

❷ カテゴリーを明確にする

さて，ラベルをカテゴリーにまとめたら，各ラベル（切片）に属するプロパティとディメンションをカテゴリー毎にまとめて一覧表をつくり，カテゴリー名に対応した表現に変えます．そして，そのカテゴリーがどのようなものなのかを捉える助けにします．SESSION 5 で説明したように，プロパティとディメンションが多ければ多いほど，カテゴリーを的確に捉えることができます．

プロパティについては，SESSION 5 で説明しましたので，ここではディメンションをたくさん把握することの意味について説明します．

戈木C：例えば，≪信濃町のカフェ文化≫というカテゴリーを把握したとします．このカテゴリーに含まれるプロパティには，"店のコンセプト""流れている音楽""お客の層""混み具合""マスターのキャラ""看板メニュー""価格の範囲"などがあり，各カフェは，それらに対するディメンションの違いによって特徴づけられます．例えば，"店のコンセプト"には'レトロ調''純和風''まんが喫茶''ジャズ喫茶'などのディメンションがあるでしょうし，"流れている音楽"としては'ジャズ''ペルー音楽''ショパンのピアノ曲''軽音楽''音楽なし'があるでしょう．このように，それぞれのプロパティについてのディメンションの範囲が広がっていくことによって，≪信濃町のカフェ文化≫というカテゴリーの特徴が明らかになります．

ディメンションが多ければ多いほど，カテゴリーが明らかになります．ここでは"店のコンセプト"と"流れている音楽"という2つのプロパティだけの説明でしたが，もっとたくさんのプロパティについてディメンションを増やせば，≪信濃町のカフェ文化≫というカテゴリーがもっと把握しやすくなります．

❸ コアカテゴリー，カテゴリー，サブカテゴリー

さて，カテゴリーが出そろったら，カテゴリー同士の関係を検討します．詳しくはSESSION 8で説明しますが，カテゴリーはこの後，コアカテゴリー，カテゴリー，サブカテゴリーに分かれます（図7-1）．まず，アキシャル・コーディングの段階では，各現象を形づくるカテゴリーの内で中心となるものが**カテゴリー**となります．このカテゴリーの名前は，現象名ともなります．ほかのカテゴリーは**サブカテゴリー**という位置づけとなって，カテゴリーが示す現象について，誰が，いつ，どこで，なぜといった事柄を説明します．

さらにセレクティブ・コーディングでは，アキシャル・コーディングでつくった現象同士を統合します．カテゴリーの中の1つが中核の**コアカテ**

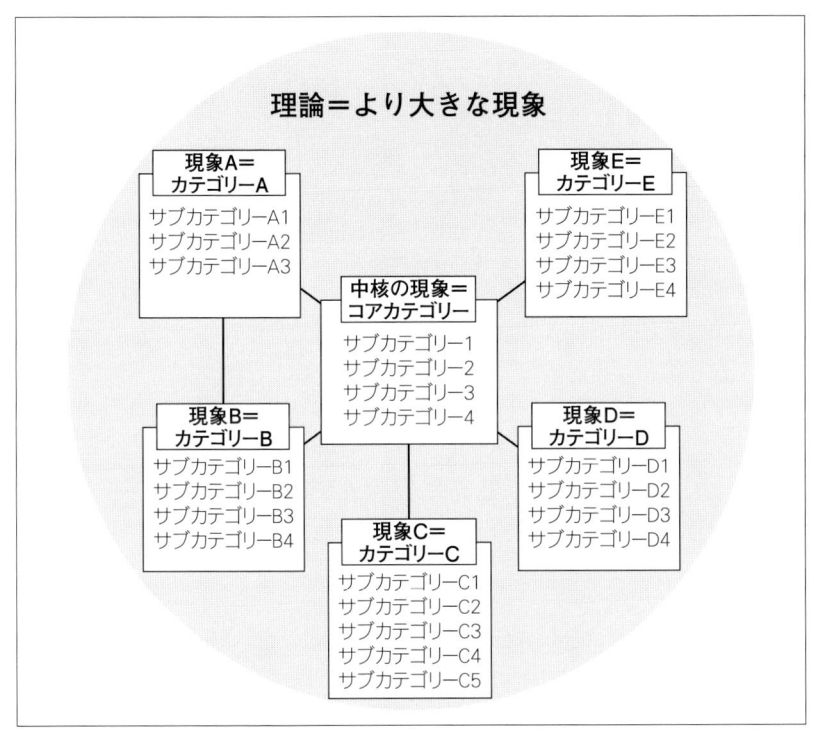

図 7-1　カテゴリーの関連づけ（セレクティブ・コーディング）
各カテゴリーは異なった現象をあらわす．
カテゴリー同士はプロパティとディメンションのレベルで結びつく．

ゴリーという名前に変わります．

データの分析〔岩田洋子〕

　カテゴリーについて学習した後，「ナース Q さんの語り」のデータ 20 切片（p.220）につけたラベルをカテゴリーにまとめるという課題が出されました．ここでは，ゼミでのやりとりをもとに，1) うまくまとめられないとき，2) カテゴリー名の確認，3) カテゴリーの把握，をとおして，適切なカテゴリー名を見出す方法を考えます．

1）うまくまとめられないとき

　Ａさんが作成したカテゴリーを，図7-2に示しました．20個のラベルを，Ａさんは11のカテゴリーにまとめました．カテゴリー数が多く，1つのラベルだけでできたカテゴリーが5つもあります．カテゴリーのまとめ方について，ゼミでのやりとりをみてみましょう．

```
≪おこなったケアへの評価≫（1）（19）
≪否定的な対応≫（2）
≪つらい気持ち≫（3）
≪抱いた不全感≫（4）（9）
≪気持ちの割り切り≫（5）（15）
≪時間に追われる病棟勤務≫（6）（7）（8）
≪成長の実感≫
　＜できるようになった自分＞（10）（14）（16）
　＜わかるようになった自分＞（13）
≪建設的な対応≫（11）
≪ケアの模索≫（12）
≪抱かない不全感≫（17）
≪悔しくない気持ち≫（18）（20）
```

図7-2　Ａさんが作成したカテゴリー

Ｂ：ラベル名を見ながら似ているものを一緒に……と意識してやったのですが，うまくラベルをカテゴリーにまとめることができなくて，私もＡさんと同じようにカテゴリーの数が多いままになってしまいました．

Ａ：もともと同じようなラベル名がついていると，迷わずに同じカテゴリーに分類できるのですが，少しでも違う名前がついていると，本当に一緒にしてよいのか迷ってしまって……．

戈木Ｃ：困りましたねえ．ラベルを適切にまとめるために，よいアイデアはないでしょうか？

Ｃ：私は，迷うラベルがあっても，とにかく全部のラベルをどこかのグループに分類してみました．それから，カテゴリー毎にラベル名とそのプロパティとディメンションを並べて読み直し，同じグループにあるのに他のラベルとは違うラベルがあったら，もう一度もとのデータを読み直して，ラベル名とプロパティ・ディメンションを再度検討しました．ラベル名を見直すことで一緒のカテゴリーに分類できるかどうかがはっきりして，少しずつカテゴリーがまとまりました．

今回の課題は，AさんやBさんのように，うまくまとめられなかった学生のほうが多数派でした．ラベル名の表現が少しでも違っていると，一緒にしてよいのか迷ってしまい，なかなか同じカテゴリーに分類することができないようです．
　でも，悩んで迷っていても，分析は前に進みません．Cさんのように，迷ったらとりあえず分類し，先に進めてから，見直すほうがよいと思います．見直す際の道標はプロパティとディメンションです．同じプロパティが多く出ているラベルは同じカテゴリーにまとまる可能性が高いと思います．例えば，Aさんのラベル≪否定的な対応≫と≪建設的な対応≫など，"対応"に関するプロパティをあげてみて，一緒のカテゴリーにまとめられるかどうかを見直すとよさそうです．

2）カテゴリー名の確認

　カテゴリーに分類したら，カテゴリー名を確認します．カテゴリー名は複数のラベルを包括するような名前をつけるので，ラベル名よりも抽象度があがります．Aさんのように，1つのカテゴリーに集まったラベルが1つだけだと，抽象度をあげることができないので，ラベル名がそのままカテゴリー名になってしまうことになります．
　Aさんのカテゴリーで，多くのラベルが集まっているカテゴリー≪成長の実感≫を例に，カテゴリー名を確認してみましょう．適切なカテゴリー名かどうかを判断するには，カテゴリーに含まれるラベルとカテゴリー名が適応しているのかを確認します．≪成長の実感≫というカテゴリーは，＜できるようになった自分＞（10，14，16）と，＜わかるようになった自分＞（13）という2つのラベルで構成されています．この2つのラベルとカテゴリー名は一致していると言えそうです．
　また，≪成長の実感≫というカテゴリー名をつけたら，それが，そのカテゴリー内にある切片のラベル名と一致することを確かめるとともに，それぞれのプロパティとディメンションの表現をカテゴリー名に適した表現に変えて確かめることも大切です．切片10，13，14，16からは"実感し

ている度合い：高い（10, 13, 14, 16）"，"実感していること：前よりできる（10），求めてくるものがわかる（13），タイミングがうまくつかめる（14），できたという満足感（16）"などのプロパティとディメンションがあげられます．このように，カテゴリーの表現に合わせたプロパティとディメンションがあがるようであれば，切片10, 13, 14, 16 を包括するカテゴリーの名前を≪成長の実感≫としてよさそうです．

　もしも，カテゴリー名に対応したプロパティが，カテゴリー内の1つの切片からしかあげられないような場合や，全ての切片に共通するプロパティが出てこない場合には，カテゴリーのまとめ方を見直したほうがよいということになります．

3）カテゴリーの把握

　図7-3は，私たちが考えたカテゴリーです．カテゴリー名は何度もつけ直しました．カテゴリーにまとめるのが目的ではなく抽出した概念がどのようなものであるかを把握することが大切です．ここでは，≪状況を変える試み≫というカテゴリーを例に説明します．

　このカテゴリーは，＜病棟異動による逃避（2）＞＜経験の蓄積とがんコースでの学び（11）＞＜話し合いや学びの試み（12）＞という3つのラベルで構成されています．このカテゴリーのプロパティには，"試みる度合い""試みる方法""試みの主体性""試みの協力者の有無""試みの評価"などがあがりました〔SESSION 10 の表10-5（p.187）を確認してください〕．これらのプロパティのディメンションは，経験4年目（2）と10年目（11, 12）のときとで異なっています．

　例えば，"試みる方法"というプロパティのディメンションは，経験4年目には'病棟異動'でしたが，10年目では'がんコースでの学び，話し合ったことや学んだこと'となっています．"試みの主体性"も4年目には'低'かったのですが，10年目には'高'くなっています．"試みの評価"も4年目では'否定的'でしたが，10年目では'肯定的？'となっています．その他のプロパティも，経験4年目と10年目ではディメ

≪死を迎えるための気持ちの整理≫
　＜次の死を迎えられる精神状態（5）＞
　＜気持ちを整える時間のなさ（6）＞
　＜気持ちの整理どころじゃない（状況）（7）＞
　＜整理ができないまま繰り返される子どもの死（8）＞
≪不全感の蓄積≫
　＜亡くなる子どものケアのつらさ（3）＞
　＜子どもの死による不全感（4）＞
　＜積み重なる不全感（9）＞
　＜引きずることはないつらさ（15）＞
　＜つらいけど不全感なし（17）＞
≪状況を変える試み≫
　＜病棟異動による逃避（2）＞
　＜経験の蓄積とがんコースでの学び（11）＞
　＜話し合いや学びの試み（12）＞
≪見出せない答え≫
　＜見出せない答え（1）＞
　＜悔しさだけで何も見出せない（19）＞
≪よい評価の見出し≫
　＜できるようになった自分（10）＞
　＜わかるようになった子どもの要求（13）＞
　＜つかめるようになった家族と関わるタイミング（14）＞
　＜介入への満足感（16）＞
　＜子どもが望んだ介入ができたという評価（18）＞
　＜悔しさの軽減（20）＞

図7-3　私たちが作成したカテゴリー

ンションが異なり，それによってディメンションの幅がひろがっていることがわかります．

　この例のように，1つの切片データから複数のディメンションを把握できることは少なくありません．ディメンションを増やすことによって，カテゴリーを把握しやすくなるわけですから，できるだけ多くのディメンションをみつける努力は大切です．なお，このように1つのデータの中に出てきた事柄の比較を「データ内の比較」と言います．詳しくは，SESSION 9で説明します．

学生の学び

　この島では，ラベルをカテゴリーにまとめてカテゴリー名をつける方法を学びました．最後に，データ分析やゼミでの意見交換をとおしての学生の学びを紹介します．

> 　本を読んだだけでは，カテゴリーにまとめる部分はとても難解で，私にできるのか不安だった．しかし，ゼミでの講義と意見交換から学びながら，データ分析の手順を1つずつ実践していくことで，データから概念を抽出しカテゴリーにまとめる方法がわかってきた．その方法はとても地道な作業だ．たくさんのプロパティ，ディメンションをおさえないとカテゴリーがどのようなものなのかわからない．しかし，その地道さを面倒だと省いてしまっては，抽象度の高いカテゴリーを正確に把握し，カテゴリー同士を関係づけることができない．研究が記述のレベルのまとめで終わってしまわないように，この地道な作業をおこない，データと向き合っていくことが大切だとよくわかった．
>
> 　　　　　　　　　　　　　　　　　　　　　　　　（「ゼミ日記」：A）

　カテゴリーをつくり，カテゴリー名をつけるまでの作業は，想像以上に難しく，地味な作業でもあります．しかし，理論をつくっていくためには，手を抜くわけにはいかない作業なのです．

　さあ，次の島では，カテゴリー同士の関連づけを体験します．

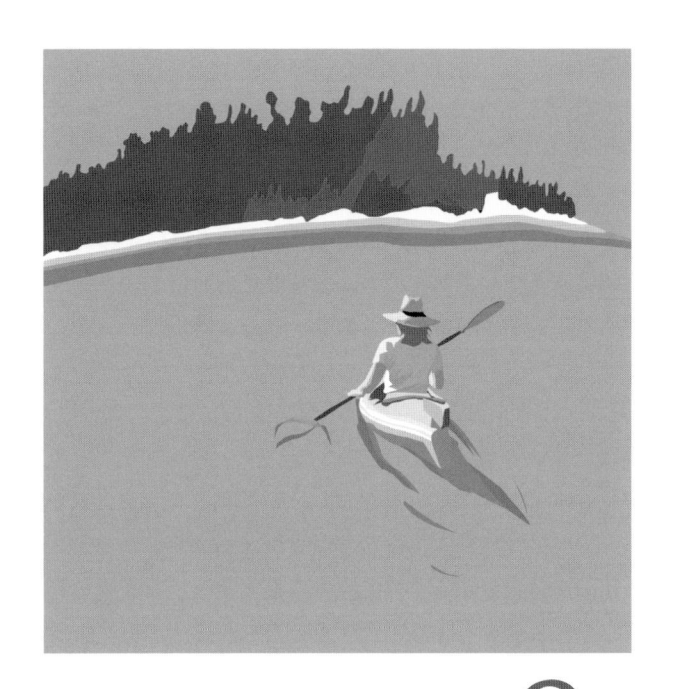

SESSION 8

カテゴリー同士の関連づけ

講義

　ここまでの島で，データを切片化し，ラベル名をつけ，カテゴリーにまとめることを学びました．まだ，いくつものカテゴリーが散在していて，それらがどのような関係にあるのかがわからない状態です．そこで，この島では**カテゴリー同士を関連づける方法**を学びます．

　名前のとおり，GTAは理論を生み出すことを目標にしています．GTAにおける理論は，カテゴリーの関連づけを文章で表現したものですから，この島で学ぶ作業はGTAを使った分析作業の中核にあたります．SESSION 6（p.105）の島で学んだ，オープン・コーディングのはじめにデータをよく読み込んでデータの内容を把握するという作業を覚えていますか？　ここで読み込みが十分にできていなければ，データの中にどのような現象があるのか見当をつけることができず，カテゴリーを現象毎に分類し，関連づけることができなくなってしまいます．見当をつけることがバイアスにつながらないかと言われそうですが，GTAの手順さえふんでいれば，バイアスのかかった方向に向かいそうなときにはエラーシグナルが鳴って知らせてくれるはずです．

　GTAにはデータ収集と分析のすべての作業の中で，アイデアが浮かびやすくなるような仕掛けがありますが，特にカテゴリーを関連づける作業では，分析者がじっくりと考えざるをえない状況をつくり，通常では思いつくことができないようなアイデアに巡り会う可能性を高めようとします．

　くわえて，カテゴリー関連図をつくることによって，不足しているカテゴリー，プロパティとディメンションがわかりますから，それをもとにして理論的サンプリングをおこなうことができます．

　このSESSIONでは，カテゴリー同士の関係を捉える島に上陸し，❶パラダイムとカテゴリー関連図を使う理由，❷パラダイム，❸カテゴリー関連図，❹カテゴリー関連統合図，❺ストーリーライン，について学びます．

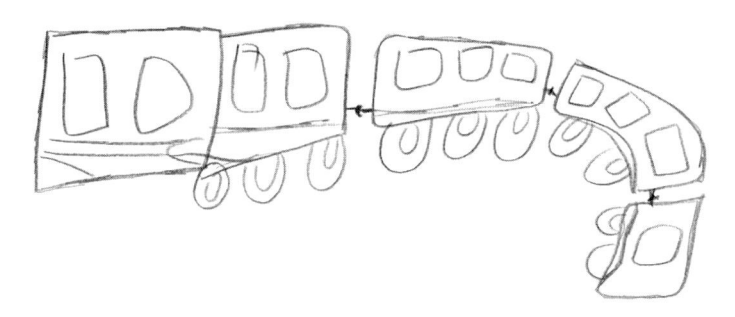

8歳の男の子が描いた電車の絵です．各車両をカテゴリーとすると，車両をつなぐコネクター（プロパティとディメンション）はとても大切です．プロパティとディメンションでしっかりつながなければ，分析の途中で脱線しかねません．

❶ パラダイムとカテゴリー関連図を使う理由

　アキシャル・コーディングでは，オープン・コーディングでつくったカテゴリーを関連づける作業をおこないます．このときに使うものが，パラダイムとカテゴリー関連図です．ゼミでは，まず，パラダイムとカテゴリー関連図の概要についての説明をしました．

> **戈木Ｃ**：パラダイムとカテゴリー関連図は，カテゴリーを関連づけるための道具です．カテゴリーがバラバラのままでは困るから，まず，パラダイムを使って，カテゴリーを現象毎に大まかにわけます．その後，それぞれの現象について，プロパティとディメンションを使ってカテゴリーを結びつけます．これを図示したものがカテゴリー関連図です．カテゴリー関連図は，ある状況から異なる状況に変化する複数のプロセスと結果を示したものです．Ａさん，不思議そうな顔をしていますが，何か質問がありますか？
>
> **Ａ**：両方が必要かなあと思って……カテゴリー関連図だけでもよいような気がするのですが．
>
> **戈木Ｃ**：短い練習問題と違って，ふつうに収集されたデータには複数の現

象が含まれています．カテゴリーの数も多いので，はじめにパラダイムを使って，現象毎に分類をしておかないと手に負えなくなると思います．例えば，カテゴリーが 60 個もあったら，カテゴリー関連図だけを使って現象に分け，かつカテゴリー同士を関連づけることができますか？
A：確かに，カテゴリーが多いと無理です……．

Aさんのように，まだ自分で研究をおこなったことのない人には，なぜパラダイムを使うのかが理解しにくいかもしれませんが，ともかく，パラダイムを使ってカテゴリーを現象別に分けた後で，カテゴリー関連図を使って関連づけるという流れだけは記憶して先に進みましょう．

❷ パラダイム

パラダイム paradigm はカテゴリーを現象毎に分類するための枠組みです．1つの現象に1つのパラダイムをつくります．

ゼミでは，以下のような説明をしました．

戈木 C：パラダイムを使って，カテゴリーを現象毎に分けます．それぞれのパラダイムは1つの現象をあらわすものなので，現象の数だけパラダイムができます．例えば，子牛の活用についてのデータがあったとして，『ゴーダチーズづくり』という現象の中に，≪染色方法≫だとか≪革のなめし方≫というカテゴリーが入っていたらヘンですよね．これらは，『カーフのコートづくり』という別の現象に入れなくてはなりません．ですから，この場合だと『ゴーダチーズづくり』『カーフのコートづくり』に関する2つのパラダイムをつくって，カテゴリーを分類することになります．

パラダイムは，**状況（条件）condition，行為／相互行為 action／interaction，帰結 consequence** の3つで構成されています．ある現象について，はじめにどういう状況があって，それをもとにしてどのような行為／

相互行為が生じたのか，そして，どのような帰結が生じたのかを捉えることで，明らかにしたい**現象の構造**と**プロセス**を大ざっぱに捉えることができます．それでは，この3つの構成要素について説明します．

まず1つ目は**状況**です．状況は，現象の構造を示すものです．明らかにしたい現象の原因となっていたり，その現象に影響を及ぼしているカテゴリーがここに入ります．

2つ目は**行為／相互行為**です．状況によって生じた問題や関心事に対して，人や組織，社会がどのように対処するのかを示すカテゴリーがここに入ります．個人の考えや感情，判断，行為，戦略的な対処，相互作用がこれにあたります．これは，現象のプロセスを示す部分です．

3つ目は**帰結**です．行為／相互行為が生じた後に，状況がどのように変わったのかという結果を説明するカテゴリーで，現象の構造をあらわします．これは次の段階の状況に影響を与えます．

❸ カテゴリー関連図

先に説明したように，GTAでは抽象度の異なる4つの概念（プロパティとディメンション，ラベル，カテゴリー）を使用します．カテゴリー同士を適切に関連づけるときには，抽象度の低いプロパティとディメンションを活用することになっています．しかし，この点がわかりにくいために，分析者の主観的な解釈だけで結びつけてしまい，要約や空想の域を出ない結果を示した論文が少なくありません（戈木クレイグヒル他，2012a, b）．そこで，私（戈木クレイグヒル版）のGTAではカテゴリー関連図を描くことによって，カテゴリー同士の結びつけの根拠を可視化する作業を加えました．

ここでは，1) カテゴリー関連図の特徴，2) カテゴリー関連図のつくり方，3) カテゴリーとサブカテゴリー，4) カテゴリー関連図の確認，について説明します．

- カテゴリーの位置：『状況』が上，『帰結』が下．中央に『行為／相互行為』
- それぞれのカテゴリーからは2本以上の矢印（実線または破線）を出す
- カテゴリー同士はプロパティとディメンションで関連づける
- 矢印はカテゴリー間を行ったり来たりしない
- データにないものの，推測できるカテゴリーは破線囲み，データにないディメンションは疑問符つきで示し，破線の矢印を使ってつなぐ

図8-1　カテゴリー関連図作成のルール

1) カテゴリー関連図の特徴

　カテゴリー関連図は，1つの現象を形づくるカテゴリー（概念）を，複数のプロパティとディメンションを使って結びつけることにより，カテゴリー同士がどのような根拠で結びついているのかを示したものです．カテゴリー関連図を描くメリットはいくつかあります．まず，分析者の思い込みによるカテゴリーの関連づけを防ぎます．また，どのようなプロパティが不足しているのか，どのディメンションをどう変化させれば，プロセスと結果がどう変わる可能性が高いのかを把握することができます．

　くわえて，分析者の考えをカテゴリー関連図として図示することによって，分析結果を他の人と共有しやすくなり，他者との議論が容易になります．さらに，通常の自分の思考を越えて，思いがけないアイデアにたどり着く可能性も高まります．

2) カテゴリー関連図のつくり方（図8-1）

　それでは，カテゴリー関連図のつくり方を説明します．パラダイムを使ってカテゴリーを現象毎に分けたら，図8-1のルールに沿ってカテゴリー関連図をつくります．このルールは，作業をとおしてよいアイデアを出しやすくするためにつくったものです．

　まず，パラダイムの分類に沿って，上に『状況』，中央に『行為／相互行為』，下に『帰結』に属するカテゴリーを置きます．次に，1つのカテ

- ・カテゴリー同士は適切に関連づけられているか
- ・カテゴリーの主語は統一されているか
- ・状況と帰結の対応
- ・1つの『状況』と2つ以上の『帰結』があるか
- ・中心となるカテゴリーの名前が現象名としてふさわしいか
- ・データの時系列にとらわれない,おもしろい関連づけがなされているか
- ・データに出てくるすべての変化のプロセスが含まれているか
- ・リサーチ・クエスチョンに対応した現象か

図 8-2 カテゴリー関連図の確認ポイント

ゴリーから必ず2つ以上の矢印を出し,異なるカテゴリーとつなぎます.このときに,カテゴリーがもつ複数のプロパティとディメンションの組み合わせによって関連づけなくてはなりません.

　プロパティとディメンションを使った関連づけによって,分析者のバイアスを減らすとともに,カテゴリー関連図をつくる作業の中で新しいアイデアを生みだすことのできる可能性が高くなります.矢印が同じカテゴリーの間を行き来することは,アイデアの産出を阻害するので禁止しています.

　もしも,関係づけることのできるカテゴリーがなければ,架空のカテゴリーをつくって破線で囲み,破線の矢印でつなぎます.また,データに出てきたディメンションから矢印を1本しか出せない場合には,他方に可能性のあるディメンションを疑問符つきで書き込み,結びつく可能性の高いカテゴリーに破線矢印でつなぎます.このように分析者のアイデアを破線等を使って書きこんで理論的サンプリングにつなげようとするのです.

　この作業のコツは,データに出てきた時系列や,常識的に考えられる時系列を忘れて,カテゴリーの結びつきを考えることです.データの流れに引きずられているかぎり,自由に発想することができず,斬新なアイデアが生まれにくくなってしまうからです.

3）カテゴリーとサブカテゴリー

　カテゴリー関連図をつくったら，中心となるカテゴリーを決めます．オープン・コーディングの段階では，すべてをカテゴリーとよんでいましたが，アキシャル・コーディングになると，現象の中心となる**カテゴリー**1つとそれを説明する複数の**サブカテゴリー**という位置づけに変わります．

　中心となるカテゴリーは，パラダイムの『行為／相互行為』に位置し，ほかの多くのカテゴリーと関連するものです．カテゴリーが現象の名前となり，関連図は「（カテゴリー名）という現象に関わるカテゴリー関連図」というタイトルになります．

　例えば，SESSION 10に出てくるデータのカテゴリー関連図を次のページの図8-3に示しました．ここでは，【状況を変える試み】が中心となるカテゴリー，他の4つがサブカテゴリーとなり，図8-3『【状況を変える試み】という現象に関わるカテゴリー関連図』という名前になります．

4）カテゴリー関連図の確認（図8-2）

　いったんカテゴリー関連図をつくったら，本当にそれで適切な関係づけができているのかを確認します．GTAの強みは，作業が間違った方向に進みそうになるとエラーシグナルが出て，分析者に「なんだか，おかしいな？」と気づかせる機能が働くことです．

　カテゴリー同士がうまくつながらないときには，何が問題なのかを考えなければなりません．よくある問題としては，カテゴリーが適切につくられていないことと，カテゴリー名が適切でないことがあります．その場合には，カテゴリーのつくり方や，カテゴリー名を再確認しなくてはなりません．また，他の問題としては，現象毎にカテゴリーを分類する作業がうまくおこなわれていないためにうまく結びつかないことがあります．そのようなときには，パラダイムに戻ってやり直します．

　カテゴリーが適切に関連づけられていることがわかったら，カテゴリーの主語が統一されているかを確認します．図8-3の場合には全カテゴリー名の主語が看護師なので問題ありませんが，もし主語が異なるカテゴ

カテゴリー同士の関連づけ ● 139

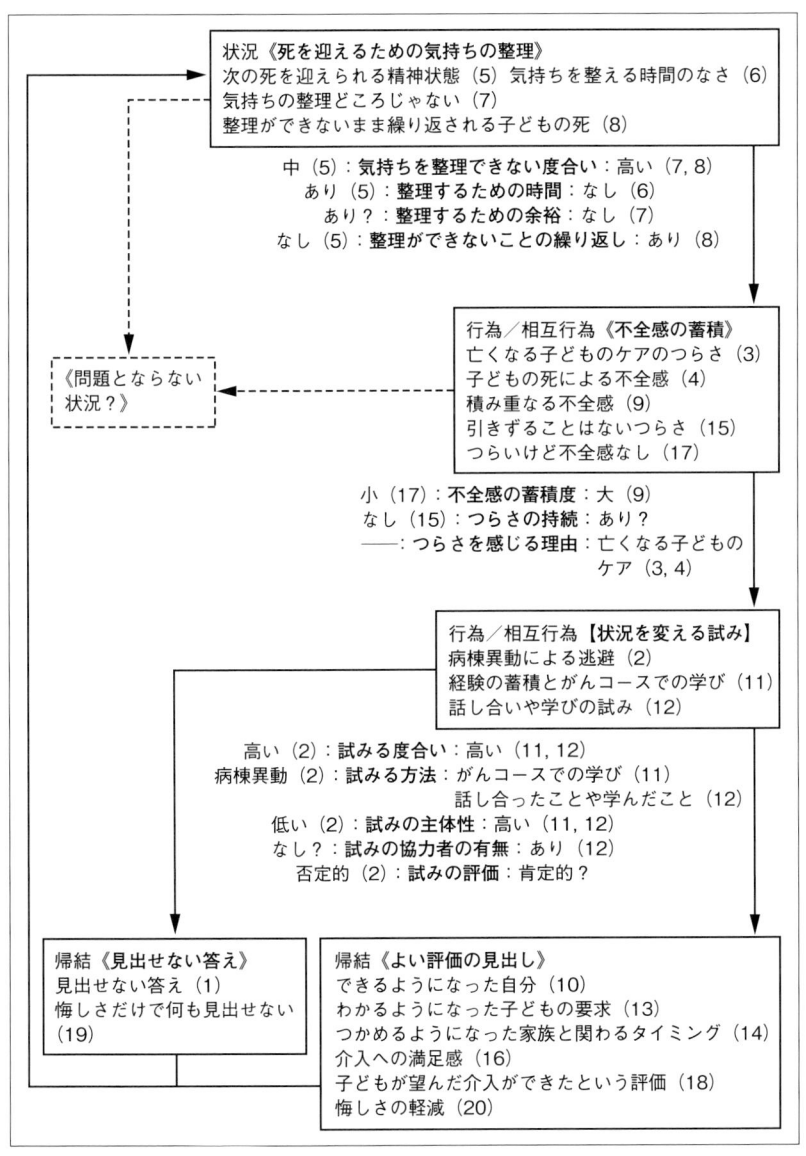

```
          ┌─────────────────────────────────────────┐
          │ 状況《死を迎えるための気持ちの整理》        │
          │ 次の死を迎えられる精神状態（5）気持ちを整える時間のなさ（6） │
          │ 気持ちの整理どころじゃない（7）          │
          │ 整理ができないまま繰り返される子どもの死（8） │
          └─────────────────────────────────────────┘
                中（5）：気持ちを整理できない度合い：高い（7, 8）
                 あり（5）：整理するための時間：なし（6）
                  あり？：整理するための余裕：なし（7）
                 なし（5）：整理ができないことの繰り返し：あり（8）

                              ┌─────────────────────────────┐
  ┌ ─ ─ ─ ─ ─ ┐               │ 行為／相互行為《不全感の蓄積》  │
  │《問題とならない│ ← ─ ─ ─ ─ ─ │ 亡くなる子どものケアのつらさ（3） │
  │ 状況？》    │               │ 子どもの死による不全感（4）    │
  └ ─ ─ ─ ─ ─ ┘               │ 積み重なる不全感（9）         │
                              │ 引きずることはないつらさ（15）  │
                              │ つらいけど不全感なし（17）     │
                              └─────────────────────────────┘
                      小（17）：不全感の蓄積度：大（9）
                      なし（15）：つらさの持続：あり？
                      ──　：つらさを感じる理由：亡くなる子どもの
                                                ケア（3, 4）

                              ┌─────────────────────────────┐
                              │ 行為／相互行為【状況を変える試み】│
                              │ 病棟異動による逃避（2）        │
                              │ 経験の蓄積とがんコースでの学び（11） │
                              │ 話し合いや学びの試み（12）     │
                              └─────────────────────────────┘
             高い（2）：試みる度合い：高い（11, 12）
           病棟異動（2）：試みる方法：がんコースでの学び（11）
                                    話し合ったことや学んだこと（12）
             低い（2）：試みの主体性：高い（11, 12）
               なし？：試みの協力者の有無：あり（12）
             否定的（2）：試みの評価：肯定的？

  ┌──────────────────┐    ┌───────────────────────────────┐
  │ 帰結《見出せない  │    │ 帰結《よい評価の見出し》         │
  │ 答え》           │    │ できるようになった自分（10）      │
  │ 見出せない答え（1）│    │ わかるようになった子どもの要求（13）│
  │ 悔しさだけで何も見出せない│ つかめるようになった家族と関わるタイミング（14）│
  │（19）            │    │ 介入への満足感（16）            │
  │                  │    │ 子どもが望んだ介入ができたという評価（18）│
  └──────────────────┘    │ 悔しさの軽減（20）             │
                          └───────────────────────────────┘
```

図 8-3　【状況を変える試み】という現象に関わるカテゴリー関連図
【　】は中心となるカテゴリー，《　》はサブカテゴリー，（　）は切片番号，太字はプロパティ，並字はディメンションを示す．このデータにはないが推測できる関係は破線の矢印で示し，推測されるディメンションには「？」をつけた．該当ディメンションがない場合は「──」とした．

リーがあればそれがわかるように主語を入れます．
　次に，『状況』と『帰結』が対応しているのかを確認します．ここでは《死を迎えるための気持ちの整理》という状況と，《見出せない答》，《よい評価の見出し》という2つの帰結は対応しています．同時に，帰結の数を確認します．GTAでは変化のプロセスの多様さと，それによる構造の変化に注目するため，状況は1つのカテゴリーからスタートしますが，帰結には2つ以上のカテゴリーがあるはずです．図8-3には2つの帰結があります．
　また，中心となるカテゴリーが現象名としてふさわしいか，データに出てきたままの時系列ではないおもしろい関連づけになっているのかを確認します．もちろん，いったん関連図ができたら，分析の対象とした事例のそれぞれがカテゴリー関連図に示されたプロセスのいずれかに該当することを確認します．以上を確認する中で，カテゴリー関連図に問題を発見したら，エラーシグナルが出たと考えて，再検討する必要があります．
　最後にカテゴリー関連図があらわす現象が，リサーチ・クエスチョンと一致するのかを確認します．もしも，リサーチ・クエスチョンが一致しないようであれば，リサーチ・クエスチョンを再検討する必要があります．

❹ カテゴリー関連統合図

　では，現象を把握するために，カテゴリー関連図をどう統合するのかという話に進みます．まず，1つ目のデータについてカテゴリー関連図を描くところまで進んだら，ストーリーラインを書いて確認した後，次の島で紹介する『比較』をおこなって理論的サンプリングの方向を定め，2つ目のデータを収集します．2つ目のデータについても，1つ目のときと同じようにデータの読み込みからはじめ，カテゴリー関連図を描くところまで進みます．
　その後，1つ目のデータから作成したカテゴリー関連図を見て，同じ現象を示す関連図があれば統合します（1例目の理論的サンプリングをもとにして2例目データを収集しているので，当然，同じ現象を示すものがあ

るはずです）．同じ現象であれば，必ず同じカテゴリーをいくつかもっているはずですから，それらを軸にして2つの図を重ね合わせ，それらから出る矢印や矢印が向かった先のカテゴリーを入れた図をつくります．

　異なるカテゴリー名がついていても，プロパティとディメンションを見れば同じカテゴリーであることがわかるはずです．カテゴリー名を揃えてカテゴリー関連図を統合したものが，**カテゴリー関連統合図**です．従って，2つ目のデータ分析が終わったときには，1つ目のデータからつくったカテゴリー関連図と，2つ目のデータからつくったカテゴリー関連図にくわえて，1つ目と2つ目のカテゴリー関連図を統合したカテゴリー関連統合図ができることになります．

　3つ目のデータの分析もまったく同じで，データの読みこみからはじめ，カテゴリー関連図ができたら，すでにある同じ現象に関するカテゴリー関連統合図と統合します．つまり，データ分析のたびに，カテゴリー関連統合図が充実し，飽和に至るためには何が不足しているのかがはっきりとわかります．不足した部分を補うべく，次にどんな人や場からどのようなデータを収集するのかを決めることを，**理論的サンプリング**とよびます．詳しくは，次のSESSION 9で説明します．

　カテゴリー関連統合図の作成は，少し上級者向けの話になりますので，他著『実践グラウンデッド・セオリー・アプローチ：現象をとらえる』（新曜社，2008年）や『グラウンデッド・セオリー・アプローチ　分析ワークブック（第2版）』（日本看護協会出版会，2014年）で分析の具体例をご覧ください．

❺ ストーリーライン

　ストーリーラインは，カテゴリー関連図やカテゴリー関連統合図に示された現象を，概念〔（サブ）カテゴリー，ラベル，プロパティとディメンション〕だけを使って文章にしたものです．そこには，現象の構造とプロセスが表現されるはずです．ストーリーラインを書くことによって，カテゴリー関連図やカテゴリー関連統合図を見直し，カテゴリーとサブカテゴ

リーの関連づけに無理がないのかを確認できます．

データの分析 (三戸由恵)

　パラダイムとカテゴリー関連図について学習した後，学生には「ラベルをカテゴリーにまとめる．カテゴリーをパラダイムに分ける．カテゴリー関連図をつくる」という課題が出されました．
　ここでは，Ａさんのカテゴリー関連図（図8-4）をもとにしたゼミでのやりとりを紹介します〔「ナースＱさんの語り」のデータ（p.218）〕．

> **戈木Ｃ**：Ａさんのつくったカテゴリー関連図（図8-4）と自分がつくったものを比べてどうですか？
> **Ｂ**：私は帰結をＡさんのカテゴリーで言うと，《ケアへの悔しさの減少》と【ケアのタイミングつかみ】かなって思ったんですけど．
> **Ｃ**：私は【ケアのタイミングつかみ】を帰結にしました．ナースが病棟を移動したり，がんコースに行ったり，対処行動をとった結果として，【ケアのタイミングつかみ】ができるようになったんじゃないのかなって考えたので，これが帰結なんじゃないかなと思いました．

　学生たちは，プロパティとディメンションを使って関連づけることをすっかり忘れて，自分の考えだけでカテゴリーの関係を捉えようとしています．ここで先生から，カテゴリーはプロパティとディメンションで関連づけること，カテゴリーの説明にはプロパティとディメンションを使うことという指摘があり，その後，p.137で紹介した「カテゴリー関連図の確認ポイント」（図8-2）について再度説明がありました．そして，もう1度Ａさんのカテゴリー関連図を確認しました．

> **戈木Ｃ**：今説明した『カテゴリー関連図の確認ポイント』に沿って，Ａさんの関連図を見てみましょう．「カテゴリーは適切に関連づけられている

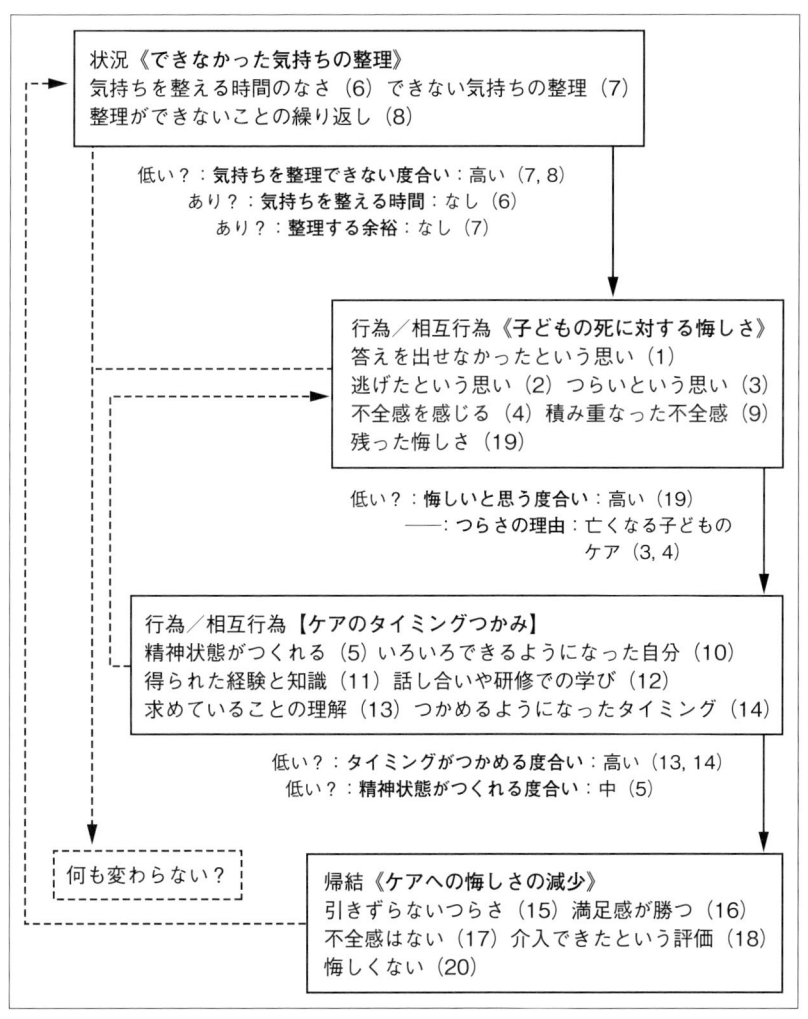

```
┌─────────────────────────────────────────────┐
│ 状況《できなかった気持ちの整理》            │
│ 気持ちを整える時間のなさ（6）できない気持ちの整理（7）│
│ 整理ができないことの繰り返し（8）           │
└─────────────────────────────────────────────┘
       低い？：気持ちを整理できない度合い：高い（7, 8）
         あり？：気持ちを整える時間：なし（6）
         あり？：整理する余裕：なし（7）

┌─────────────────────────────────────────────┐
│ 行為／相互行為《子どもの死に対する悔しさ》  │
│ 答えを出せなかったという思い（1）           │
│ 逃げたという思い（2）つらいという思い（3） │
│ 不全感を感じる（4）積み重なった不全感（9） │
│ 残った悔しさ（19）                          │
└─────────────────────────────────────────────┘
       低い？：悔しいと思う度合い：高い（19）
       ────：つらさの理由：亡くなる子どもの
                                  ケア（3, 4）

┌─────────────────────────────────────────────┐
│ 行為／相互行為【ケアのタイミングつかみ】    │
│ 精神状態がつくれる（5）いろいろできるようになった自分（10）│
│ 得られた経験と知識（11）話し合いや研修での学び（12）│
│ 求めていることの理解（13）つかめるようになったタイミング（14）│
└─────────────────────────────────────────────┘
       低い？：タイミングがつかめる度合い：高い（13, 14）
       低い？：精神状態がつくれる度合い：中（5）

┌──────────────┐  ┌─────────────────────────────┐
│ 何も変わらない？│  │ 帰結《ケアへの悔しさの減少》│
└──────────────┘  │ 引きずらないつらさ（15）満足感が勝つ（16）│
                  │ 不全感はない（17）介入できたという評価（18）│
                  │ 悔しくない（20）            │
                  └─────────────────────────────┘
```

図 8-4　学生 A さんのカテゴリー関連図
【　】は中心となるカテゴリー，《　》はサブカテゴリー，（　）は切片番号，太字はプロパティ，並字はディメンションを示す．このデータにはないが推測できる関係は破線の矢印で示し，推測されるディメンションには「？」をつけた．該当ディメンションがない場合は「────」とした．

　　　か」という点ではどうでしょうか？
　　Ｂ：う〜ん，《子どもの死に対する悔しさ》から，"悔しいと思う度合い"

が高くて，"つらさの理由"が'亡くなる子どものケア'っていう場合に，【ケアのタイミングつかみ】につながるのはおかしいと思います．データにも，悔しいからケアのタイミングがつかめるようになったとは書いてありません．
戈木C：たしかにここのつながりはおかしい気がしますね．そうすると，ここで「分析が間違っているよ」というエラーシグナルが出ているということですが，何が原因だと思いますか？
C：カテゴリーのまとめ方かカテゴリー名のつけ方がおかしいんだと思います．
戈木C：そうですね．もう一度，オープン・コーディングのカテゴリーのまとめ方に戻って，このまとめ方と名前はどうかを検討する必要がありますね．

　今度は学生は，プロパティとディメンションを使って，カテゴリーの関連が適切ではないと思う理由を説明できるようになっていました．私たちのゼミでは自分の感じ方だけで概念を捉えたり，カテゴリー同士を関連づけることは禁止されています．自分の意見を述べるときはプロパティとディメンション，ラベル，カテゴリーという概念を根拠として提示することが期待されています．

　もう一度，Aさんのカテゴリー関連図を図8-2『カテゴリー関連図の確認ポイント』に沿って見てみると，「主語の統一」については，すべてのカテゴリーで看護師が主語となっているので問題ありません．「状況と帰結の対応」はよいと思われますが，2つ以上あるべき帰結が1つしかありません．また，「データの時系列に捉われない，おもしろい関連づけがなされているか」という点から考えると，Aさんのカテゴリー関連図は，データに出てきた順で要約されたものになってしまっています．これでは，カテゴリーをながめて自分で流れを考えてくっつけたのと同じで，せっかく分析のステップをふんだかいがありません．

　ゼミでは，Aさんのカテゴリー関連図を確認した後，教員とTAでつ

くったカテゴリー関連図を紹介しました（図8-3）．この関連図については SESSION 10 で詳しく説明しますが，ここでは，2つの図が異なる点について示したいと思います．

　Aさんと私たちの分析とが大きく異なっていたのは，コアカテゴリーと帰結の部分でした．「ナースQさんの語り」のデータでは，子どもの死を迎えるための気持ちの整理ができず不全感が蓄積しても，【状況を変える試み】で，"試みる方法"や"試みる主体性""試みの評価"，をはじめとするプロパティのディメンションの違いによって，「よい評価を見出せた場合（《よい評価の見出し》）」と「見出せなかった場合（《見出せなかった答え》）」という2つの帰結が語られています．しかし，Aさんのカテゴリー関連図には，帰結が1つしかなく，2つの帰結に至るプロセスを把握できていませんでした．

●

　このようにパラダイムとカテゴリー関連図をつくってみると，カテゴリーのまとめ方とカテゴリー名を再検討することができます．オープン・コーディングが終わったらアキシャル・コーディングに進みますが，それですんなりと現象を把握できるわけではありません．またアキシャル・コーディングまでの作業を何度もおこなっていくつもの現象を把握しないと，セレクティブ・コーディングでそれらを統合してより大きな現象をとらえ，理論を完成させることはできません．これまでのSESSIONでも，ラベル名をつけたらデータに戻る，カテゴリー名をつけたらラベルやデータに戻るというふうに，行きつ戻りつを繰り返しましたが，カテゴリーを関係づけたら，再度，データに戻って，その関係づけでよいのかを確認します．

　ところで，パラダイムやカテゴリー関連図をつくることは，次のデータ収集にも役立ちます．図8-3のカテゴリー関連図を見ると，行為／相互行為のカテゴリーが少ないことに気づきます．次のデータ収集では，「看護師がどう状況を変えようとしているのか」についての情報を集めることを意識し，行為／相互行為の部分のデータを補強する必要があります．

学生の学び

学生たちは，ゼミでの説明やディスカッションをとおして，パラダイムとカテゴリー関連図をひととおり理解したようです．

> **B**：どのように分析を進めればよいのか，そのときの注意点が何かはわかってきたと思います．でも，頭ではわかっていても，いざカテゴリーを目の前にすると，どんなふうにカテゴリーを関連づければよいかがわからなくなり，うまくできませんでした．
> **戈木 C**：カテゴリーを関係づけるという作業は，簡単ではありません．思考の飛躍が必要だからです．他の人が出したパラダイムやカテゴリー関連図を「変だ！」って評価するのは簡単なんですが，自分でカテゴリーの関係を見出すことは難しい．やっぱり，いくつも分析をやって経験を重ねることと，できれば今回のように経験のある人と一緒に同じデータを分析して結果を比較したり，グループでディスカッションすることが必要だと思います．

研究法の学習すべてにいえることですが，パラダイムやカテゴリー関連図を使いこなすためには，その方法を知識として理解したうえで，実際に何度も何度もやってみることが大切です．よいコーチの指導や仲間のアドバイスがあれば，学ぶスピードは加速されます．

●

SESSION 4 からここまで分析法について学んできました．ラベル名をつける，カテゴリーにまとめる，カテゴリー同士の関係をとらえると作業が進むにつれて，分析の抽象度が高くなりました．

最後に，データから離れてより抽象的な思考を必要とする作業に関する学生の日記を紹介したいと思います．

データ分析のはじめには，読み込んだ後に切片化して，プロパティとディメンションをもとに，ラベル名をつける中で，その切片化したデータに何が書かれているのかを考える．データを大切にして分析を進めることが大切である．この部分の分析がデータに密着していることを，先生は「地に足が着いている」とおっしゃった．たしかに実際におこなってみると，データに密着している感覚を覚えた．しかし，その後，パラダイムでカテゴリーを分類し，カテゴリー関連図をつくる段階になると，考えを飛躍させることが必要だとわかった．「今まで，地に足が着いていた分，飛躍するとなると不安になる」と院生が話していた．私はまだ1度しかカテゴリー関連図をつくったことがないので，その不安を経験したのは1回だけだが，飛躍するときがくるまでは，地に足が着いた分析を進めていくことが大切なのだと思った．

（「ゼミ日記」：A）

　カテゴリー同士の関係を捉えるために**考えを飛躍させる作業（アブダクション）**はカテゴリーを把握して名前をつけることと同じくらい大切です．その飛躍がなければ，分析結果はいつまでも要約の域を出ません．しかし，データに沿った分析をつみあげていないのに，アイデアを飛ばそうとすると，データとはかけ離れたところに飛んでいってしまいます．地（データ）に足を着けて，データとしっかり対話しながら分析を進めた後，適切な時期がきたらそれをもとにして飛躍することが大切なのです．

　もちろん，いったん飛んだ後は，つくりあげたカテゴリー関連図によって，データの現象が説明できているのかを確認することが重要です．そうすれば，データとかけ離れた方向に暴走する危険性を低くすることができます．分析のどの段階でも，データと距離をとることとデータに戻ることの繰り返しが重要だということがおわかりいただけたでしょうか．

　次の島では，GTA で特徴的だとされる比較と分析の技法を学びます．

【文献】
1) 戈木クレイグヒル滋子，三戸由恵，関美佐（2012a）．日本の医療分野における質的研究論文の検討（第2報）：研究法の選択とデータ収集．看護研究，45 (6), 578-586.
2) 戈木クレイグヒル滋子，三戸由恵，関美佐（2012b）．日本の医療分野における質的研究論文の検討（第3報）：データ分析．看護研究，45 (7), 694-703.

SIDE NOTE メモを書き続ける (三戸由恵)

分析の過程を通じて「メモ魔」になることは重要です．ここでは，❶メモの内容と，❷メモの種類について紹介したいと思います．

❶ メモの内容

なぜ「メモ魔」になる必要があるのでしょう？それには，2つの理由があります．1つは，せっかく思いついた考えやひらめきを忘れないようにするためです．もう1つは，メモを書くことで，データと距離をとって考えることのできる状況をつくるためです．データと距離をとることで，理論化に向かって分析を進めやすくなります．

ここで説明する「メモ」は，分析をしていて考えたことや分析内容，解釈，分析の方向性，疑問点，仮説，今後の研究の進め方などを書いた記録のすべてを含むものです．こんなふうに説明すると，非常に硬い，整然としたものを想像されるかもしれませんが，メモですから他人に見せるために書くわけではなく，自分がわかるようなものであればよいのです．ただし，単語を並べて書くよりは，ある程度，文章にした形で書くことをおすすめします．単語だけで書いておくと，しばらくたって読み返したときに，自分でさえ，何を書いたのかわからなくなってしまうことがあるからです．また，文章にすることで，自分の考えが整理され，データと距離をとりやすくなるというメリットもあります．

メモに書く内容は，分析の進行段階によって変わってきます．例えば，収集してきたばかりのデータを読んでいる段階では，対象者の語りの中で疑問に感じたことや，次のデータ収集の際に気をつけたいことなどが中心になります．データを切片化して，プロパティ，ディメンションを抽出し，ラベル名をつけている段階では，切片同士を比較したり，遠い比較をしたりして抽出したプロパティ，ディメンション候補などをメモに残しておきます．データをカテゴリーに分類した段階では，カテゴリー一覧をつくったり，カテゴリーの内容を簡単に文章にしておきます．カテゴリー同士を関連づける段階では，カテゴリー関連図とともに，簡単なストーリーラインと関連図に不足している点，疑問に思っている点なども書きます．

メモを書く際に，落としてはならな

い項目は，メモの概要を端的にあらわすタイトル，日付とケースの番号，そのメモのもととなるデータのページ数と切片の番号です．これらを書きとめておかないと，あとで読み返したときに，データのどの部分の話だったのかが思い出せなかったり，もとのデータを探し出すために無駄な時間を使ってしまいます．

❷ メモの種類

　私たちのゼミでは，大きく分けると3種類のメモを書くことが推奨されています．1つ目は，「アイデアメモ」で，ここには分析作業の中で浮かんだ考えを簡単に記述します．2つ目が「分析メモ」で，理論生成を促進します．そして3つ目が「研究日記」で，その日にどのような分析をおこない，どこまで分析が進んだかという研究の進行状況や分析内容，分析をしていて感じたこと，疑問に思ったことなどを書きます．ここからは，1）アイデアメモ，2）分析メモ，3）研究日記のそれぞれについて紹介したいと思います．

1）アイデアメモ

　アイデアメモは，考えが浮かんだときにすぐに記録するためのものですから，小さめのメモ帳などを使うと便利です．私は最近，テキスト入力機能だけに特化したデジタルメモ（デジタルメモ「ポメラ」KING JIM）を使用しています．これを使うと，必要なときにすぐに起動して入力でき，そのうえ，入力したデータをパソコンに取り込むことができるのでとても便利です．ただし，図の作成はできないので，図表を必要とする場合には紙ベースのメモ帳を使用しています．紙ベースにしろデジタルメモにしろ，いつも鞄に携帯すれば，よい考えが浮かんだときにすぐにメモをとることができ，ちょっとした合間に読み返すこともできます．

2）分析メモ

　一方，分析メモと研究日記には，その日の進行状況や研究全体を通しての振り返りのためにも，ある程度，ゆっくりと腰をすえて書いたほうがよいと思います．そのときには，アイデアメモも参考にします．

　分析メモは，概念レベルで記述します．そうすることで，データとの距離がとりやすくなり，分析が理論産出の方向に進みやすくなります．メモには，分析したこと，解釈，カテゴリー名一覧，カテゴリーの概要，カテゴリー間の関係，理論的比較，理論的サンプリング，今後の研究の進め方など，思いついたことをどんどん書き，カテゴリーごとに保存します．分析が進むとともに，メモがよりよいものへと修正されたかたちで積み重ねられるので，ページを重ねるごとに分

析も深まっていくはずです．

3） 研究日記

　研究日記には，毎回のゼミでの学びや研究に関連する作業の進行状況を，「ケース 1 について，ラベル名を 5 ページまでつけた．その中で～が気になった．」などと具体的に書いておきます．そうすれば，次に分析を再開するときに研究日記を読むだけで，前回の作業がどこまで進んだのかがすぐにわかり，大量のデータをいちから見直すというような無駄な時間を省くことができます．

　研究日記を書く量や内容についての決まりはありません．ただ，研究の間を通して，書き続けることが大切です．途中で嫌になってやめてしまうことがないように，無理のない範囲で書き続けることをおすすめします

　私の場合は，研究日記を書くときには，表計算ソフト（Excel）を活用しました．一番左端の A 列に日付，B 列に分析の進行状況と分析の概要，C 列に現段階での考えや思いを書く欄をつくりました．分析の進行状況だけではなく，その時点で思いついた考えや感想を書いておくことで，以前書き残した自分の考えが，よいアイデアを思いつくきっかけになることもあります．

　加えて，分析に行き詰まったときに日記を読み返すことで，ぜんぜん進んでいないように思えた分析が，前と比べれば進歩していることがわかることもメリットです．自分が研究のどの段階にいるのかを確認したり，くじけそうになった自分を励ますというような効用もあると思います．日記に「研究っておもしろい」と感じたことを書いておけば，研究への意欲が維持できるかもしれません．

●

　ところで，ゼミの後で参加者たちがつけていた研究日記は，「ゼミ日記」という名前で，各 SESSION で紹介しています．この日記には，ゼミでの学びやわからなかったことを書きます．この日記を書くことで，その日のゼミの内容を復習することや，理解が不十分な個所に自分で気づくことができます．また，ゼミの前に前回の日記を読み返してわからなかった部分について質問をすることで，学びを深めることもできたと思います．

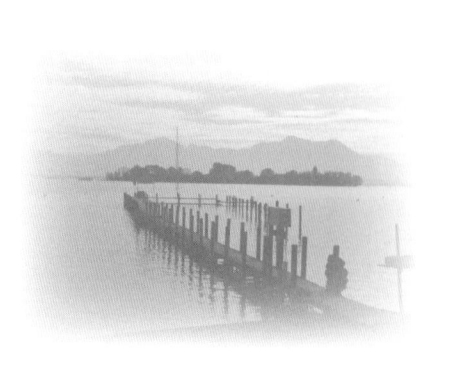

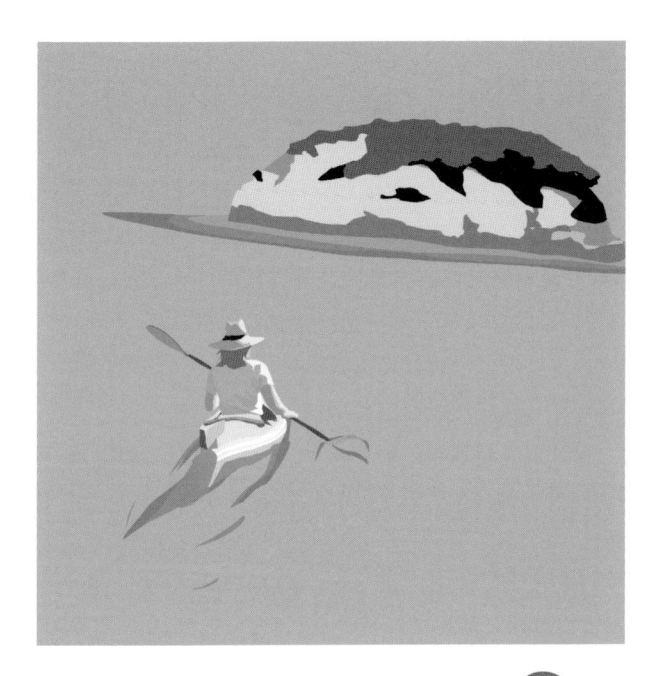

SESSION 9

比較と理論的サンプリング

講 義

　この島では，GTA のデータ収集と分析の作業をとおして，思考を刺激するためにおこない続ける**比較**という技法と，比較をもとにして次にデータを収集する対象や場，内容を選定する**理論的サンプリング** theoretical sampling について学びます．理論的サンプリングにもとづくデータ収集と分析を繰り返す中で，分析は**理論的飽和**とよばれる段階に向かって進んでいくのです．

　ここでは，❶比較とは何か，❷理論的サンプリング，❸理論的飽和，について，ゼミの様子を交えながら説明します．

❶ 比較とは何か

　GTA における比較では，プロパティとディメンションを意図的に増やすことが目的なので，プロパティとディメンションを使った比較をおこないます．それでは，1）比較の種類，2）比較をおこなう理由，3）比較をおこなう時期，4）理論的比較，について紹介します．

1）比較の種類

　GTA の比較には，データ同士の比較と，データとアイデアの比較があります．プロパティを軸にして，ディメンションの違いを比較する点が特徴です．まず，ゼミでは比較について次のように説明しました．

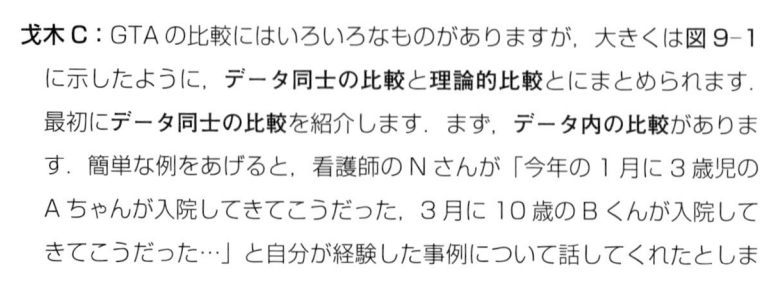

> 戈木 C：GTA の比較にはいろいろなものがありますが，大きくは図 9-1 に示したように，**データ同士の比較**と**理論的比較**とにまとめられます．最初に**データ同士の比較**を紹介します．まず，**データ内の比較**があります．簡単な例をあげると，看護師の N さんが「今年の 1 月に 3 歳児の A ちゃんが入院してきてこうだった，3 月に 10 歳の B くんが入院してきてこうだった…」と自分が経験した事例について話してくれたとしま

す．そうすると，AちゃんとB君という事例の比較ができます．例えば，"性別"や"年齢"というプロパティからみたディメンションが，Aちゃんは'女'で'3歳'，Bちゃんは'男'で'10歳'とか，他にも子どもの"入院の目的""入院の期

```
データ同士の比較
 1) データ内の比較
 2) データ間の比較
理論的比較
 1) データとアイデアの比較
 2) カテゴリーとアイデアの比較
  ①遠い状況との比較
  ②反対状況との比較 (flip-flop)
```

図9-1　比較の種類

間""治療による苦痛の表現""入院への適応の度合い""ケアの困難さ""ケアが困難な理由"…などというプロパティのディメンションを比較できます（図9-2）．このように1つのデータの中に出てくる複数の事柄について，プロパティを軸にしてディメンションの違いを比べます．

　もう1つは**データ間の比較**です．例えば5例のインタビューデータがあれば，5通りの話があるわけです．これもプロパティとディメンションを使って比較します．

　以上の2つはデータとして出てきたもの同士の比較で，GTA以外の方法を用いた場合にも使われるものだと思います．一方，**理論的比較**はGTAに特徴的なものです．これも，データを収集するときや分析作業の

	Aちゃんのケース	B君のケース
入院時期	1月	3月
性別	女	男
年齢	3歳	10歳
入院の目的	手術	化学療法
入院の期間	4日	3か月
治療による苦痛の表現	大	中
入院への適応の度合い	低	高
ケアの困難さ	高	高
ケアが困難な理由	処置に対する怖れ	医療への不信
⋮	⋮	⋮

図9-2　データ内の比較の例

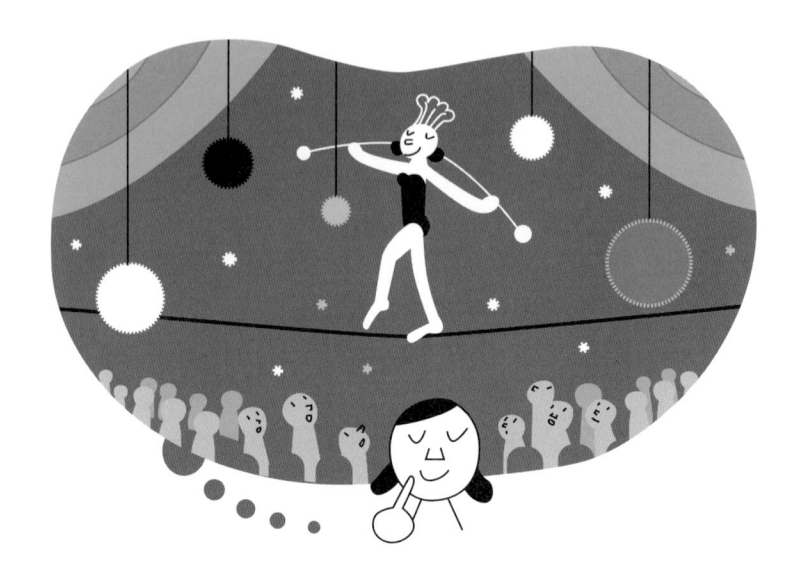

早い段階からおこないます．例えば，SESSION 10 の「ナースＱさんの語り」のデータを収集しているときや，収集したデータを読んでいるときに，「もしも私がこの看護師だったら'きょうだいへのケア'にも配慮する」だとか，「Ｑさんは小児科の看護師なんだけど，お年寄りを対象にケアしている看護師はたぶんこうじゃないか」などと，思いついたアイデアと実際のデータとを比べることができます．これが**データとアイデアの比較**です．

また，カテゴリーが出そろった後でおこなわれる**カテゴリーとアイデアの比較**があります．例えば≪状況を変える試み≫というカテゴリーが見出せたとすると，そのデータに出てくる状況とはまったく違った状況を考えます．もし，私がつぶれかけた国の総理大臣だったら，状況を打開するために何をするだろう？　もしも，私が突然シルク・ド・ソレイユのスターで綱わたりを命じられたら，成功させるためにどんな努力をするだろうか？　などといろいろな状況を思い浮かべて，プロパティ候補を出すわけです．

カテゴリーとアイデアの比較の中には，反対の状況との比較～flip-flop（ひっくり返し）～もあります．例えば≪状況を変える試み≫というカテゴリーであれば，Qさんとは反対の「状況を変える努力をしない看護師」の状況はどんなものなのだろうと考えることによって，プロパティとディメンションの候補を出します．

　比較は，**データ同士の比較**と**理論的比較**に分けられます．違いは，データとデータの比較なのか，データ（またはカテゴリー）とアイデアの比較なのかという点にあります．データ同士の比較には，上の説明に出てきた**データ内の比較とデータ間の比較**が，理論的比較には**データとアイデアの比較，カテゴリーとアイデアの比較（遠い状況，反対状況）**があります．
　「遠い状況との比較」と限定すると，「近い状況」ではダメなのかという質問が出そうですが，理論的比較をおこなう際には，なるべくもとのデータとかけ離れた状況を思い浮かべたほうがおもしろいプロパティ候補が出てくる可能性が高くなるので，それを意識するために「遠い状況との比較」としています．

2）比較をおこなう理由

　さて，どうして比較をする必要があるのかと疑問に思われる方も多いことでしょう．ゼミでは引き続いて，以下のように説明しました．

> **戈木C**：例えば目の前にきれいにラッピングされた箱があって，「中味を当てたらあげる」と言われたら，"大きさ"や"重さ"や"香り"や"形"など可能なかぎりたくさんの情報を集めて，中味を推測しようとするでしょう？　箱の中味と同じようにカテゴリーも，それがどういうものなのかを知るために，手がかりになるプロパティとディメンションを増やそうと考え，比較という方法を使うわけです．
> 　もちろん，比較にも時間がかかるわけだから，そんなことしてないで，その時間を使ってどんどんデータ収集に行けばいいじゃないって思うか

もしれません．でも，それでは効率が悪いのです．データの数を増やせば，プロパティが増えるかというと，必ずしもそうではないからです．しかも，質的研究で収集できるデータの数なんてたかがしれています，100例も200例もというわけにはいかない．研究に使える時間やお金は限られているのですから，戦略的にプロパティとディメンションを増やす方法を考えたほうが結局は得策なのです．

つまり，『比較』という技法をうまく使って，**プロパティとディメンションを速く増やす**ということです．データのある部分から得られるプロパティとディメンションにはかぎりがあります．しかし，同じデータの中の他の状況と比較したり，他のデータの同じ現象と比較することで，これまで見落としていたプロパティに気づくことができます．プロパティとディメンションが増えれば，結果的に明らかにしたい概念を正確に把握できます．

　比較によるもう1つのメリットは，理論的比較から導き出されたプロパティ候補をもとにして，今後対象にすべき人や場と収集すべき内容を知ることができる点です（これを**理論的サンプリング**とよんでいます）．比較をおこなうこと自体は，時間のかかることです．しかし，比較によって，現在のデータに不足しているプロパティに気づくことができれば，そのプロパティを含んだデータを収集できそうな場や人のところに行くことができます．つまり，比較によって効率的にプロパティとディメンションを集めることができる可能性が高くなるわけです．

3）比較をおこなう時期

　ところで，比較はどのような時期に，どのような方法でおこなえば効果的なのでしょうか．

　じつは，「**データ同士の比較**」と，「**理論的比較**」の中のデータとアイデアの**比較**は，データ収集をおこなうときからはじまっています．相手の話を聞いたり，観察をおこないながら，これまでに収集したデータや自分の

経験をもとにしたアイデアと比較します．もちろん，分析のすべての段階をとおして比較をおこなうことは言うまでもありません．前のデータではこんなディメンションがみつかったけど，このデータではどうだろう？ まったく異なる状況と比べてみるとどうだろう？ などと問いを立てながら比較することによって，分析中のデータとの類似点と相違点が明らかになります．

　一方，**「理論的比較」のカテゴリーとアイデアの比較**は，カテゴリーを抽出した段階でおこないます．すべてのカテゴリーについておこなうのが理想ですが，時間の制約があるときには，少なくとも現象を構成する重要なカテゴリーについては必ず比較します．例えば，「ナースQさんの語り」のデータ（p.218）で，【状況を変える試み】というカテゴリーが見出されたら，医療の場とはまったく違った状況で【状況を変える試み】が起こるのはどんな場合だろう？ と考えて遠い状況との比較をおこないます．それによって，思いもよらないおもしろいプロパティの候補がみつかることも多いので，ぜひやってみてください．

4）理論的比較

　ところで，理論的比較をおこなう際に，研究者としての倫理や見出された理論の正当性に関わる注意事項があります．重要なことなので，ゼミでは再三注意を促しました．ここからは，(1) 理論的比較をおこなう際の注意，(2) アイデアを出すことの難しさ，についてのゼミでのやりとりを紹介します．

(1) 理論的比較をおこなう際の注意

　『比較』について学んだあと，ゼミでは知識の確認として，次のようなやりとりをしました．

戈木C：理論的比較をすることで，プロパティが増える，分析に加速度がつくと話しました．でも，候補としてあがっただけのプロパティを研究結果として論文に使ってはいけませんよね．その後どうすればよいでしょうか？

A：データに戻って，データの中にそれが出ているかどうかを確かめます．

戈木C：そうですね．理論的比較から出てきたプロパティの候補が，データに出ているかどうかを確認します．でも，もしこれまで収集したデータの中に出てきていなかったらどうしますか？

B：これからのデータ収集で候補としてあがったプロパティが出てくるかどうかによって，使えるかどうかが決まります．

戈木C：そうですね．これから収集するデータに，そのプロパティが出てくるかどうかを確認するわけです．理論的比較で，どんなアイデアと比較するかはみなさんの自由です．ともかく，たくさんのプロパティ候補をあげてメモに残しましょう．でも，そのプロパティ候補には，理論的比較から出てきたものだということがはっきりとわかるように印をつけておいたほうがいい．そうしないと，あとで実際のデータから出てきたものとごちゃごちゃになってしまいます．

　理論的比較は，アイデアを用いた作業ですから，思いついたプロパティが，実際にデータの中に出てくることを確認する必要があります．理論的比較の結果としてでただけでは，あくまでプロパティ候補ということです．
　それでは，理論的比較によって得られたプロパティ候補が，実際のデータの中に確認できなかった場合にはどうすればよいのでしょうか．ゼミの続きを見てみましょう．

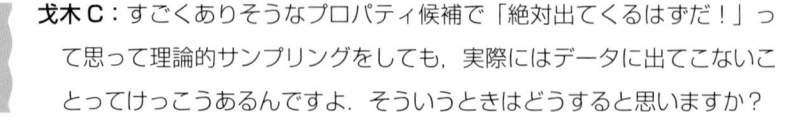

戈木C：すごくありそうなプロパティ候補で「絶対出てくるはずだ！」って思って理論的サンプリングをしても，実際にはデータに出てこないことってけっこうあるんですよ．そういうときはどうすると思いますか？

C：諦める？
　戈木 C：はい，研究の結果としては使えないわけですね．理論的比較は重要ですが，プロパティ候補にすぎないものを書いてしまったら，論文はフィクション作品になってしまいます．

　理論的比較によってよいプロパティのアイデアが浮かんでも，それはプロパティ候補にすぎません．プロパティ候補をもとにして理論的サンプリングをおこなうのはよいことですが，最終的にそのプロパティがデータとして得られない場合には，今後の研究課題として書き残しておく以上のことはできません．

(2) アイデアを出すことの難しさ

　理論的比較，特に**遠い状況との比較**は，はじめのうちは簡単ではないかもしれません．このとき，自分の関心のあることや経験と比べてみるとアイデアが浮かびやすく，たくさんのプロパティ候補を出しやすくなります．
　それでもよいアイデアが浮かばないときには，家族や友だちと，「どんなときに状況を変えたくなる？」「状況を変えるために何かはじめるのはどんなとき？」と話してみたり，周囲を見わたして何か題材がないかを探したり，Web で新作映画のプレビューを見たり，最近会った人や行った場所を思い出してみるなど，ありとあらゆる方法を使ってアイデアを出す努力をします．
　理論的比較にかぎらず，質的研究ではアイデアをたくさん出せることが大切です．アイデアを 100 個出しても，使えるものは数個しかないと思いますが，だからこそ，たくさんのアイデアを出さないことには話が始まりません．おもしろいアイデアが出せるかどうかは，日頃の好奇心の強さに比例するようです．みなさんも Curious George になって何にでも興味をもつ習慣をつけましょう．

❷ 理論的サンプリング

　GTAでは，データを1つ収集したら，その分析を終えてから，次のデータ収集に進むというふうに，**データの収集と分析が交互**におこなわれます．必要なプロパティとディメンションを効率よく収集するためにそうするわけですが，ここで用いられる技法が**理論的サンプリング**です．カテゴリー毎のプロパティとディメンションの表やカテゴリー関連図で「？」がついている部分，破線の矢印，架空のカテゴリー，そして理論的比較の結果をもとに，次にどういう人から，または場で，どのような質問や観察をするのかを決めます．ゼミでは，理論的比較と理論的サンプリングの関係について，次のような説明をしました．

> **戈木C**：比較によって出てきたプロパティ候補は，今後のデータ収集の網を張るために使います．例えば，A，B，Cっていうプロパティの候補が出てきたとすると，「A，B，Cに関わる話が出てきそうな人にインタビューをしよう」と考えます．もし，インタビューで対象者からそういう話が出なかったら，こちらから水を向けてみるのもいいかもしれません．もちろん，相手の回答を誘導することにならないような配慮は必要です．何も考えずにデータ収集をおこなうより，前もって，「こんなものがありかな？」ってプロパティ候補をあげてデータ収集をおこなえば，やっぱり引っかかる率は高くなります．

　説明にもあるように，理論的サンプリングでは比較の結果をもとにして，収集したいものを絞ります．つまり，現時点でデータに存在していないプロパティ候補や，不足しているプロパティとディメンションを収集するのにふさわしいと考えられる人や場と収集項目を決めるわけです．理論的サンプリングは1事例めのデータ分析からはじまりますが，分析が進むに伴って，分析のターゲットとするカテゴリーとカテゴリー同士の関係を明らかにするという，より明確な目的をもっておこなわれるようになります．

　データ収集の場では，対象者を誘導しないように注意しながら，理論的

比較から得られたプロパティ候補が語りや観察の中にあらわれるかどうかを確認したり，それを引き出すきっかけとなる質問を入れることによって，目的のプロパティやディメンションが得られやすくなる工夫をします．

❸ 理論的飽和

　理論的サンプリングによるデータの収集とその分析を繰り返していくと，**理論的飽和 theoretical saturation** の状態に到達します．理論的飽和は，それ以上データを分析しても，新たなカテゴリーやプロパティ，ディメンションがみあたらず，バリエーションが十分に把握できており，カテゴリー間の関係が十分に説明できるような状態を指します．当然，カテゴリー関連図に「？」や破線，架空のカテゴリーのない状態です．また，自分のデータの中の多数の事例が示す変化のプロセスだけでなく，少数派事例のプロセスも説明できるカテゴリー関連図とストーリーラインができた状態です．

　各事例がまったく同じということはありえませんから，新たなデータを収集すれば，細かなプロパティやディメンションはみつかるでしょうが，それにこだわっているといつまでたっても分析は終わりません．そこで，新たに得られたデータから，カテゴリー関連図を書き換えるほどのプロパティやディメンションが出てこなくなったら，そこで理論的な飽和に至ったと考えるのが現実的だと思います．

　質的研究ではデータの数ではなく質が問われます．どんなにたくさんのデータを収集しても，必要な情報が詳細に含まれたものが収集できなければ意味がありません．GTA では，理論的サンプリングを用いてターゲットを定めながら，データの収集と分析を交互におこなうことによって，質のよいデータを収集しようとします．研究をはじめる前に最終的な対象者数を決定することはできません．理論的飽和に至ってはじめて，データ収集・分析が終了し，結果として対象者数が決まるのです．

　とはいうものの，研究計画を立てる段階でおおよそのサンプル数を決めておくように求められることが多いと思いますから，データ収集・分析に

費やすことのできる時間や費用，人手などを鑑みて妥当な数を暫定的に申請しておくことになるでしょう．

データの分析 (高嶋希世子)

それでは，実際に比較をおこなってみましょう．学生に与えられた課題は，「Qさんが所属した3つの病棟の状況を比較する」というデータ内の比較と，【状況を変える試み】というカテゴリーの理論的比較でした．

1) データ内の比較

まず，Qさんが勤務した病棟間の比較をおこないました．「(データ番号の) 3番と5番からB病棟の"子どもの死の頻度"は'少ない'」というふうに，各病棟の状況やそこでQさんが体験したことに関するプロパティとディメンションをあげてもらいました．それらを一覧表としてホワイトボードに書き出していくと，病棟によっては不明なディメンションがあるため，表は虫食い状態でできあがりました（表9-1）．

もともとのデータの中にあらわれている情報は断片的ですが，このようにデータ内の比較をすることで，語りには出てこなかった病棟の状況や看護師の体験にまで思考を巡らせることができ，データに欠けている情報に気づくことができます．欠けている情報は，本当にデータに出ていないのかを再確認した後，次のインタビューで得られるようにします．もし，その方にしか聞けないという情報であれば，メールや電話で質問をしたり，再度インタビューをお願いしたりするという方法もあります．

2) 理論的比較

次は理論的比較の中のカテゴリーとアイデアの比較です．ここでは【状況を変える試み】というカテゴリーについて，まったく異なる状況を想像するという比較をおこない，プロパティ候補を増やしました．

学生の考えてきた理論的比較の一部を表9-2に示します．学生たちは，

表9-1　Qさんの勤務した病棟間の比較（データ内の比較）

プロパティ	A病棟	B病棟	C病棟
病棟の種類	小児内科	小児外科	小児内科
(Qさんの)在籍年数	4年	4年	1年半
子どもの死の頻度	多い (8)	少ない (3, 5)	少ない (10)
体力的な大変さ	高い (7)	低い？	低い？
気持ちを整理するための時間	なし (6, 7, 8)	あり (5)	あり？
つらさを引きずる度合い	高い？	高い？	低い (15)
悔しさの度合い	高い (19)[昔は]	高い (19)[昔は]	低い (18, 20)
不全感の度合い	高い (4, 9)	高い (4)	低い (17)
不全感への対処方法	病棟異動 (2)	がんコース (11)	話し合いや研修で学んだことの試み (12)
できることの数	少ない (10)[前より]	少ない (10)[前より]	多い (10)
できることの内容	――	――	子どもの要求の察知 (13), 家族と関わるタイミングをつかむこと (14) 子どもが望んだことに対する介入 (18)
介入への満足感	低い？	低い？	高い (16, 18)

（　）内の数字は，引用した切片の番号を示し，推測されるディメンションには「？」をつけ，該当するディメンションがない場合には「――」と記した．

　自分が「状況を変えたい」と思うような場面を日常生活の中から見つけ，それぞれに個性的なアイデアを出しています．それでは，「ダイエットが続けられない状況」というある学生のアイデアを例に，「ナースQさんの語り」のデータへの置き換えと理論的サンプリングについて考えてみましょう．

　学生は「ダイエットが続けられない状況」から，まず"目標体重"とい

表9-2 学生の考えたアイデアと【状況を変える試み】の理論的比較

比較内容	プロパティ	ディメンション		「ナースQさんの語り」に置き換えたときのプロパティ候補
ダイエットが続けられない状況	目標体重	45 kg		①理想の看護師像
	周囲が協力する度合い	高い		②同僚が協力する度合い
	ダイエットの効果	あり	なし	③ケアの効果
	意欲	高まる	下がる	④状況を変える意欲
	誘惑の頻度	高い		⑤状況を変える難しさ
	誘惑される原因	ケーキ屋の前を通る		⑥状況を変える難しさの要因
	疲労度	高い		⑦疲労度
	我慢が報われる度合い	低い		⑧努力が報われる度合い
	購入するもの	ダイエット食品，健康器具		⑨状況を変えるために必要なもの
	達成できたときの喜びの度合い	高い		⑩状況を変えたときの満足度
美容室に行ったのに，ヘアスタイルが気に入らなかったとき	気に入らない度合い	高い		⑪状況を変えたい気持ち
	理想と現実のギャップ	大きい		⑫理想と現実のギャップ
	美容室の制度	1週間以内なら，やり直しが可能		⑬同僚からの協力体制
	制度を利用することへの遠慮の度合い	高い		⑭同僚への遠慮の度合い
	一時的に髪型を変える方法	結ぶ，ウィッグを着ける，帽子をかぶる		⑮一時的に状況を変える方法
	かかる費用	安い～高い		⑯状況を変えるための経費
	友だちに褒められる度合い	低い		⑰同僚が応援してくれる度合い
	我慢する度合い	低い		⑱状況を変えたくない気持ち

うプロパティをあげました．このプロパティを「ナースQさんの語り」に置き換えてみましょう．Qさんは現状に満足しておらず「こんな看護師になりたい，あんな看護（仕事）をしたい」という目標があるかもしれません．そこで，"目標体重"を「ナースQさんの語り」に置き換えると，"理想の看護師像"というプロパティ候補になりました．

さらに，ゼミでは「その人の目の前ではお菓子を食べないとか，"周囲が協力する度合い"が'高'ければダイエットも続くんじゃない？…ってことは，『ナースQさんの語り』だと"同僚が協力する度合い"っていうプロパティもあるかもね」「"ダイエットの効果"が'ある'と，がんばろうって"意欲"も'高まる'けど，"効果"が'ない'と"意欲"も'下がっちゃう'」「『ナースQさんの語り』に置き換えると"ケアの効果"と"状況を変える意欲"というプロパティ候補かな？」「"状況を変える難しさ"や"状況を変える難しさの要因"っていうプロパティ候補もあるかな」と，進みました．その後，あがったプロパティ候補について，データに戻って確認しましたが，データには出てきていませんでした．

こうして得られたプロパティ候補をもとに，理論的サンプリングをおこないます（表9-3）．"理想の看護師像""同僚が協力する度合い""ケアの効果""状況を変える意欲"などのプロパティ候補についてのデータを得られそうな，現場をどんどん改革していくタイプの看護師が次のインタビュー候補に考えられます．他にも，"状況を変える難しさ""状況を変える難しさの要因""疲労度""努力が報われる度合い"などのプロパティ候補が得られそうな，ベテラン看護師に囲まれて状況を変えることが難しい新人看護師も次のインタビュー候補としてあがります．アイデアから得たプロパティ候補を分析中のデータにあてはまるような形に加工し，プロパティ候補とする．それをもとにしてさらに理論的サンプリングを考えるという一連の流れがおわかりいただけたでしょうか．

表 9-3　理論的サンプリングの例

得られそうな プロパティ候補	今後のインタビュー候補
①②③④⑤⑥⑧ ⑨⑩⑪⑮⑯⑰	現場をどんどん改革していくタイプの看護師
⑤⑥⑦⑫⑭⑰⑱	ベテラン看護師に囲まれて，状況を変えることが難しい新人看護師
②③④⑬⑭⑰	看護師同士の協力体制が整っている，またはまったく整っていない病棟で働く看護師
③⑦⑧⑫	治る病気の子どもが多く入院している病棟の看護師
①④⑧⑨⑩⑪⑯	経費をかけて状況を変えた結果，満足している看護師

学生の学び

ゼミの最後に，理論的比較とデータ収集と分析を繰り返すことについて，学生がどのように理解したのかを確認しました．

> **戈木C**：比較にはすごく時間がかかりますよね．どうしてスピードアップするって言えるんでしょうか？
>
> **C**：データを分析して，プロパティとディメンションがこれ以上はもうみつからないという状況より，比較という方法を使って，今まで自分が気づかなかったプロパティに気づければ，スピードアップになるのではないかと思います．
>
> **戈木C**：これまで気づかなかったプロパティ候補に気づいたら，そのあとどうしますか？
>
> **A**：比較であがってきたプロパティ候補は今後の事例で確認します．もしインタビューをするなら，話の中にそのプロパティ候補が出てきそうな人にインタビューをします．
>
> **戈木C**：そうですね．ところでGTAでは1つのデータを収集したら理論

的比較や理論的サンプリングを含めたデータ分析をした後，次のデータ収集に進みますよね．他の研究法のようにまとめてデータ収集をするより，時間がかかると思いませんか？

B：データ収集と分析を1例ずつ繰り返すことで，焦点を絞りながら質問をしたり，理論的サンプリングをしたりすることができるので，最終的には時間の短縮になるのだと思います．

　難しい質問ですが，学生はよく答えていました．最後に，学生が比較の課題をとおして，学んだことを「日記」から紹介しましょう．

　　データとかけ離れた状況との比較をすることで，多くのプロパティ候補を出すことができておもしろいと思った．実際に自分で比較をおこなうと，今まで思いつかなかったプロパティ候補がいくつも出てきた．比較をすることでプロパティが増え，カテゴリーをより説明しやすくなるということがよくわかった．課題をとおして，今までただ頭だけで理解していたことを，実感をもって理解することができたので，今後，活用していきたい．今日は比較によって得られたプロパティ候補は，データに出てこなければ，有効に使うことができないことも学んだ．
　　　　　　　　　　　　　　　　　　　　　　（「ゼミ日記」：A）

　この島では，比較を中心に，理論的比較から理論的サンプリングまでの一連の流れと，理論的飽和について学びました．比較はとても有用な技法です．はじめは難しいと感じるかもしれませんが，何度もやって繰り返しさえすれば技法が身につき，分析に生かすことができるようになります．GTAでは結果は常に暫定的なものです．修正を面倒だと感じず，気軽にポンポンとアイデアを飛ばせるようになることが大切なのです．

　さあ，この後の2つの島ではここまでに学んだ技法を復習します．SESSION 10ではインタビューデータ，SESSION 11では観察データを使

います．どちらのデータも本書の最後（p.218, p.222）にありますので，まず自分で分析してから島に向かってください．

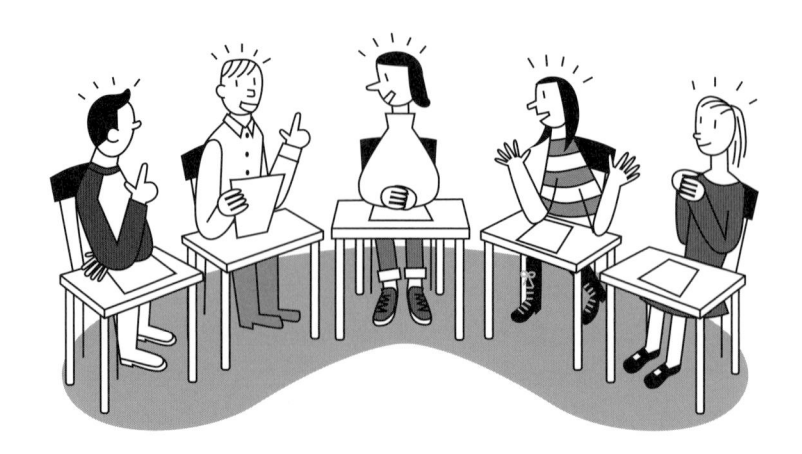

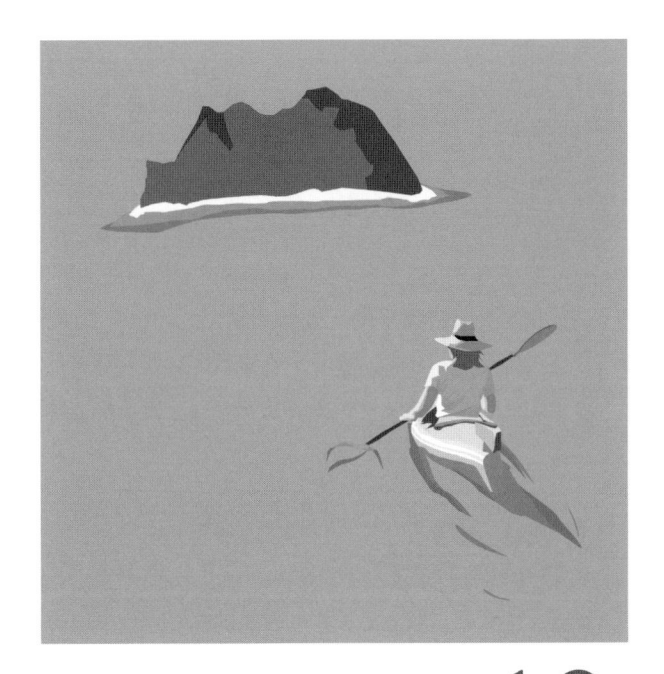

SESSION 10

インタビュー法を用いて収集した
データの分析

ここまでの島では，GTAを用いたデータ収集とデータ分析の方法を学びましたが，この島では，分析の島で学んだことを振り返りながら，p.218にあるインタビューデータを分析したいと思います．
　ここで用いる「ナースQさんの語り」データは，「子どものターミナルケアに携わる看護師のストレス」という研究の中の，「看護師は子どもの死によるストレスにどう対処しているのか？」というリサーチ・クエスチョンをもとに収集した一例目のデータの一部です．
　以下では，分析の手順に沿って，❶データを読み込む，❷ラベルの抽出，❸カテゴリーの抽出，❹カテゴリー同士の関連づけ，❺比較，❻理論的サンプリング，と進めていきます．

❶ データを読み込む

　SESSION 4で説明したように，まずリサーチ・クエスチョンを忘れてデータをよく読み，Qさんが語っていることを可能なかぎり理解しようと努力します．データを理解する手助けとして，データを読みながらインタビューの録音データを聞き返し，声の大きさや声のトーン，沈黙の長さ，Qさんがインタビュー中に表出した喜怒哀楽の表情など，文字おこしに出ていない情報をつけ加えます．そうすることで，ナースQさんの言葉の意味や発言の意図が理解しやすくなります．
　SESSION 6で説明したように，データをどのくらい丹念に読み込んだかということは，分析の結果に大きく影響しますから手が抜けません．切片化に備えて，データを整えておくことも大切です．例えば，Qさんのデータの切片2では，「その場所」と語られています．「その」という指示語が何を指しているのかを明確にしておかなければ，切片化したときにどこのことかわからなくなってしまいます．ここでは，「その」は前で語られた「A病棟」を指しているので，「その場所（A病棟）」と括弧つきで書き込みます．
　その他にも，切片2の「だから」や切片3の「でも」のように接続詞が使われている場合には，接続詞がどのような意味あいで使われているのか

を考えます．また，助詞がどのように使われているか，インタビュアーの質問がQさんの回答にどのような影響を及ぼした可能性があるのかについても注目しながら読みます．

❷ ラベルの抽出

データをよく読み込んだら，データを切片化します．切片化の方法については SESSION 6 で説明しました．1つの内容を1つの切片にするので，各切片の大きさは，いくつかの単語だったり，1つの文章だったり，1つの段落だったりします．

切片をつくったら，1つの切片だけに注目して，なるべくたくさんのプロパティ，ディメンションを抽出し，それらをもとにしてラベル名（抽象度が低めの概念）をつけます．すべての切片にラベル名をつけ終わったら，切片データと見比べて内容に対応した名前になっているかどうかを確認します．

抽出したプロパティ，ディメンション，ラベル名の例を表10-1に示しました．もちろん，これだけが正解だというわけではありませんが，みなさんがつけたものと比較してみてください．

表 10-1 「ナース Q さんの語り」のプロパティ，ディメンション，ラベル名

切片番号	データ	プロパティ	ディメンション	ラベル名
1	A 病棟にいる 4 年間では，ターミナルケアはしてきたけど，結局は，それ（ターミナルケア）に対する答えが，たぶん自分で何ひとつ出せてなかったなと思いますね．	場所 期間 場と期間の限定 経験してきたこと 「〜けど」が意味すること 「結局は」が意味すること 見出せなかったこと 見出せなかったと思う確信度 答えを出せなかった人 ターミナルケアに対する答えを見出せた度合い	A 病棟 4 年間 あり〔では〕 ターミナルケア 前文の状況に反する結果の提示 結果として生じたこと ターミナルケアに対する答え 中〔たぶん〕 自分 皆無〔何ひとつ〕	見出せない答え
2	だから，病棟を移してもらうことで，その場所（A 病棟）から逃げたっていうふうに今でも自分で思ってて…，逃げたことは事実なんですよね．	「だから」が意味すること 逃げるための方策 逃げた場所 希望内容 自分で思っていること 思っている期間 事実として認識していること 病棟異動に対する否定的な感情の度合い 病棟を異動したことへの評価	結果として生じたこと 病棟異動 その場所（A 病棟） 病棟を移してもらう その場所から逃げた 6 年？〔今でも〕 逃げた 高い〔逃げた〕 その場所からの逃避	病棟異動による逃避
3	でも，B 病棟でも，数は少ないですが，亡くなる子どものケアはあるので，やっぱりつらくて…．	「でも」が意味すること 場所 「(少ないです)が」が意味するもの 亡くなる子どもの数 亡くなる子どものケアをする機会 亡くなる子どものケアによって生じるもの つらさを感じる必然性	予想と違う状況の発生 B 病棟 前後で逆の内容の提示 少ない 少ない つらさ 高い〔やっぱり〕	亡くなる子どものケアのつらさ

（つづく）

4	子どもの死を何度かみていくうちに，またA病棟のときと同じように不全感のようなものを感じて…．	経験したこと 経験した子どもの死の回数 不全感を感じる時期 感じたこと これまでの不全感の経験 不全感の感じ方 不全感を感じる度合い 不全感を感じるきっかけ	子どもの死をみること 複数〔何度か〕 子どもの死を何度か経験するうち 不全感のようなものあり〔またA病棟のときと同じように〕 A病棟のときと同じように 高い？ 複数の子どもの死をみる〔～うちに〕	子どもの死による不全感
5	ただ，(子どもが亡くなる)頻度が少ないので，次の死が起こるまでに時間があって，そういったところで次のときを迎えられるような精神状態がつくれたけど．	「ただ」が意味すること (子どもの死の)頻度 (子どもの死が)少ないことによる影響 次の死が起こるまでの時間 つくれたもの 精神状態の安定度 安定した精神状態をつくることができる理由	状況の限定または逆接 少ない 次の死が起こるまでの時間がある あり 次のとき(死)を迎えられるような精神状態 高い〔次のとき(死)を迎えられるような精神状態〕 次の死まで時間があったから〔そういったところで〕	次の死を迎えられる精神状態
6	A病棟のときにはなかったんですよね，気持ちを整える時間が．	場所 時期 場と期間の限定 気持ちを整える時間 なかったもの	A病棟 A病棟のとき あり〔には〕 なし 気持ちを整える時間	気持ちを整える時間のなさ
7	体力的にも，この頃(A病棟のとき)はすごくいろんな意味で大変だったから，気持ちの整理どころじゃなかったし．	体力的な大変さの度合い 大変な理由 時期 体力的な大変さの要因の数 整理する余裕 整理できなかったこと 整理できなかった理由	高い 体力的に，その他〔にも〕 この頃(A病棟のとき) 複数〔いろんな意味で〕 なし〔整理どころじゃなかった〕 気持ち 体力的にも大変だったから	気持ちの整理どころじゃない

(つづく)

8	毎日仕事が大変な中で，子どもたちが亡くなっていって，（自分の気持ちの）整理ができないうちにまた次が襲ってくるって繰り返しで，	状況 仕事の大変さの度合い 仕事が大変なとき 子どもの死の間隔 死が連続する度合い （気持ちの）整理度 次が襲ってくる状況	毎日仕事が大変な中 高い 毎日 短い〔整理ができないうちにまた次が襲ってくる〕 高い〔繰り返しで〕 不十分 （自分の気持ちの）整理ができないうちに	整理ができないまま繰り返される子どもの死
9	不全感が積み重なったんだと思ってるんです．	不全感の蓄積度 思っていること	高い 不全感が積み重なった	積み重なる不全感
10	質問：今はどうですか？ 昔に比べれば亡くなるお子さんの数は少ないかもしれないですけど，亡くなる方はいらっしゃいますよね．そういう中で働いてらして…．	質問の内容 子どもの死の頻度 亡くなる子どもの有無	今の状況 昔に比べれば少ない あり	できるようになった自分
	そうですね．自分がだいぶ変わったと思います．前よりいろいろできるようになったというか．	自分が認識している変化度 前よりできるようになったこと 前よりできるようになったことの数 認識している変化したこと	高い〔だいぶ〕 いろいろ 複数〔いろいろ〕 自分自身の変化，自分ができるようになったこと	
11	経験が積み重なったっていう部分と，あとまぁ，がんコース（認定看護師コース）に勉強に行ってみたりとかして．	経験の積み重ね度 積み重なったこと 「あと」が意味するもの 試みたこと 学びの場	大 経験 追加 がんコースに勉強に行く がんコース	経験の蓄積とがんコースでの学び
12	それに，この子に何ができるんだろうって，みんなで話し合ったり，ターミナルケアの研修で習ったことを病棟で試してみたりする中で，	「それに」が意味するもの 試みたこと 話し合ったこと 話し合った人 試みを共有する人 試みの場	追加 みんなで話し合ったこと，研修で習ったことの試み 子どもに対して何ができるか みんな みんな 病棟	話し合いや学びの試み

（つづく）

13	亡くなっていく子どもの，何か求めてくるものとかがわかるようになってきたし，	子どもの状況 子どもの求めてくるものがわかる度合い わかるようになったこと わかるようになったことの数 変化したこと 変化の状況	ターミナル期〔亡くなっていく子ども〕 高い 亡くなっていく子どもの要求 複数〔とか〕 子どもの要求の察知 わかるようになってきた	わかるようになった子どもの要求
14	あと，家族と関わるタイミングっていうのが，自分でうまくつかめるようになったんだと思うんですよね．	「あと」が意味するもの 関わる対象 家族と関わるタイミングをつかめる度合い つかめるようになったもの つかめるようになった人 つかむことの自主性 自己評価	追加 家族 高い〔うまく〕 家族と関わるタイミング 自分 高い〔自分で〕 高い〔うまく自分でつかめる〕	つかめるようになった家族と関わるタイミング
15	だから，子どもが亡くなることはつらいことですけど，それを引きずるわけではなくて，	「だから」が意味すること 子どもの状態 亡くなることへの感じ方 「～けど」が意味するもの つらさを引きずる度合い	結果の提示 亡くなる つらい 前後で逆の内容 低い	引きずることはないつらさ
16	むしろ自分の中で，何もできなかったっていうことよりも，うまく必要な時期に必要なことができたんだっていう満足感のほうが少し勝ってきました．	比較する事柄 何もできなかったということに勝るもの 介入が必要な時期の察知度 適切な時期に対応できたという満足度 介入の評価 介入への満足度	何もできなかったということ，必要な時期に必要なことができた満足感 介入への満足感 高い 高い 適切〔必要な時期に必要なことができた〕 高い	介入への満足感

(つづく)

17	で，つい最近1人亡くなったんですけど，亡くなったことはすごくつらいんですけど，何もできなかったっていう不全感はなくて，	「で」が意味すること 亡くなった時期 亡くなった子どもの数 「(亡くなったんです）けど」が意味するもの 亡くなったことへのつらさの度合い 「(つらいんです）けど」が意味するもの 不全感 抱かなかったこと	接続 つい最近 1人 前置き 高い 前後で逆の内容 なし 何もできなかったっていう不全感	つらいけど不全感なし
18	今の自分たちの中で，あの子が望んでたことに対しては介入できたんじゃないかなっていう評価があるので，(子どもの死は）つらいけど悔しくはないっていうところがあったんですよ.	時期 介入できたこと 介入に対する自分たちの評価 介入への満足度 評価する人 評価軸 (子どもの死への）感じ方 つらいけど悔しくはない理由 悔しさの度合い	今 子どもが望んでたこと 高い 高い 自分たち 子どもの望んだことに介入できたか つらいけど悔しくはない 子どもが望んだことに対して介入できたから 低い	子どもが望んだ介入ができたという評価
19	きっと，だから，昔はターミナルケアについて悔しい部分がたくさん残っただけで，何ひとつそこから見出せなかったけど，	確信度 「だから」が意味すること 時期 残るもの 残る悔しさの数 結果の限定度 結果 見出せたこと 「～けど」が意味するもの	高い［きっと］ 結果の提示 昔 悔しい部分 多い 高い［だけで］ 悔しい部分がたくさん残っただけ 何もなし 前後で逆の内容	悔しさだけで何も見出せない
20	今はやれることはやったから，悔しくはないっていう部分が少しずつ自分の中で出てきたのかなって感じがします.	時期 おこなったこと やりきった度合い 悔しさの度合い 悔しさの変化 変化の状況 変化の内容 変化の速度	今 やれること 高い［やれることはやった］ 低い あり 悔しさの軽減 悔しくはない 少しずつ	悔しさの軽減

表 10-2　カテゴリーごとの切片一覧

《不全感の蓄積》

3	でも，B病棟でも，数は少ないですが，亡くなる子どものケアはあるので，やっぱりつらくて…．	「でも」が意味すること 場所 「(少ないです)が」が意味するもの 亡くなる子どもの数 亡くなる子どものケアをする機会 亡くなる子どものケアによって生じるもの つらさを感じる必然性	予想と違う状況の発生 B病棟 前後で逆の内容の提示 少ない 少ない つらさ 高い〔やっぱり〕	亡くなる子どものケアのつらさ
4	子どもの死を何度かみていくうちに，またA病棟のときと同じように不全感のようなものを感じて…．	経験したこと 経験した子どもの死の回数 不全感を感じる時期 感じたこと これまでの不全感の経験 不全感の感じ方 不全感を感じる度合い 不全感を感じるきっかけ	子どもの死をみること 複数〔何度か〕 子どもの死を何度か経験するうち 不全感のようなものあり〔またA病棟のときと同じように〕 A病棟のときと同じように 高い？ 複数の子どもの死をみる〔〜うちに〕	子どもの死による不全感
9	不全感が積み重なったんだと思ってるんです．	不全感の蓄積度 思っていること	高い 不全感が積み重なった	積み重なる不全感
15	だから，子どもが亡くなることはつらいことですけど，それを引きずるわけではなくて，	「だから」が意味すること 子どもの状態 亡くなることへの感じ方 「〜けど」が意味するもの つらさを引きずる度合い	結果の提示 亡くなる つらい 前後で逆の内容 低い	引きずることはないつらさ
17	で，つい最近1人亡くなったんですけど，亡くなったことはすごくつらいんですけど，何もできなかったっていう不全感はなくて，	「で」が意味すること 亡くなった時期 亡くなった子どもの数 「(亡くなったんです)けど」が意味するもの 亡くなったことへのつらさの度合い 「(つらいんです)けど」が意味するもの 不全感 抱かなかったこと	接続 つい最近 1人 前置き 高い 前後で逆の内容 なし 何もできなかったっていう不全感	つらいけど不全感なし

(つづく)

《死を迎えるための気持ちの整理》

5	ただ，（子どもが亡くなる）頻度が少ないので，次の死が起こるまでに時間があって，そういったところで次のときを迎えられるような精神状態がつくれたけど．	「ただ」が意味すること（子どもの死の）頻度（子どもの死が）少ないことによる影響 次の死が起こるまでの時間つくれたもの 精神状態の安定度 安定した精神状態をつくることができる理由	状況の限定または逆接 少ない 次の死が起こるまでの時間がある あり 次のとき（死）を迎えられるような精神状態 高い〔次のとき（死）を迎えられるような精神状態〕 次の死まで時間があったから〔そういったところで〕	次の死を迎えられる精神状態
6	A病棟のときにはなかったんですよね，気持ちを整える時間が．	場所 時期 場と期間の限定 気持ちを整える時間 なかったもの	A病棟 A病棟のとき あり〔には〕 なし 気持ちを整える時間	気持ちを整える時間のなさ
7	体力的にも，この頃（A病棟のとき）はすごくいろんな意味で大変だったから，気持ちの整理どころじゃなかったし．	体力的な大変さの度合い 大変な理由 時期 体力的な大変さの要因の数 整理する余裕 整理できなかったこと 整理できなかった理由	高い 体力的に，その他〔にも〕 この頃（A病棟のとき） 複数〔いろんな意味で〕 なし〔整理どころじゃなかった〕 気持ち 体力的にも大変だったから	気持ちの整理どころじゃない
8	毎日仕事が大変な中で，子どもたちが亡くなっていって，（自分の気持ちの）整理ができないうちにまた次が襲ってくるって繰り返しで，	状況 仕事の大変さの度合い 仕事が大変なとき 子どもの死の間隔 死が連続する度合い （気持ちの）整理度 次が襲ってくる状況	毎日仕事が大変な中 高い 毎日 短い〔整理ができないうちにまた次が襲ってくる〕 高い〔繰り返しで〕 不十分 （自分の気持ちの）整理ができないうちに	整理ができないまま繰り返される子どもの死

(つづく)

《状況を変える試み》

2	だから，病棟を移してもらうことで，その場所（A病棟）から逃げたっていうふうに今でも自分で思ってて…，逃げたことは事実なんですよね．	「だから」が意味すること 逃げるための方策 逃げた場所 希望内容 自分で思っていること 思っている期間 事実として認識していること 病棟異動に対する否定的な感情の度合い 病棟を異動したことへの評価	結果として生じたこと 病棟異動 その場所（A病棟） 病棟を移してもらう その場所から逃げた 6年？〔今でも〕 逃げた 高い〔逃げた〕 その場所からの逃避	病棟異動による逃避
11	経験が積み重なったっていう部分と，あとまぁ，がんコース（認定看護師コース）に勉強に行ってみたりとかして．	経験の積み重ね度 積み重なったこと 「あと」が意味するもの 試みたこと 学びの場	大 経験 追加 がんコースに勉強に行く がんコース	経験の蓄積とがんコースでの学び
12	それに，この子に何ができるんだろうって，みんなで話し合ったり，ターミナルケアの研修で習ったことを病棟で試してみたりする中で，	「それに」が意味するもの 試みたこと 話し合ったこと 話し合った人 試みを共有する人 試みの場	追加 みんなで話し合ったこと，研修で習ったことの試み 子どもに対して何ができるか みんな みんな 病棟	話し合いや学びの試み

(つづく)

《見出せない答え》

1	A病棟にいる4年間では，ターミナルケアはしてきたけど，結局は，それ（ターミナルケア）に対する答えが，たぶん自分で何ひとつ出せてなかったなと思いますね．	場所 期間 場と期間の限定 経験してきたこと 「〜けど」が意味すること 「結局は」が意味すること 見出せなかったこと 見出せなかったと思う確信度 答えを出せなかった人 ターミナルケアに対する答えを見出せた度合い	A病棟 4年間 あり〔では〕 ターミナルケア 前文の状況に反する結果の提示 結果として生じたこと ターミナルケアに対する答え 中〔たぶん〕 自分 皆無〔何ひとつ〕	見出せない答え
19	きっと，だから，昔はターミナルケアについて悔しい部分がたくさん残っただけで，何ひとつそこから見出せなかったけど，	確信度 「だから」が意味すること 時期 残るもの 残る悔しさの数 結果の限定度 結果 見出せたこと 「〜けど」が意味するもの	高い〔きっと〕 結果の提示 昔 悔しい部分 多い 高い〔だけで〕 悔しい部分がたくさん残っただけ 何もなし 前後で逆の内容	悔しさだけで何も見出せない

（つづく）

《よい評価の見出し》

10	質問：今はどうですか？ 昔に比べれば亡くなるお子さんの数は少ないかもしれないですけど，亡くなる方はいらっしゃいますよね．そういう中で働いてらして…．	質問の内容 子どもの死の頻度 亡くなる子どもの有無	今の状況 昔に比べれれば少ない あり	できるようになった自分
	そうですね．自分がだいぶ変わったと思います．前よりいろいろでできるようになったというか．	自分が認識している変化度 前よりできるようになったこと 前よりできるようになったことの数 認識している変化したこと	高い〔だいぶ〕 いろいろ 複数〔いろいろ〕 自分自身の変化，自分ができるようになったこと	
13	亡くなっていく子どもの，何か求めてくるものとかがわかるようになってきたし，	子どもの状況 子どもの求めてくるものがわかる度合い わかるようになったこと わかるようになったことの数 変化したこと 変化の状況	ターミナル期〔亡くなっていく子ども〕 高い 亡くなっていく子どもの要求 複数〔とか〕 子どもの要求の察知 わかるようになってきた	わかるようになった子どもの要求
14	あと，家族と関わるタイミングっていうのが，自分でうまくつかめるようになったんだと思うんですよね．	「あと」が意味するもの 関わる対象 家族と関わるタイミングをつかめる度合い つかめるようになったもの つかめるようになった人 つかむことの自主性 自己評価	追加 家族 高い〔うまく〕 家族と関わるタイミング 自分 高い〔自分で〕 高い〔うまく自分でつかめる〕	つかめるようになった家族と関わるタイミング

(つづく)

16	むしろ自分の中で，何もできなかったっていうことよりも，うまく必要な時期に必要なことができたんだっていう満足感のほうが少し勝ってきました．	比較する事柄 何もできなかったということに勝るもの 介入が必要な時期の察知度 適切な時期に対応できたという満足度 介入の評価 介入への満足度	何もできなかったということ，必要な時期に必要なことができた満足感 介入への満足感 高い 高い 適切〔必要な時期に必要なことができた〕 高い	介入への満足感
18	今の自分たちの中で，あの子が望んでたことに対しては介入できたんじゃないかなっていう評価があるので，(子どもの死は) つらいけど悔しくはないっていうところがあったんですよ．	時期 介入できたこと 介入に対する自分たちの評価 介入への満足度 評価する人 評価軸 (子どもの死への) 感じ方 つらいけど悔しくはない理由 悔しさの度合い	今 子どもが望んでたこと 高い 高い 自分たち 子どもの望んだことに介入できたか つらいけど悔しくはない 子どもが望んだことに対して介入できたから 低い	子どもが望んだ介入ができたという評価
20	今はやれることはやったから，悔しくはないっていう部分が少しずつ自分の中で出てきたのかなって感じがします．	時期 おこなったこと やりきった度合い 悔しさの度合い 悔しさの変化 変化の状況 変化の内容 変化の速度	今 やれること 高い〔やれることはやった〕 低い あり 悔しさの軽減 悔しくはない 少しずつ	悔しさの軽減

表10-3 《死を迎えるための気持ちの整理》のプロパティとディメンション

次の死を迎えられる精神状態（5）　気持ちを整える時間のなさ（6）　気持ちの整理どころじゃない（7）　整理ができないまま繰り返される子どもの死（8）

プロパティ	ディメンション（5）	ディメンション（6, 7, 8）
気持ちを整理できない度合い	中	高い（7, 8）
整理するための時間	あり	なし（6）
整理するための余裕	あり？	なし（7）
整理ができないことの繰り返し	なし	あり（8）
整理に影響する要因	子どもの死の頻度	整理するための時間（6） 体力的な大変さ（7） 整理するための余裕（7） 仕事の大変さ（8）
整理すること	？	気持ち（7）
整理できなかった理由	－	体力的にも大変だったから（7）
子どもの死の頻度	少ない	多い？
子どもの死の間隔	長い	短い（8）
死が連続する度合い	低い	高い（8）
次の死が起こるまでの時間	あり	なし（8）
子どもの死の頻度や間隔の影響	次の死が起こるまでの時間がある	整理ができないうちにまた次が襲ってくる（8）
精神状態の安定度	高い	低い（7）
精神状態をつくることができる理由	時間があったから	－
なかったもの	？	気持ちを整える時間（6） 整理するための余裕（7）
時期	B病棟のとき？	A病棟のとき（6, 7）
場所	B病棟？	A病棟（6）
場と期間の限定	あり？	あり（6）
体力的な大変さの度合い	低い？	高い（7）
体力的な大変さの要因の数	－	複数（7）
仕事の大変さの度合い	低い？	高い（8）
仕事が大変なとき	たまに？	毎日（8）
状況	亡くなる頻度が少ない	毎日仕事が大変な中（8）

表 10-4 《不全感の蓄積》のプロパティとディメンション

亡くなる子どものケアのつらさ（3） 子どもの死による不全感（4） 積み重なる不全感（9） 引きずる事はないつらさ（15） つらいけど不全感なし（17）

プロパティ	ディメンション (15, 17)	ディメンション (3, 4, 9)
不全感の蓄積度	小（17）	大（9）
つらさの持続	なし（15）	あり？
つらさを感じる理由	―	亡くなる子どものケア（3, 4）
感じたこと	何もできなかったっていう不全感はない（17）	不全感のようなもの（4）
不全感を感じる時期	つい最近（17）	子どもの死を何度か経験するうち（4）
不全感の感じ方	できなかったっていう不全感はない（17）	A病棟のときと同じように（4）
これまでの不全感の経験	あり？	あり（4）
不全感を感じるきっかけ	？	複数の子どもの死をみる（4）
場所	C病棟？	B病棟（3）
亡くなる子どもの数	少ない？	少ない（3）
つらい理由	亡くなることがつらい	亡くなる子どものケアがある（3）
亡くなることへの感じ方	つらい（15, 17）	つらい？
亡くなったことへのつらさの度合い	高い（17）	高い？
経験したこと	1人亡くなる（17）	子どもの死をみること（4）
経験した子どもの死の回数	―	複数（4）
思っていること	―	不全感が積み重なった（9）

❸ カテゴリーの抽出 （三戸由恵）

　次に，SESSION 7 でおこなったように，ラベルをカテゴリー（抽象度が高めの概念）にまとめて名前をつけます（表10-2）．ラベル名をつけるときと同様，なるべくたくさんのプロパティとディメンションをあげて，カテゴリーを把握します．そのために，ラベル名をつけるときにあげたプロパティとディメンションをカテゴリーごとに集め，必要があればカテゴリー名に適した表現に変えます（表10-3〜7）．そして，暫定的なカテゴリー名をつけたら，もとの切片（データ），ラベル名，集まったプロパティとディメンションからみて，その名前が適当かどうかを確認します．

表10-5 【状況を変える試み】のプロパティとディメンション
病棟異動による逃避（2）　経験の蓄積とがんコースでの学び（11）　話し合いや学びの試み（12）

プロパティ	ディメンション（2）	ディメンション（11, 12）
試みる度合い	高い	高い（11, 12）
試みる方法	病棟異動	がんコースでの学び（11） 話し合ったことや学んだこと（12）
試みの主体性	低い	高い（11, 12）
試みの協力者の有無	なし？	あり（12）
試みの評価	否定的	肯定的？
試みの場	違う病棟	同じ病棟（12）
自分で思っていること	その場所から逃げた	？
思っている期間	6年？	？
病棟異動に対する希望の有無	あり	？
事実として認識していること	逃げた	？
病棟を異動したことへの評価	その場所からの逃避	―
経験の積み重ね度	小？	大（11）
学びの場	？	がんコース（11） ターミナルケアの研修（12）
話し合ったこと	なし？	子どもに対して何ができるか（12）
話し合った人	なし？	みんな（12）

　例えば，切片2，11，12をまとめて，《状況を変える試み》というカテゴリー名をつけたら（p.181），表10-5のように，"試みる度合い"，"試みる方法"など，カテゴリー名に合うようなプロパティの表現に変えます．そして，このようなプロパティで，切片2，11，12からディメンションをあげられるかを，もとのデータに戻って検討します．ほかのカテゴリー名についても，同じように，プロパティとディメンションの一覧表を作成して確認をおこないます．

表10-6 《よい評価の見出し》のプロパティとディメンション

できるようになった自分（10）　わかるようになった子どもの要求（13）　つかめるようになった家族と関わるタイミング（14）　介入への満足感（16）　子どもが望んだ介入ができたという評価（18）　悔しさの軽減（20）

プロパティ	ディメンション（10, 13, 14, 16, 18, 20）
よい評価を見出す度合い	高い（16, 18）
介入の評価	適切（16）　高い（18）
介入への満足度	高い（16, 18）
評価する人	自分たち（18）
自己評価	高い（14）
自分が認識している変化度	高い（10）
認識している変化したこと	自分自身の変化（10） 自分ができるようになったこと（10） 子どもの要求の察知（13） 家族と関わるタイミングをつかめるようになる（14）
評価軸	子どもの望んだことに介入できたかどうか（18）
前よりできるようになったことの数	複数（10）
前よりできるようになったこと	いろいろ（10）
わかるようになったこと	亡くなっていく子どもの要求（13）
わかるようになったことの数	複数（13）
子どもの求めてくるものの察知度	高い（13）
家族と関わるタイミングをつかめる度合い	高い（14）
つかめるようになったもの	家族と関わるタイミング（14）
つかめるようになった人	自分（14）
つかむことの自主性	高い（14）
何もできなかったという思いに勝ること	介入への満足感（16）
介入が必要な時期の察知度	高い（16）
適切な時期に対応できたという満足度	高い（16）
介入できたこと	子どもが望んでたこと（18）
（子どもの死への）感じ方	つらいけど悔しくはない（18）
つらいけど悔しくはない理由	子どもが望んだことに対して介入できたから（18）
時期	今（20）
おこなったこと	やれること（20）
やりきった度合い	高い（20）
悔しさの度合い	低い（18, 20）
悔しさの変化	あり（20）
変化の状況	悔しさの軽減（20）
変化の内容	悔しくはない（20）
変化の速度	少しずつ（20）

表 10-7　《見出せない答え》のプロパティとディメンション
見出せない答え（1）　悔しさだけで何も見出せない（19）

プロパティ	ディメンション（1, 19）
見出せなかった度合い	高い（1, 19）
見出せなかったこと	ターミナルケアに対する答え（1）
見出せなかったと思う確信度	中（1）
答えを出せなかった人	自分（1）
場所	A 病棟（1）
期間	4 年間（1）
時期	昔（19）
場と期間の限定	あり（1）
経験してきたこと	ターミナルケア（1）
残るもの	悔しい部分（19）
残る悔しさの数	多い（19）
結果の限定度	高い（19）
結果	悔しい部分がたくさん残っただけ（19）
見出せたこと	何もない（19）

❹ カテゴリー同士の関連づけ（三戸由恵）

　ここまで進んだら，カテゴリー間の関係をパラダイムとカテゴリー関連図を使って検討します．パラダイムを使って分類すると，「状況（condition）」が《死を迎えるための気持ちの整理》，「行為／相互行為（action／interaction）」が《不全感の蓄積》と《状況を変える試み》，「帰結（consequence）」が《見出せない答え》と《よい評価の見出し》となりました（図 10-1）．

```
状況（condition）
　死を迎えるための気持ちの整理
行為／相互行為（action／interaction）
　不全感の蓄積
　状況を変える試み
帰結（consequence）
　見出せない答え
　よい評価の見出し
```

図 10-1　パラダイム（インタビューデータ）

```
                    ┌─────────────────────────────────────────┐
                    │ 状況《死を迎えるための気持ちの整理》      │
                    │ 次の死を迎えられる精神状態 (5) 気持ちを整える時間のなさ (6) │
                    │ 気持ちの整理どころじゃない (7)            │
                    │ 整理ができないまま繰り返される子どもの死 (8) │
                    └─────────────────────────────────────────┘
                          中 (5)：気持ちを整理できない度合い：高い (7, 8)
                          あり (5)：整理するための時間：なし (6)
                          あり？：整理するための余裕：なし (7)
                          なし (5)：整理ができないことの繰り返し：あり (8)

                                       ┌─────────────────────────────┐
                                       │ 行為／相互行為《不全感の蓄積》│
                                       │ 亡くなる子どものケアのつらさ (3) │
    ┌─────────────┐                    │ 子どもの死による不全感 (4)    │
    │《問題とならない│ ◀ ─ ─ ─ ─ ─ ─ ─ │ 積み重なる不全感 (9)          │
    │ 状況？》     │                    │ 引きずることはないつらさ (15) │
    └─────────────┘                    │ つらいけど不全感なし (17)     │
                                       └─────────────────────────────┘
                          小 (17)：不全感の蓄積度：大 (9)
                          なし (15)：つらさの持続：あり？
                          ────：つらさを感じる理由：亡くなる子どもの
                                              ケア (3, 4)

                                       ┌─────────────────────────────┐
                                       │ 行為／相互行為【状況を変える試み】│
                                       │ 病棟異動による逃避 (2)        │
                                       │ 経験の蓄積とがんコースでの学び (11) │
                                       │ 話し合いや学びの試み (12)     │
                                       └─────────────────────────────┘
                          高い (2)：試みる度合い：高い (11, 12)
                          病棟異動 (2)：試みる方法：がんコースでの学び (11)
                                              話し合ったことや学んだこと (12)
                          低い (2)：試みの主体性：高い (11, 12)
                          なし？：試みの協力者の有無：あり (12)
                          否定的 (2)：試みの評価：肯定的？

   ┌─────────────────────┐   ┌─────────────────────────────────────┐
   │ 帰結《見出せない答え》│   │ 帰結《よい評価の見出し》             │
   │ 見出せない答え (1)   │   │ できるようになった自分 (10)          │
   │ 悔しさだけで何も見出せない│ │ わかるようになった子どもの要求 (13) │
   │ (19)                │   │ つかめるようになった家族と関わるタイミング (14) │
   └─────────────────────┘   │ 介入への満足感 (16)                  │
                             │ 子どもが望んだ介入ができたという評価 (18) │
                             │ 悔しさの軽減 (20)                    │
                             └─────────────────────────────────────┘
```

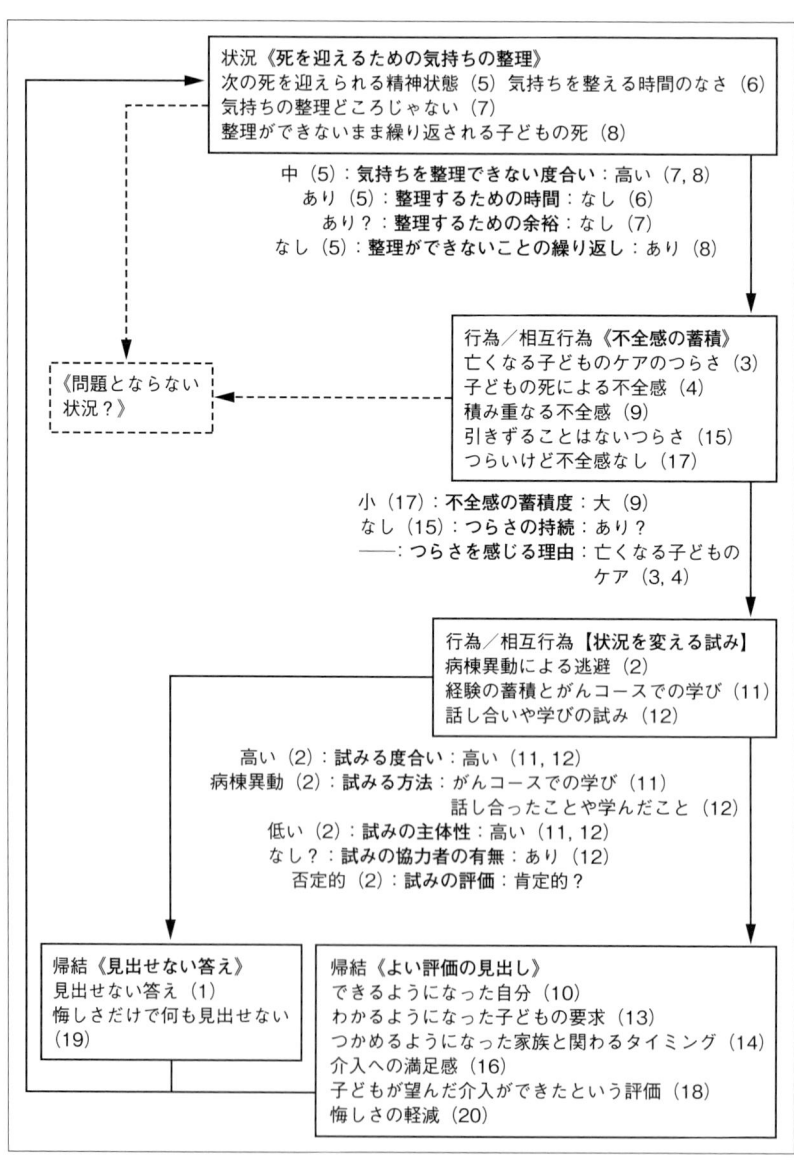

図 10-2　【状況を変える試み】という現象に関わるカテゴリー関連図

【　】は中心となるカテゴリー，《　》はサブカテゴリー，（　）は切片番号．太字はプロパティ，並字はディメンションを示す．このデータにはないが推測できる関係は破線の矢印で示し，推測されるディメンションには「？」をつけた．該当ディメンションがない場合は「────」とした．

次にカテゴリー同士の関係を考えます．図10-2がこの現象についてのカテゴリー関連図です（太字がカテゴリー名，細字はそれを構成するラベル名とデータ番号です．＊図8-3再掲）．カテゴリー関連図では，カテゴリー間の矢印はディメンションの組みあわせによって関係づけなくてはなりません．例えば，《死を迎えるための気持ちの整理》は，表10-3（p.185）にあげた"気持ちを整理できない度合い""整理するための時間""整理するための余裕""整理ができないことの繰り返し"というプロパティから見たときのディメンションの組み合わせによって，どのカテゴリーにつながるのかが決まります．一方は《不全感の蓄積》に結びつくと考えましたが，もう一方に結びつく適切なカテゴリーがないので，《問題とならない状況？》という架空のカテゴリーをつくって結びつけました．

　このように，それぞれのカテゴリーがどのように関連づくかを，SESSION 8の図8-1『カテゴリー関連図作成のルール』(p.136)を参考にして考え，カテゴリー同士を関係づけたら，今度はこの現象の中心となっているカテゴリーはどれかを考えます．SESSION 8に書いたように，現象は1つのカテゴリーと複数のサブカテゴリーによって構成されています．Qさんのデータでは，カテゴリー5つのうち，1つが中心のカテゴリーで，残りの4つはそれを説明するサブカテゴリーとなります．

　中心のカテゴリーは，パラダイムの『行為／相互行為』に位置し，他のサブカテゴリーと関係しているものです．今回の分析では，『行為／相互行為』に属するものは，《不全感の蓄積》と《状況を変える試み》の2つです．カテゴリー関連図を見ると，《不全感の蓄積》は3つのカテゴリーと関連しており，そのうちの1つは架空のカテゴリーです．一方，《状況を変える試み》は3つのカテゴリーと関連していて，いずれも実線の矢印で関連づけられています．そのため，この現象の中心となるカテゴリーは，《状況を変える試み》がふさわしいと考えました．従って，図10-2のカテゴリー関連図には，「【状況を変える試み】という現象に関わるカテゴリー関連図」というタイトルがつきます．

　ここまで考えたら，次は，カテゴリー，ラベル，プロパティとディメン

ションという概念を用いてストーリーラインを書きます．以下がストーリーラインです．

　看護師は，子どもの死を経験すると，次の《死を迎えるための気持ちの整理》（表10-3）をおこなう．"気持ちを整理できない度合い"が高く，"整理するための時間"や"余裕"がなく，"整理ができないことの繰り返し"がおこると，《不全感が蓄積》していた（表10-4）．そして，"不全感の蓄積度"が大きく，亡くなる子どものケアが"つらさを感じる理由"となっている場合に，看護師は【状況を変える試み】をおこなっていた（表10-5）．"試みる度合い"が高く，"試みる方法"ががんコースでの学び，話し合ったことや研修で学んだことであり，"試みの主体性"が高く，"試みの協力者"がいる場合には，《よい評価の見出し》（表10-6）ができていた．一方で，"試みる度合い"は高いものの，"試みる方法"が病棟異動で，"試みの主体性"が低く，"試みの評価"が否定的だと，《見出せない答え》（表10-7）という帰結に至っていた．
　ところで，今回のデータでは，関連を見出すことができなかったが，《死を迎えるための気持ちの整理》で，"気持ちを整理できない度合い"が中程度で，"気持ちを整理するための時間"があり，"整理できないことの繰り返し"がない場合や，ナースの《不全感の蓄積》で，"不全感の蓄積度"が小さく，"つらさの持続"がない場合には，《問題とならない状況？》につながる可能性が考えられる（現時点では架空のカテゴリーにした）．
　さらに，《見出せない答え》や《よい評価の見出し》という2つの帰結は，次の段階の状況の《死を迎えるための気持ちの整理》につながる．

　ストーリーラインを書くとき，破線のつながりや架空のサブカテゴリーについては，それが実際にデータには出てきていないということがわかるように，「可能性が考えられる」や「推測される」などと表現します．ス

トーリーラインを書くことによって，現象が文章として示されます．それにより，カテゴリーとサブカテゴリーのつながりに無理がないかを確認することができます．

分析がここまで進んだら，リサーチ・クエスチョンを再検討します．最初に立てたリサーチ・クエスチョンは「看護師は子どもの死によるストレスにどう対処しているのか？」でした．できあがったカテゴリー関連図は，このリサーチ・クエスチョンに対応していますが，「気持ちの整理ができず不全感が蓄積されたとき，看護師は状況をどう変えようとするのか？」とリサーチ・クエスチョンをさらに絞り込むこともできます．

❺ 比較

GTA ではデータ収集とデータ分析の全段階をとおして比較を続けます．比較によって，効果的にプロパティやディメンションを増やすことができるからです．SESSION 9 で説明したとおり，比較には**データ同士の比較**（データ内，データ間）と**理論的比較**（データとアイデアの比較，カテゴリーとアイデアの比較）があります．さらにカテゴリーとアイデアの比較の中には，**遠い状況との比較**と**反対状況との比較**があります．

比較はたくさんおこなったほうがよいのですが，紙幅の関係で，ここでは，1) データ内の比較と，2) 理論的比較（カテゴリーとアイデアの比較），の一例を紹介します．

1) データ内の比較

まず，データ内の比較です．カテゴリー【状況を変える試み】を例にします．【状況を変える試み】は，切片 2, 11, 12 のラベルによって構成されています．"試みる度合い" "試みる方法" "試みの主体性" "試みの協力者の有無" "試みの評価" などのプロパティを見ると，切片 2 と 11, 12 ではディメンションが異なっています（表10-5）．これらのディメンションの組み合わせの違いによって，《見出せない答え》と《よい評価の見出し》という異なる帰結が生じる点がおもしろいと思います．

表10-8　帰結の違いの比較

プロパティ	《見出せない答え》 ディメンション（1, 19）	《よい評価の見出し》 ディメンション（10, 13, 14, 16, 18, 20）
答えを見出す度合い	低い	高い
悔しさの度合い	高い	低い
介入の評価	低い	高い，適切
評価軸	?	子どもの望んだことに介入できたかどうか
評価する人	自分	自分たち
ターミナルケアについての思い	悔しい部分がたくさん残っただけ	つらいけど悔しくはない
何もできなかったという思いに勝ること	なし	介入への満足感
時期	昔	今

　表10-8には，帰結の2つのカテゴリー，《見出せない答え》と《よい評価の見出し》のディメンションを比べてみました．"答えを見出す度合い""悔しさの度合い""介入の評価"などのプロパティから見たときのディメンションが，2つのカテゴリー間で異なっていることがわかります．

2）理論的比較（カテゴリーとアイデアの比較）

　さて，次に理論的比較をおこないました．すべてのカテゴリーについておこなったほうがよいのですが，ここでは《不全感の蓄積》と【状況を変える試み】についての遠い状況との比較と反対状況との比較（flip-flop）の例を紹介します．

　Aさんは家を建てたときの状況と比較しました．また，Bさんはボーイフレンド探しの状況との比較をおこないました．2人とも，現実感あふれる卑近な例です（苦笑）．もちろん，悩みまみれの状況の中で「生きるか死ぬか，それが問題だ」なんて言ってしまうハムレットや，良心に目覚めて罪の意識にさいなまれるマクベス夫人にわが身を置き換えて【状況を変える試み】や《不全感の蓄積》が生じる状況を考えてみる…などという高

尚な比較も可能ですが，ここでは身近な例のほうを紹介します．

(1)《不全感の蓄積》(表10-9)

Aさんは，家を建てた体験を振り返って比較をしました．それまで住んでいた中古住宅は，あまりにふつうすぎるデザインでつまらないと思っていました．台所の使い勝手が悪いし，ケーキを焼けないのも不満でした．おまけにその地域は地盤が弱いことがわかり，地震が起こるたびに瓦礫の下敷きになったらどうしようと不安が大きくなりはじめました．でも，不満があるだけなら，多くの人と同じように「しょうがない」と我慢するわけですが，雑誌やテレビで住みたいなと思うような家をいくつも見たうえに，たまたまガウディのカサ・バトリョ (Casa Batlló) に行ったことがきっかけで，「自分好みのガウディ風の家を建てて引っ越したい！」という気持ちが大きくなりました（そんな家建てられるわけがありませんが，バカバカしいほど奇抜なほうがおもしろい比較ができます）．

以上の状況をプロパティとディメンションで表現して，今回の「ナースQさんの語り」のデータに合うように置き換えます．まず，"築年数"を"その職場での勤務年数"に変えました．これはすでにデータにあるのですぐに採用できます．また，"使いやすさ"を"働きやすさ"に，"地震による危険度"を"バーンアウトする危険度"に変えればプロパティの候補にできそうです．"比較の対象""現状への満足度""現状を変えたい度合い"などもプロパティ候補になりそうです．

一方，Bさんが考えた「ボーイフレンドがいない」という状況からは"現状への違和感""不満度""気分転換できる度合い""余暇の充実度""将来への不安度"というプロパティ候補があがりました．

くわえて，反対状況との比較では，「不全感がまったくない看護師」の状況を想定し，"問題意識の度合い""不全感への耐性""仕事にやりがいを求める度合い"というプロパティ候補が加わりました．

以上の理論的比較から，"働きやすさ"や"バーンアウトする危険度"をはじめとする13個のプロパティ候補が新たにあがったわけです．もち

表 10-9 理論的比較（不全感の蓄積）

比較内容	プロパティ	ディメンション	ナース Q さんのデータに置き換えたときのプロパティ候補
（遠いものとの比較 1）家が気に入らない状況	築年数	25 年	その職場での勤務年数（データにあり）
	デザイン	悪い	―
	使いやすさ	ちょい悪	働きやすさ
	地震による危険度	めちゃ高	バーンアウトする危険度
	比較の対象	雑誌，TV，カサ・バトリョ	比較の対象
	現状への満足度	低い	現状への満足度
	好みの家に住みたい度合い	増大	現状を変えたい度合い
（遠いものとの比較 2）ボーイフレンドがいない状況	現状への違和感	高い	現状への違和感
	つまらない感	高い	不満度
	遊びに出る度合い	低い	気分転換できる度合い
	余暇の充実度	低い	余暇の充実度
	将来への不安度	高い	将来への不安度
(flip-flop) 不全感がまったくない看護師の状況	問題意識の度合い	低い？	問題意識の度合い
	不全感への耐性	高い？	不全感への耐性
	仕事にやりがいを求める度合い	低い？	仕事にやりがいを求める度合い

ろん，これらのプロパティ候補が実際に使えるかどうかは，これから収集するデータの中に出てくるかどうかにかかっています．

(2)【状況を変える試み】（表 10-10）

次に，【状況を変える試み】というカテゴリーについて考えてみました．まず，「家づくり」との比較から"状況が変わる可能性""状況が変わる度合い""変えることによるメリット""状況を変える方法""モチベーションの高さ""必要経費""時間的余裕""体力""精神的余裕"というプロパティが候補としてあがりました．

「ボーイフレンド探し」との比較からは，"試みる手段""試みへの積極性""周囲を巻き込む度合い""自分を見つめ直す度合い""自分を磨く努

表 10-10 理論的比較（状況を変える試み）

比較内容	プロパティ	ディメンション	ナースQさんのデータに置き換えたときのプロパティ候補
（遠いものとの比較1）家づくり	状況が変わる可能性	大	状況が変わる可能性
	状況が変わる度合い	大	状況が変わる度合い
	引越すことによるメリット	地震もOK	変えることによるメリット
	状況を変える方法	引越し，自由設計の家を建てる	状況を変える方法
	モチベーションの高さ	高い	モチベーションの高さ
	必要経費	××円	必要経費
	時間的余裕	ぎりぎりあり	時間的余裕
	体力	あり	体力
	精神的余裕	ちょい不安	精神的余裕
（遠いものとの比較2）ボーイフレンド探し	手段	合コン，お見合い，1人旅，忙しくして忘れる	試みる手段
	積極性	高い	試みへの積極性
	周囲を巻き込む度合い	大	周囲を巻き込む度合い
	チャームポイントを見出す度合い	高い	自分を見つめ直す度合い
	自分を磨く努力の度合い	大	自分を磨く努力の度合い
(flip-flop)不全感を抱いても状況を変えようとしない看護師の状況	選択肢の数	?	選択肢の数
	変わりたい／変わりたくない理由	?	変わりたい／変わりたくない理由
	変わることへの抵抗感	?	変わることへの抵抗感
	決断の妨害者	?	決断の妨害者
	変わることへのおっくうさ	?	変わることへのおっくうさ
	試みへの自信	?	試みへの自信
	他への関心の転化度	?	他への関心の転化度

力の度合い"がプロパティ候補としてあがりました．また，反対状況との比較によって，「不全感を抱いても状況を変えようとしない看護師」の状況を想定して，"選択肢の数""変わりたい／変わりたくない理由""変わることへの抵抗感""決断の妨害者""変わることへのおっくうさ""試みへの自信""他への関心の転化度"がくわわり，プロパティ候補は21個ま

```
＊不全感がない看護師
＊不全感を抱いても状況を変える試みをしない看護師
＊何度も職場を異動した看護師
＊（Qさんとは）異なる変化の方法を使った看護師
＊ターミナルケアがほとんどない病棟で働く看護師
```

図10-3　理論的サンプリングの例（今後の対象候補）

で増えました．

❻ 理論的サンプリング（図10-3）

　以上の比較の結果，カテゴリー関連図で破線囲みのカテゴリーや破線の関連づけなどをもとに，今後の聞き取りの対象者候補を考えると，「不全感がない看護師」や「不全感を抱いても状況を変える試みをしない看護師」以外に，「何度も職場を異動した看護師」「（Qさんとは）異なる変化の方法を使った看護師」などがあがります．「ターミナルケアがほとんどない病棟で働く看護師」もおもしろいかもしれません．
　もちろん，こちらの思い描く協力者がつごうよく得られるわけではありませんが，このように，Qさんのデータとは異なるプロパティやディメンションが得られそうな対象者を意図的に選定することによって，プロパティとディメンションを増やす速度を速めようとするのです．

　ここまで分析を進めてきましたが，このデータでは，表10-5にあげた【状況を変える試み】のディメンションの違いが，表10-8の《見出せない答え》と《よい評価の見出し》というまったく異なる帰結につながっていく点が興味深いと思います．これから収集するデータをとおして，この違いが生じる原因や理由をもっと細かく検討することによって，さらなる展開が期待できそうです．
　看護師という職業はやりがいがある一方で，非常にストレスの多い仕事

でもあります．ストレスがたまるばかりの状態の中では長く働き続けることができませんから，遅かれ早かれバーンアウトしてしまうか，やりがいのある看護を続けようという気持ちが失せてしまう危険性があります．これはもったいないことですから，そうならないように，ストレスが発散され，やりがいや満足感を感じられる労働環境を検討することには意味があるのではないでしょうか．

　図10-2（p.190）に示したカテゴリー関連図から，【状況を変える試み】が《よい評価の見出し》につながるためには，"試みる度合い：高い""試みる方法：がんコースでの学び，話し合ったことや学んだこと""試みの主体性：高い""試みの協力者の有無：あり""試みの評価：肯定的？"という状況を整える必要があることがわかりました．もっと分析を進めた後の話ではありますが，論文では，先行研究を参考にしながら，これらのプロパティとディメンションをそろえるためには，具体的にどう介入するかという方策を考察すればよいことになります．そうすれば，次の段階の介入研究にもつながります．

　収集したデータを今回のような手順で分析し，それをもとに理論的サンプリングをおこなってデータ収集をおこなう，そしてまたデータを分析するという作業を繰り返す中で，ここで例にあげたような重要な課題を改善する糸口が見出せるかもしれないのです．質的研究の可能性にワクワクさせられませんか？

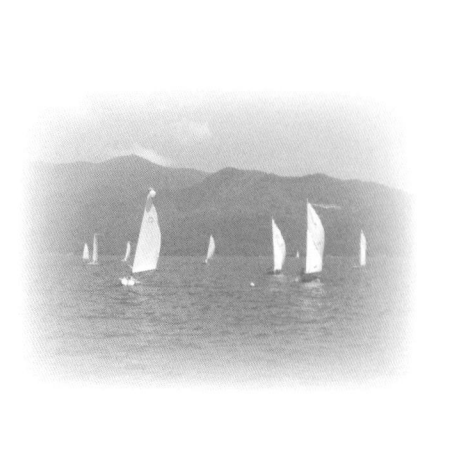

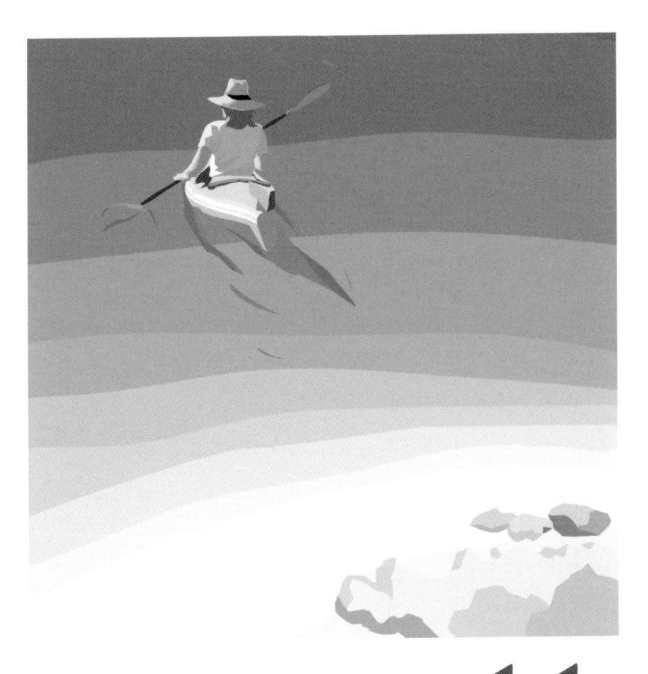

SESSION 11

観察法を用いて収集した
データの分析

さあ，ついに最後の島に到着しました．この島では観察法によって収集したデータの分析をおこないます．ここで使うデータは，SESSION 3 で紹介した「観察法トレーニングゼミ」の参加者の 1 人（B さん）が収集したものに少し手をくわえたテクストです（p.222）．ゼミでは討論しやすいように，p.228 に示した切片化後のデータを配布して，分析をおこないました．以下で用いる切片の番号は，この切片化後のデータを参照してください．

学生たちは 2 つのグループに分かれて，教員や院生のティーチング・アシスタント（以下，TA）に相談しながら分析をおこないました．そして，ゼミでは，2 つのグループの分析結果について検討しました．

2 つのグループの分析には，それぞれのメンバーの個性がくっきりとあらわれており，進み方もつまずき方も異なっていました．ここでは，初心者が起こしがちな典型的なミスを中心に紹介します．

❶ バイアスつきのラベル名

まず，凝り性の学生が多く，ラベル名をつける段階から何度も話し合いを重ねたという 1 グループ（以下，1G）は，オープン・コーディングのカテゴリーに分類する段階まで進んでいました．カテゴリーは表 11-1 のように，子どもの反応について 4 つのカテゴリー《子どものリラックスした状態》《子どもから看護師への確認》《子どものケアの受容》《子どもの恐怖心を伴うケアの拒絶》と，看護師の行動について 3 つのカテゴリー《看護師のケアの促し》《看護師の強引な対応》《看護師の共感的な対応》の計 7 つです．

1G には，今回の分析データのもとになったデータを収集した学生（B さん）がいたため，分析の過程で，B さんから得たデータの追加情報を加えてしまったようです．まず，B さんの「ゼミ日記」から，分析の足どりをたどってみましょう．

表11-1　カテゴリー分類（学生1G）

≪子どものリラックスした状態≫（1, 2, 18, 19）
≪子どもから看護師への確認≫（8, 11）
≪子どものケアの受容≫（10, 17）
≪子どもの恐怖心を伴うケアの拒絶≫（5, 13, 15, 22, 25, 27, 30, 32）
≪看護師のケアの促し≫（3, 4, 6, 7, 9, 20, 21）
≪看護師の強引な対応≫（12, 14, 16, 23, 24, 26, 28, 29）
≪看護師の共感的な対応≫（31, 33, 34）

≪　≫はカテゴリーを表し，数字は切片の番号を示す．

　　今回はじめてデータ分析に取り組みました．ラベル名をつける作業から難しく，グループのメンバーで話し合っているうちに，＜看護師の体勢＞＜子どもの動作＞というような，登場人物の動きだけに注目したラベル名ばかりになり，カテゴリーに分けることができず，困ってしまいました．そこで，TAの方にアドバイスをもらい，動作の意味を考えてプロパティとディメンションをあげたうえで，それをもとにしてラベル名をつけていくようにしました．
　　ゼミで習ったとおりに分析を進めたつもりでしたが，私がこの場面を観察したときの印象や，データ以外の場面に関する情報をグループの皆に話して，分析に使ったため，思い込みに左右されたラベル名をつけてしまいました．観察した場面で感じた印象について，根拠を明確にしないまま分析で使用してしまうと，バイアスがかかり，切片化したデータに忠実なラベル名をつけることができないと，痛感しました．
　　　　　　　　　　　　　　　　　　　　（「ゼミ日記」：Bさん）

　それでは，1Gの「思い込みに左右された」分析をめぐる，ゼミでのやりとりをご覧ください．1Gは，切片31に＜やめることへの共感＞というラベル名をつけ，その後，切片33, 34と合わせて≪看護師の共感的な対応≫というカテゴリー名をつけています（表11-2）．以下は，これらについてのやりとりです．

表 11-2 切片 31, 33, 34 のラベル名（学生 1G）

切片番号	データ	1G がつけたラベル名	1G がつけたカテゴリー名
31	X 看護師は険しい表情のまま，背すじを伸ばし，1 m 程の距離に近づくと聞こえる位の大きさの声で「(ガーゼ交換を) やめるの？」と，首を右に 30 度位傾けながら尋ねる．	やめることへの共感	看護師の共感的な対応
33	X 看護師は Y くんから 40 cm 位離れた所に立ち，Y くんの顔を 3 秒程見つめた後，「昨日怖かったのか～．じゃあ，今は（ガーゼ交換を）やめる？ ママが来てからにするのね？」と，語尾の「ね？」に力を込めて確認する．	母親が来たらおこなう約束	
34	X 看護師は険しい表情を緩め，Y くんを見つめて，「そうだね，後でママが来たら，（ガーゼを）かえようね」と，ゆっくりとした口調で言う．	母親が来たらおこなうことの受け入れ	

戈木C：切片 31 の＜やめることへの共感＞というラベル名はどうでしょうか？ 1G の皆さんは，ラベル名をつけた後でデータに戻って，適切かどうかを検討しましたか？

A (1G)：データに戻って確認したつもりですが…．

戈木C：そうですか．「やめるの？」とたずねているデータなので，「やめることへの」という部分はよさそうですね．でも，「共感」という表現はどこから出てきましたか？

A (1G)：ああ…，そう言われると，プロパティやディメンションには「共感」っていう言葉が出てきていないです．

戈木C：なぜ「共感」という言葉を使ったの？

B (1G)：私がこのデータを収集したときに，X さんがそれまでの無理矢理ガーゼをはがそうとしていた動きから一転して，子どもへの「共感」的な態度に変わったなという印象をもったことを，ラベル名をつけるときに皆に話したので，その印象をもち込んでしまったようです．

戈木C：観察の場面で「共感しているな」と感じたのだったら，それがわ

かるように，読んだ人が納得するような根拠を含めてデータの中に入れる必要があります．根拠が示せないものは単なる思い込みですから，分析のときにはいったんどこかに置いて，データと向き合わないといけません．

　1Gにとって，今回の分析データを収集したBさんからの補足情報があったことは，データを理解するという点から考えてプラスだったはずです．しかし，その補足情報がデータを客観的にみる目を狂わせ，バイアスがかかったラベル名をつけるに至ってしまったようです．
　このようなミスは，初学者の学生に限った問題ではなく，誰もがおかしがちな間違いです．自分が観察したデータには思い入れが強く，バイアスのかかった見方をしがちで，距離をとって分析することが難しくなります．だからこそ，データの切片化をおこない，前後の文脈から切り離した形でラベル名をつけるという，『切片化』のテクニックを正確に用いるべきなのです．

❷ カテゴリーの関係づけの難しさ

　さて，もう一方の2グループ（以下，2G）です．こちらは，ポイントさえ押さえれば細部にはこだわらないというあっさり型の学生が多いためか，1Gより先のアキシャル・コーディングまで進み，パラダイム（表11-3）をつくり，カテゴリー関連図（図11-1）まで描いてきました．
　しかし，カテゴリー関連図を見ると，【看護師によるケア導入への促し】から≪ケアへの子どもの自発的参加≫に至るカテゴリーの流れが，切片1から17までの場面1（X看護師の促しで，Yくんが洗面器のお湯に足を入れる）を反映したものになっています．また，【看護師によるケア導入への促し】から≪ケアの延期≫に至るカテゴリーの流れは，切片18から34までの場面2（X看護師が傷口のガーゼ交換を促し，Yくんが嫌がる）の内容を反映したもので，場面別に時系列に沿ったカテゴリー関連図になってしまっています．ゼミの中では，この点についてすぐさま，1Gの

表11-3 パラダイム（学生2G）

状況	≪ケア前の子どもの様子≫
行為／相互行為	≪看護師によるケア導入への促し≫
	≪子どもの探り≫
	≪看護師の回答≫
	≪子どもの拒否≫
	≪拒否に対する看護師の行動≫
帰結	≪ケアへの子どもの自発的参加≫
	≪ケアの延期≫

≪　≫はカテゴリーを表す．

学生から質問がありました．

A（1G）：私たちのグループでは，場面1と場面2を別々のカテゴリーにして関連づけると，時系列に沿ったまとめ方になり，そうすることで，データの要約になってしまうのではないかと思い，どっちの場面なのかに関係なく，カテゴリーにまとめました．

戈木C：データに出てきた時系列に沿ってラベルをまとめてカテゴリーをつくってしまったように見えるという意見ですが，どうですか？

C（2G）：2つの場面で分けたのではなくて，子どもの反応と看護師の行動との違いでみたら，こうなったということなんです．つまり，子どもと看護師の駆け引きが，≪ケアへの子どもの自発的参加≫となった駆け引きと，≪ケアの延期≫となった駆け引きに分かれたという図です．

A（1G）：なるほど，わかりました．

戈木C：あれ，もういいのですか？　では，私から2Gに質問です．カテゴリー関連図（図11-1）には，帰結が≪ケアへの子どもの自発的参加≫と≪ケアの延期≫に分かれる理由が示されていないとダメですよね．配られた図ではよくわからないのですが，プロパティとディメンションとして何が出ていますか？

C（2G）：じつは，そこがグループのメンバーとも悩んだところで，うま

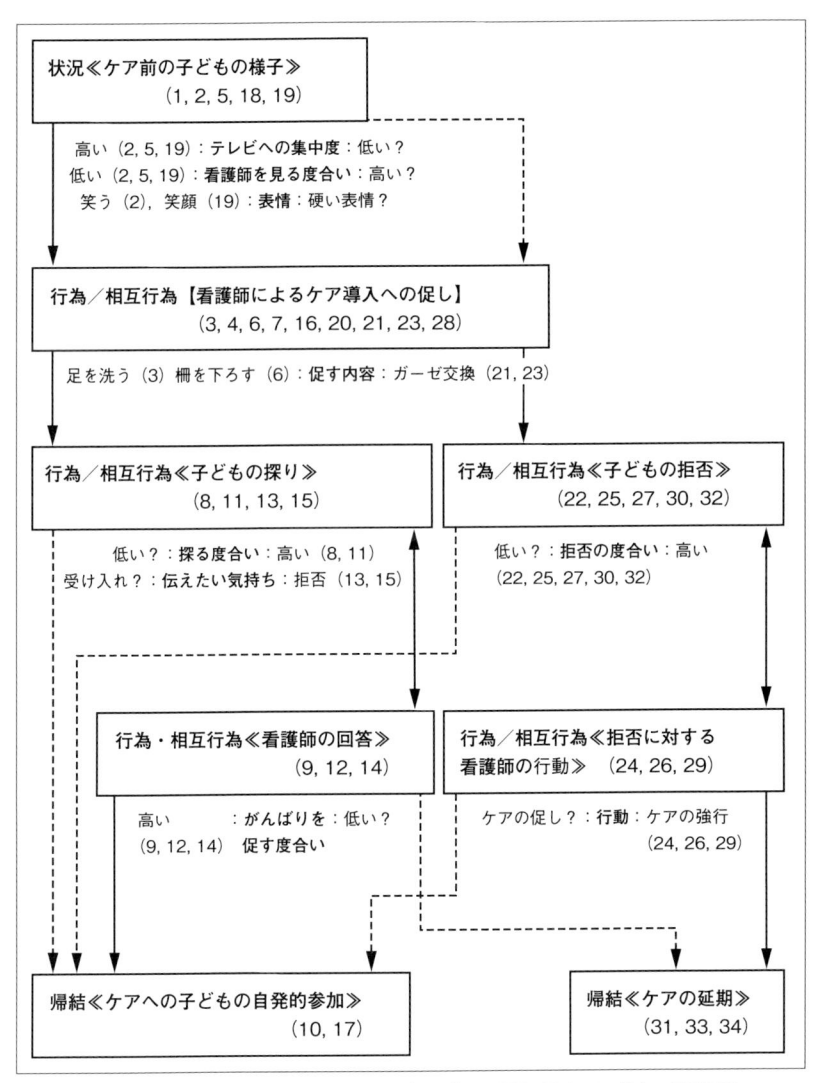

観察法を用いて収集したデータの分析 ● *207*

```
┌──────────────────────────────┐
│ 状況≪ケア前の子どもの様子≫    │
│      (1, 2, 5, 18, 19)        │
└──────────────────────────────┘
    高い (2, 5, 19)：テレビへの集中度：低い？
    低い (2, 5, 19)：看護師を見る度合い：高い？
    笑う (2), 笑顔 (19)：表情：硬い表情？

┌──────────────────────────────────────────┐
│ 行為／相互行為【看護師によるケア導入への促し】│
│       (3, 4, 6, 7, 16, 20, 21, 23, 28)    │
└──────────────────────────────────────────┘
    足を洗う (3) 柵を下ろす (6)：促す内容：ガーゼ交換 (21, 23)

┌────────────────────────┐   ┌────────────────────────┐
│ 行為／相互行為≪子どもの探り≫│   │ 行為／相互行為≪子どもの拒否≫│
│      (8, 11, 13, 15)    │   │    (22, 25, 27, 30, 32) │
└────────────────────────┘   └────────────────────────┘
    低い？：探る度合い：高い (8, 11)      低い？：拒否の度合い：高い
    受け入れ？：伝えたい気持ち：拒否 (13, 15)   (22, 25, 27, 30, 32)

┌────────────────────────┐   ┌────────────────────────┐
│ 行為・相互行為≪看護師の回答≫│   │ 行為／相互行為≪拒否に対する│
│      (9, 12, 14)        │   │   看護師の行動≫ (24, 26, 29)│
└────────────────────────┘   └────────────────────────┘
    高い    ：がんばりを：低い？       ケアの促し？：行動：ケアの強行
    (9, 12, 14) 促す度合い              (24, 26, 29)

┌────────────────────────────┐   ┌────────────────────┐
│ 帰結≪ケアへの子どもの自発的参加≫│   │ 帰結≪ケアの延期≫    │
│        (10, 17)             │   │    (31, 33, 34)     │
└────────────────────────────┘   └────────────────────┘
```

**図 11-1 【看護師によるケア導入への促し】に関わるカテゴリー関連図
　　　　（学生 2G）**
【　】は中心となるカテゴリー，≪　≫はサブカテゴリー，（　）は切片番号，太字はプロパティ，並字はディメンションを示す．このデータにはないが推測できる関係は破線の矢印で示し，推測されるディメンションには「？」をつけた．

く出せていません．それでも，【看護師によるケア導入への促し】であげたプロパティとディメンションが鍵になっていると考えました．"促す内容"が'足を洗う'ことや'柵を下ろす'ことなら，最終的には≪ケアへの子どもの自発的参加≫につながり，"促す内容"が'ガーゼ交換'の場合は，≪ケアの延期≫につながると考えました．

戈木C：う〜ん．確かに"促す内容"の違いがYくんの反応の違いに影響しているとは思いますが，それだけでは，斬新な結果とは言えないし，現況の改善にもつながりません．

2Gのカテゴリー関連図は一見よくまとまっていて，この後に示す教員とTAが考えたカテゴリー関連図の例（図11-2）とも似ています．しかし，カテゴリー同士の関係を，どのようなプロパティとディメンションで結びつけたのかという点が大きく異なります．そして，状況の≪ケア前の子どもの様子≫から出ている矢印が，2本とも【看護師によるケア導入への促し】に進んでいる点が問題です．さらに，≪子どもの探り≫と≪看護師の回答≫や，≪子どもの拒否≫と≪拒否に対する看護師の行動≫との間の矢印が行ったり来たりになってしまっている点も修正しなくてはなりません．ここまで進んだとき，1Gから再度，質問が出ました．

A（1G）：切片8，11，13，15で≪子どもの探り≫というカテゴリーにまとめているのですが，切片13の「だって….テレビ，まだ終わってない….（足を洗うのは）やだよ….後がいい…」という発言や，切片15の「首を横に小さく1回振る」という動作は「探り」とは言えないと思います．

B（1G）：≪子どもの探り≫というカテゴリーの"伝えたい気持ち"というプロパティのディメンションが'拒否'というのもおかしいと思います．もし'拒否'と言えるなら，≪子どもの拒否≫に入れるべきです．

私たちが研究で明らかにしたいことは，その事例がどうだったかではありません．また，時系列に縛られていると，新たな発見にたどりつくことができません．たくさんの時間を費やして研究をおこなうのですから，研究をおこなう前には想像がつかなかったような新しい発見をしたいものです．そこでGTAを用いたデータ分析では，概念同士の関連づけによって現象の構造とプロセスを把握しようとします．関連づけを適切におこなうために，カテゴリー同士は必ずプロパティとディメンションという根拠を使って矢印を結びつけなくてはなりませんし，矢印が2つのカテゴリーを行ったり来たりしてはならないのです．

❸ 分析例 〔高嶋希世子〕

　ここからは，私たちがおこなった分析例を紹介しながら，話を進めます．研究の初心者か，経験者かに関わらず，分析の手順は変わりません．表11-4にプロパティ，ディメンション，ラベル名一覧を，表11-5にカテゴリーごとの切片一覧を示しました．表11-4，5は，分量が長大となるため，それぞれ巻末のp.231, p.246に掲載しています．

　カテゴリーに分類した後の流れを，1）カテゴリー同士の関連づけ，2）理論的比較，3）理論的サンプリングの順に紹介し，最後に，4）データ収集の重要性，を説明します．

1）カテゴリー同士の関連づけ

　オープン・コーディングをおこない，表11-5に示したように，ラベルを≪子どもの様子とその確認≫≪ケア開始の伝達≫≪子どもからのケアの確認≫≪がんばりの促し≫≪子どもの拒否≫≪中断意思の確認≫≪子どものケアの受け入れ≫≪ケアの強行≫≪ケア延期の伝達≫の9つのカテゴリーにまとめました．その後，アキシャル・コーディングに進み，カテゴリーをパラダイムの枠組みに分類しました．今回のデータでは≪子どもの様子とその確認≫から現象がはじまっていると考え，『状況』に位置づけました．また，看護師と子どものやりとりの結果，≪子どものケアの受け

表11-6 パラダイム

状況《子どもの様子とその確認》
行為／相互行為《ケア開始の伝達》 　　　　　　《子どもからのケアの確認》 　　　　　　《がんばりの促し》 　　　　　　《子どもの拒否》 　　　　　　《中断意思の確認》
帰結《子どものケアの受け入れ》 　　《ケアの強行》 　　《ケア延期の伝達》

《　》はカテゴリーを表す．

入れ》《ケアの強行》《ケア延期の伝達》の3つが生じていると考え，これらのカテゴリーを『帰結』としました．そして，残りの《ケア開始の伝達》《子どもからのケアの確認》《がんばりの促し》《子どもの拒否》《中断意思の確認》を『行為／相互行為』に位置づけました（表11-6）．

　GTAでは，分析は常に暫定的です．カテゴリー同士の位置づけも暫定的なもので，カテゴリー関連図を描く作業の中で，『状況』と『帰結』が逆転することもあります．『行為／相互行為』に位置づけたカテゴリーの中の1つが，『状況』に変わることもあります．従って，パラダイムに分類することとカテゴリー関連図を描くことは，「行ったり来たり」しながらおこないます．

　今回の分析では，どれが現象の中心となるカテゴリーになるのかを先に考えてみました．中心となるカテゴリーは，パラダイムの『行為／相互行為』に位置するカテゴリーから選びます．

　もう一度，データを読み返し，『状況』から『帰結』へと変化するプロセスの中で，看護師による《ケア開始の伝達》（切片3，6，7，21，23，28）がどのようにおこなわれたかが重要ではないかと考えました．切片3，6，7では，「…か〜」（3，7）や「…ね〜」（6）という語尾で話しかけ，明るく，穏やかな口調で，ケアの開始を伝えています．逆に，切片21，

23, 28では,「かえるよ」(21) や「かえなくっちゃね！」(23) という言葉をはっきりとした強い口調で言い，強制的にケアの開始を伝達しています．この違いが，帰結を異なるものにする鍵になっていると考えました．そこで，この現象の中心となるカテゴリーを【ケア開始の伝達】，残りの8つを【ケア開始の伝達】を説明するためのサブカテゴリーとしました．もちろん，この決定も暫定的なもので，カテゴリー関連図を描く中で，本当によいのかを何度も確認します．

それでは，【ケア開始の伝達】をもう少し細かく見ていきましょう．このカテゴリーを構成するプロパティには，"伝達によって強制する度合い" "伝達内容" "伝達内容の明確さ" "伝達の口調" "伝達する言葉の速度" "伝達時の表情" "伝達時の威圧感" などがあげられます．表11-7では，それらのプロパティについて，切片3, 6, 7と切片21, 23, 28でのディメンションの違いを比較しました．

このディメンションを比較する作業をとおして，データの細部の違いにまで注目することができます．例えば，切片3, 6と切片21では，看護師が目元と口元を少し緩ませ「にこやかな表情」でいることは変わりませんが，声かけの内容や口調が異なっています．切片3では「『Yく～ん，（足を）洗おうか～』と（中略）明るく，ゆっくりと」話しかけていますが，切片21では「上から見おろして（中略）『じゃあ，ガーゼかえるよ』と，はっきりとした強い口調で」言っています．このことから，切片21のデータのほうが，"伝達によって強制する度合い" や "伝達内容の明確さ" が '高く'，子どもの選択の余地が狭められていると考えられます．そして，これらの "伝達によって強制する度合い" "伝達内容の明確さ" などの視点で見たときのディメンションの違いによって，≪子どもからのケアの確認≫と≪子どもの拒否≫という2つのサブカテゴリーに枝分かれします．

≪子どもからのケアの確認≫では子どもからの "確認内容の明確さ" が '高く'，子どもの "ケアへの積極性" が '低い' 場合に，看護師はケアを実施するため，子どもに≪がんばりの促し≫をおこなっていました．≪が

表 11-7 【ケア開始の伝達】のデータ内の比較

足を洗うことへのにこやかな誘い（3），ベッド柵を下ろす声かけ（6），微笑みながらの誘い（7），強制的なガーゼ交換の伝達（21），真剣な表情でのガーゼ交換を強制する声かけ（23），険しい表情での寝ておこなうことの提案（28）

プロパティ	ディメンション（3, 6, 7）	ディメンション（21, 23, 28）
伝達によって強制する度合い	中（3, 6, 7）	高い（21, 23, 28）
伝達内容	足を洗うこと（3），ベッド柵を下ろすこと（6）	ガーゼ交換（21, 23）
伝達内容の明確さ	低い？	高い（21, 23, 28）
伝達の口調	明るい（3, 6），穏やか（7）	はっきり，強い（21）
伝達の言葉の速度	遅い（3）	早口（28）
伝達時の表情	にこやか（3, 6），微笑み（7）	にこやか（21），真剣（23），険しい（28）
伝達時の威圧感	中（3, 6, 7）	高い？（21, 23, 28）
伝達の言葉	「Yく～ん，（足を）洗おうか～」（3），「じゃあ，（ベッドの柵を）下ろすね～」（6），「（足を洗うことを）始めよっか～」（7）	「じゃあ，ガーゼかえるよ」（21），「だって，ガーゼかえなくっちゃね！」（23），「じゃあ，寝っころがってやろうか？ そのほうが痛くないから」（28）
伝達の言葉の語尾	「…か～」（3, 7），「…ね～」（6）	「…よ」（21），「…ね！」（23），「…から」（28）
伝達の言葉の強調して言う部分	──	語尾の「ね」（23）
伝達の声の高さ	普段より1オクターブ高い（3, 6）	低い？
伝達の声の大きさ	病室中に聞こえる程大きい（3, 6），1m程の距離に近づくと聞こえる位（7）	今までで1番大きい（28）
伝達時の目元の緊張度	やや低い（3），低い（7）	やや低い（21），高い（23, 28）
伝達時の子どもとの距離	60cm位（3），20cm位（7）	20cm位（23），30cm位（28）
伝達時の子どもの見方	覗き込む（7）	見おろす（21），正面から見つめる（23）

太字はカテゴリー関連図に載っているプロパティとディメンション．数字は切片の番号．推測されるディメンションには「？」をつけ，該当するディメンションがない場合は「──」を示す．

んばりの促し≫では"がんばりを強要する度合い"が'中'程度で，"促しの口調"が'穏やか'で，"促す言葉の速度"が'遅'く，"促すときの

表情"が'笑顔'だと，子どもにとって嫌なケアであっても，≪子どものケアの受け入れ≫に進んでいました．

このデータにはありませんが，≪子どもからのケアの確認≫で，"確認内容の明確さ"が'低'かったとしても，子どもの"ケアへの積極性"が'高'ければ，看護師が≪がんばりの促し≫をおこなわなくても，≪子どものケアの受け入れ≫につながると推測して破線の矢印を引きました．

GTAのカテゴリー関連図では，1つのカテゴリーから2本以上の矢印を出すルールになっています．ディメンションを変えたら，どのカテゴリーと結びつくのかを考えることで，今回のデータに不足している情報に気づくことができます．不足している部分は，破線の矢印や疑問符付きのディメンションとして書き残します．GTAではデータ収集と分析を交互におこなうため，分析の段階で，不足している情報を把握しておくと，次のデータ収集で，その情報を集めることができ，効率よく研究を進められます．

他のサブカテゴリーについても，ディメンションの位置によって，2本以上の矢印で関係づけます．このようにして，図11-2『【ケア開始の伝達】という現象に関わるカテゴリー関連図』を描きました．

2）理論的比較

SESSION 9で述べたように，比較は分析の中で継続しておこなうものですが，ここでは【ケア開始の伝達】というカテゴリーを使って，理論的比較の中の遠い状況との比較をおこなってみます．例えば，昨晩見たTVドラマで，男性が片思いの女性に告白するという場面を使います．

男性が女性に"告白する時間"は'夜'で，"告白する場所"は'お洒落なレストラン'，"告白時に渡すもの"は'赤いバラの花束'です．前もってレストランを予約したり，花束を買いに行ったりするなど"段取りを考える度合い"は'高い'にもかかわらず，いざ告白しようとすると"妨害するもの"として'恋敵からの電話'がかかってきます．このような状況から，"伝達するタイミング""伝達する場所""伝達のために準備

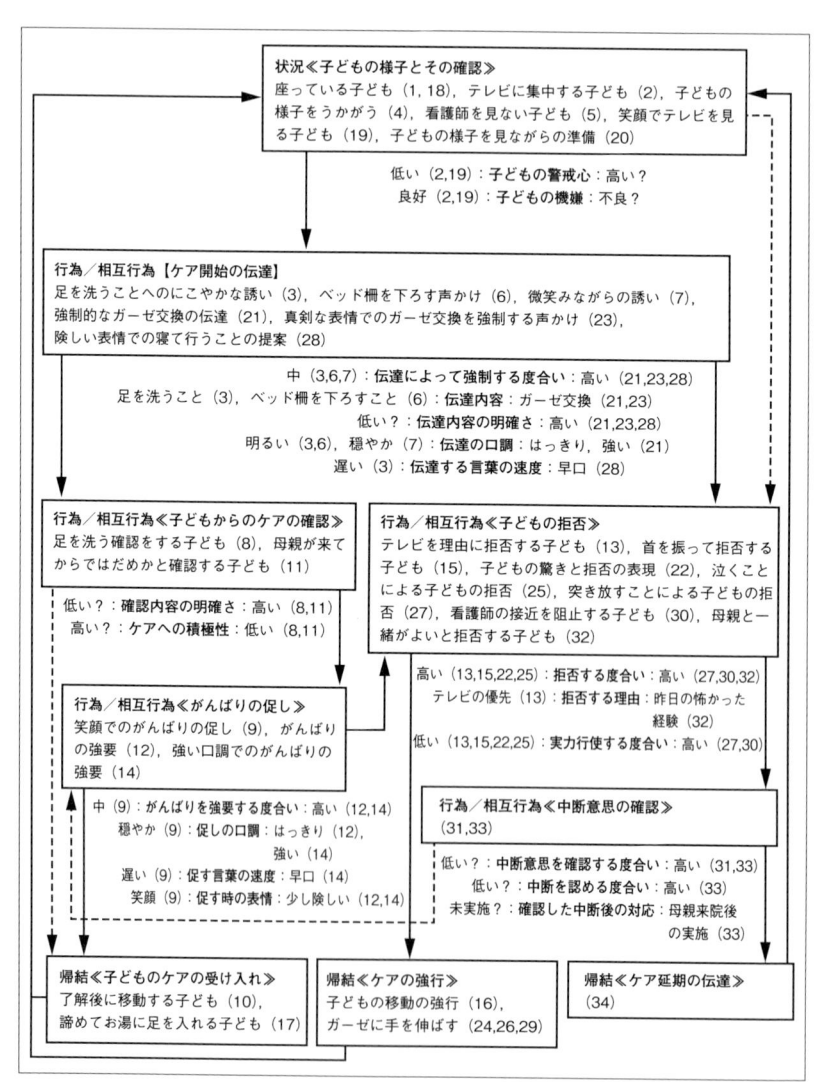

```
                     ┌─────────────────────────────────────────────┐
                     │ 状況《子どもの様子とその確認》                    │
                     │ 座っている子ども (1, 18), テレビに集中する子ども (2), 子どもの │
                     │ 様子をうかがう (4), 看護師を見ない子ども (5), 笑顔でテレビを見  │
                     │ る子ども (19), 子どもの様子を見ながらの準備 (20)            │
                     └─────────────────────────────────────────────┘
                                低い (2,19):子どもの警戒心:高い?
                                良好 (2,19):子どもの機嫌:不良?

┌─────────────────────────────────────────────────────────────┐
│ 行為／相互行為【ケア開始の伝達】                                      │
│ 足を洗うことへのにこやかな誘い (3), ベッド柵を下ろす声かけ (6), 微笑みながらの誘い (7), │
│ 強制的なガーゼ交換の伝達 (21), 真剣な表情でのガーゼ交換を強制する声かけ (23),       │
│ 険しい表情での寝て行うことの提案 (28)                                    │
└─────────────────────────────────────────────────────────────┘
                  中 (3,6,7):伝達によって強制する度合い:高い (21,23,28)
    足を洗うこと (3), ベッド柵を下ろすこと (6):伝達内容:ガーゼ交換 (21,23)
                  低い?:伝達内容の明確さ:高い (21,23,28)
                  明るい (3,6), 穏やか (7):伝達の口調:はっきり, 強い (21)
                  遅い (3):伝達する言葉の速度:早口 (28)

┌──────────────────────────────┐     ┌─────────────────────────────────┐
│ 行為／相互行為《子どもからのケアの確認》  │     │ 行為／相互行為《子どもの拒否》                │
│ 足を洗う確認をする子ども (8), 母親が来て │     │ テレビを理由に拒否する子ども (13), 首を振って拒否する │
│ からではだめかと確認する子ども (11)    │     │ 子ども (15), 子どもの驚きと拒否の表現 (22), 泣くこと │
└──────────────────────────────┘     │ による子どもの拒否 (25), 突き放すことによる子どもの拒否 │
  低い?:確認内容の明確さ:高い (8,11)          │ (27), 看護師の接近を阻止する子ども (30), 母親と一 │
  高い?:ケアへの積極性:低い (8,11)           │ 緒がよいと拒否する子ども (32)                │
                                   └─────────────────────────────────┘
        ┌──────────────────────┐  高い (13,15,22,25):拒否する度合い:高い (27,30,32)
        │ 行為／相互行為《がんばりの促し》 │  テレビの優先 (13):拒否する理由:昨日の怖かった
        │ 笑顔でのがんばりの促し (9), がんばり│                                経験 (32)
        │ の強要 (12), 強い口調でのがんばりの │  低い (13,15,22,25):実力行使する度合い:高い (27,30)
        │ 強要 (14)                │
        └──────────────────────┘     ┌─────────────────────────────┐
   中 (9):がんばりを強要する度合い:高い (12,14)   │ 行為／相互行為《中断意思の確認》          │
   穏やか (9):促しの口調:はっきり (12),          │ (31,33)                       │
                           強い (14)    └─────────────────────────────┘
   遅い (9):促す言葉の速度:早口 (14)        低い?:中断意思を確認する度合い:高い (31,33)
   笑顔 (9):促す時の表情:少し険しい (12,14)    低い?:中断を認める度合い:高い (33)
                                   未実施?:確認した中断後の対応:母親来院後
                                                       の実施 (33)

┌─────────────────────────┐ ┌──────────────────┐ ┌──────────────────┐
│ 帰結《子どものケアの受け入れ》       │ │ 帰結《ケアの強行》       │ │ 帰結《ケア延期の伝達》     │
│ 了解後に移動する子ども (10),      │ │ 子どもの移動の強行 (16),  │ │ (34)              │
│ 諦めてお湯に足を入れる子ども (17)   │ │ ガーゼに手を伸ばす (24,26,29)│ │                  │
└─────────────────────────┘ └──────────────────┘ └──────────────────┘
```

図11-2 【ケア開始の伝達】という現象に関わるカテゴリー関連図
【 】は中心となるカテゴリー，《 》はサブカテゴリー，( )は切片番号，太字はプロパティ，並字はディメンションを示す．このデータにはないが推測できる関係は破線の矢印で示し，推測されるディメンションには「?」をつけた．

表11-8 【ケア開始の伝達】の理論的比較

比較内容	プロパティ	ディメンション	分析データに置き換えたときのプロパティ候補
男性が片思いの女性に告白するという場面	告白する時間	夜	伝達するタイミング
	告白する場所	お洒落なレストラン	伝達する場所
	告白時に渡すもの	赤いバラの花束	伝達のために準備するもの
	段取りを考える度合い	高い	準備する度合い
	妨害するもの	恋敵からの電話	伝達を妨害するもの

するもの""準備する度合い""伝達を妨害するもの"というプロパティ候補があがりました（表11-8）．今のところ，これらはデータにないプロパティ候補ですから，今後の観察をとおして，そのプロパティが出るかどうかを確認します．

3) 理論的サンプリング

ここまで進んだら，次はどこでどんな対象から，何を観察するかを考えます．これが理論的サンプリングとよばれるものです．

まず，カテゴリー関連図の破線の矢印や「？」つきのディメンションを明らかにできるような観察場面を考えます．例えば，≪子どもからのケアの確認≫から出ている破線の矢印を明らかにしたいので，"確認内容の明確さ"が'低く'なることが予測される，Yくんよりも幼く，言葉が話せないような子どもに，看護師が処置をおこなう場面を観察してはどうかと考えます．

次に，【ケア開始の伝達】の理論的比較で出てきた"伝達するタイミング""伝達する場所""伝達のために準備するもの""準備する度合い""伝達を妨害するもの"というプロパティ候補が得られるような観察場面を考えます．そして，看護師が伝達のタイミングを図り，ケアの伝達をするというような時間がないくらい忙しい場所での観察がよいのではないかと考えました．例えば，1日に100人以上の患者を診るような小児科外来での，

採血や予防接種の場面で，子どもと看護師との間でどのような相互作用が起こっているのかを観察するとか，子どもに嫌がられないで処置をおこなうことのできる看護師の子どもへの関わり方を観察するとか，そこに両親がくわわると状況がどう変化するのかを観察するとか…いろいろなアイデアが浮かんできます．

　このデータを収集する時のもともとのリサーチ・クエスチョンは，「看護師は，ケアを嫌がる子どもにどう対応するのか？」でしたが，分析結果をふまえて，「看護師は，嫌がる子どもにケアの開始をどのように伝達しているのか？」に修正しました．観察の焦点を絞り込むことで，より詳細な情報を集めることができ，プロパティとディメンションが豊富になっていくはずです．

4）データ収集の重要性

　ところで，このSESSIONの分析は，「観察法トレーニングゼミ」（SESSION 3）の一部としておこなったものです．観察力を身につけることが一番の目的でしたが，その中で分析のトレーニングまでおこなったのには理由がありました．実際に分析をおこなうことによって，学生たちがデータの細部にまで注意を払うことの大切さを理解するだろうと思ったからです．それがわかれば，プロパティとディメンションが豊富なデータを収集しなくてはならない理由が納得できるはずです．

　じつは，観察法では，観察者の熟練度だけでなく，どのくらい集中して観察できたかによっても，データの精密度が異なってきます．例えば，ここで分析したデータの場面1（p.224）のように比較的落ち着いた状況下であれば，情報を捉えやすいと思いますが，場面2（p.226）のようにYくんの拒否が前面に出るような状況になると，観察者がそちらに気をとられてしまうために，どうしても他の言動を見落としがちになってしまいます．だからこそ，毎回の観察ごとにデータ分析を丁寧におこなって，観察の焦点を絞り込み，少なくとも，その部分だけは見落としがないようにデータ収集をおこなわなくてはならないのです．

以上，観察法によって収集したデータの分析の流れを紹介してきましたが，このようなデータ収集と分析が，どんなふうに看護実践の役に立つのかと思う方がおられるかもしれません．

　今回の例で説明するとすれば，【ケア開始の伝達】は，≪ケアの強行≫や≪ケア延期の伝達≫ではなく，≪子どものケアの受け入れ≫に状況を変化させる重要なカテゴリーのようですから，場面や子どもの特徴に合った【ケア開始の伝達】を看護師が意図的におこなうべきだということになります．ケアの開始を伝えるような働きかけの時期や方法などは，ケアの内容や，ケアを受ける子どもによって様々なわけですが，それらを，あるプロパティから見たときのディメンションの違いとして把握し，どのようなディメンションの組み合わせが≪子どものケアの受け入れ≫につながるのかを示すことができれば，看護師の意図的な関わりの技術として実践に応用できます．

　1つ1つのデータ分析による結果は，小さな小さな石ころのようなものにすぎませんが，それがたくさん積み上がれば，実践の場をよい方向に変えるほどの力をもつのです．これが看護学をはじめとする実践的な学問において研究を重ねることのもつ意味ではないでしょうか．

SESSION 10 の分析に用いたデータ

「ナースQさんの語り」のデータ．

■ リサーチ・クエスチョン ■
看護師は子どもの死によるストレスにどう対処しているのか？

■ 研究協力者 ■
　Qさん：30代前半の女性．看護師として小児病院に勤務している．
　Qさんの経歴：A小児内科病棟勤務（4年）→B小児外科病棟勤務（4年）→認定看護師コースで学ぶ（がん化学療法看護コース，半年）→現在，C小児内科病棟勤務中（1年半経過）

【データ1】　　　　　　　　　　　　（Q：看護師Qさん，I：データ収集者）

Q：A病棟にいる4年間では，ターミナルケアはしてきたけど，結局は，それに対する答えが，たぶん自分で何ひとつ出せてなかったなと思いますね．だから，病棟を移してもらうことで，その場所から逃げたっていうふうに今でも自分で思ってて…，逃げたことは事実なんですよね．でも，B病棟でも，数は少ないですが，亡くなる子どものケアはあるので，やっぱりつらくて…．子どもの死を何度かみていくうちに，またA病棟のときと同じように不全感のようなものを感じて…．ただ，頻度が少ないので，次の死が起こるまでに時間があって，そういったところで次のときを迎えられるような精神状態がつくれたけど．A病棟のときにはなかったんですよね，気持ちを整える時間が．体力的にも，この頃はすごくいろんな意味で大変だったから，気持ちの整理どころじゃなかったし．毎日仕事が大変な中で，子どもたちが亡くなっていって，整理ができないうちにまた次が襲ってくるって繰り返しで，不全感が積み重なったんだと思ってるんです．

I：今はどうですか？　昔に比べれば亡くなるお子さんの数は少ないかもしれないですけど，亡くなる方はいらっしゃいますよね．そういう中で働いてらして…．

Q：そうですね．自分がだいぶ変わったと思います．前よりいろいろできるようになったというか．経験が積み重なったっていう部分と，あとまぁ，がんコースに勉強に行ってみたりとかして．それに，この子に何ができるんだろうって，みんなで話し合ったり，ターミナルケアの研修で習ったことを病棟で試してみたりする中で，亡くなっていく子どもの，何か求めてくるものとかがわかるようになってきたし，あと，家族と関わるタイミングっていうのが，自分でうまくつかめるようになったんだと思うんですよね．だから，子どもが亡くなることはつらいことですけど，それを引きずるわけではなくて，むしろ自分の中で，何もできなかったっていうことよりも，うまく必要な時期に必要なことができたんだっていう満足感のほうが少し勝ってきました．で，つい最近１人亡くなったんですけど，亡くなったことはすごくつらいんですけど，何もできなかったっていう不全感はなくて，今の自分たちの中で，あの子が望んでたことに対しては介入できたんじゃないかなっていう評価があるので，つらいけど悔しくはないっていうところがあったんですよ．きっと，だから，昔はターミナルケアについて悔しい部分がたくさん残っただけで，何ひとつそこから見出せなかったけど，今はやれることはやったから，悔しくはないっていう部分が少しずつ自分の中で出てきたのかなって感じがします．

■ 切片化した後のテクスト ■

切片番号	データ	プロパティ	ディメンション	ラベル名
1	A病棟にいる4年間では，ターミナルケアはしてきたけど，結局は，それ（ターミナルケア）に対する答えが，たぶん自分で何ひとつ出せてなかったなと思いますね．			
2	だから，病棟を移してもらうことで，その場所（A病棟）から逃げたっていうふうに今でも自分で思ってて…，逃げたことは事実なんですよね．			
3	でも，B病棟でも，数は少ないですが，亡くなる子どものケアはあるので，やっぱりつらくて…．			
4	子どもの死を何度かみていくうちに，またA病棟のときと同じように不全感のようなものを感じて…．			
5	ただ，（子どもが亡くなる）頻度が少ないので，次の死が起こるまでに時間があって，そういったところで次のときを迎えられるような精神状態がつくれたけど．			
6	A病棟のときにはなかったんですよね，気持ちを整える時間が．			
7	体力的にも，この頃（A病棟のとき）はすごくいろんな意味で大変だったから，気持ちの整理どころじゃなかったし．			
8	毎日仕事が大変な中で，子どもたちが亡くなっていって，（自分の気持ちの）整理ができないうちにまた次が襲ってくるって繰り返しで，			
9	不全感が積み重なったんだと思ってるんです．			
10	質問：今はどうですか？　昔に比べれば亡くなるお子さんの数は少ないかもしれないですけど，亡くなる方はいらっしゃいますよね．そういう中で働いてらして…． そうですね．自分がだいぶ変わったと思います．前よりいろいろできるようになったというか．			
11	経験が積み重なったっていう部分と，あとまぁ，がんコース（認定看護師コース）に勉強に行ってみたりとかして．			
12	それに，この子に何ができるんだろうって，みんなで話し合ったり，ターミナルケアの研修で習ったことを病棟で試してみたりする中で，			
13	亡くなっていく子どもの，何か求めてくるものとかがわかるようになってきたし，			
14	あと，家族と関わるタイミングっていうのが，自分でうまくつかめるようになったんだと思うんですよね．			
15	だから，子どもが亡くなることはつらいことですけど，それを引きずるわけではなくて，			
16	むしろ自分の中で，何もできなかったっていうことよりも，うまく必要な時期に必要なことができたんだっていう満足感のほうが少し勝ってきました．			

17	で，つい最近1人亡くなったんですけど，亡くなったことはすごくつらいんですけど，何もできなかったっていう不全感はなくて，			
18	今の自分たちの中で，あの子が望んでたことに対しては介入できたんじゃないかなっていう評価があるので，(子どもの死は) つらいけど悔しくはないっていうところがあったんですよ．			
19	きっと，だから，昔はターミナルケアについて悔しい部分がたくさん残っただけで，何ひとつそこから見出せなかったけど，			
20	今はやれることはやったから，悔しくはないっていう部分が少しずつ自分の中で出てきたのかなって感じがします．			

SESSION 11 の分析に用いたデータ

この分析データは,ある学生が,看護師と子どもとの関わりを観察し,作成したテクストの一部を抜粋したものです.8分間にわたる観察の中から,看護師と子どもとの相互作用が詳細に記録された2つの場面(各1分)を選択し,分析のトレーニングに使用しました.

■ リサーチ・クエスチョン ■
看護師は,ケアを嫌がる子どもにどう対応するのか?

■ 場　面 ■
看護師が嫌がる子どもの身体を拭き,足を洗い,傷口のガーゼを交換するという一連のケアの状況

■ 登場人物 ■
Yくん:虫垂炎(一般的に「盲腸」と言われているもの)で,小児外科病棟の4人部屋に入院となった5歳の男の子.アニメキャラクターの絵がついた赤い長袖Tシャツを着て,紺色のジャージ素材の半ズボンを履いており,素足である.身長105 cm,体重21 kgでぽっちゃりとした体格.3人兄弟の末っ子で,人なつっこく,甘えん坊.病室内のテレビで,アニメのDVDを見て過ごしていることが多い.両親は毎日,夕方4時頃に面会に来る.

5日前に腹痛を訴えて外来を受診したところ,虫垂炎と診断されて緊急手術を受けた.手術は無事に終了し,右下腹部には3 cm程の傷がある.傷口を本人が触ってしまうのを防ぐため,ガーゼで覆い,医療用のテープで留めてある(図D-1).看護師が1日1回,ガーゼを交換し,傷口の観察を行う.手術直後は傷口の痛みがあり,痛み止めの薬を使っていたが,今は痛みがなく,自力で歩くことができる.ガーゼ交換に対する恐怖心が強く,前日は「やだっ!」と泣き叫んで暴れたため,複数の看護師に手足を押さえつけられ

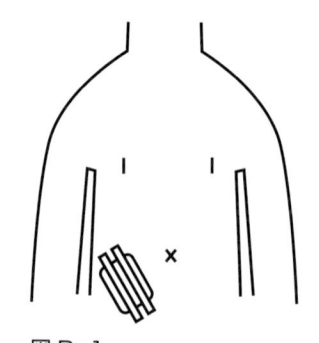

図D-1

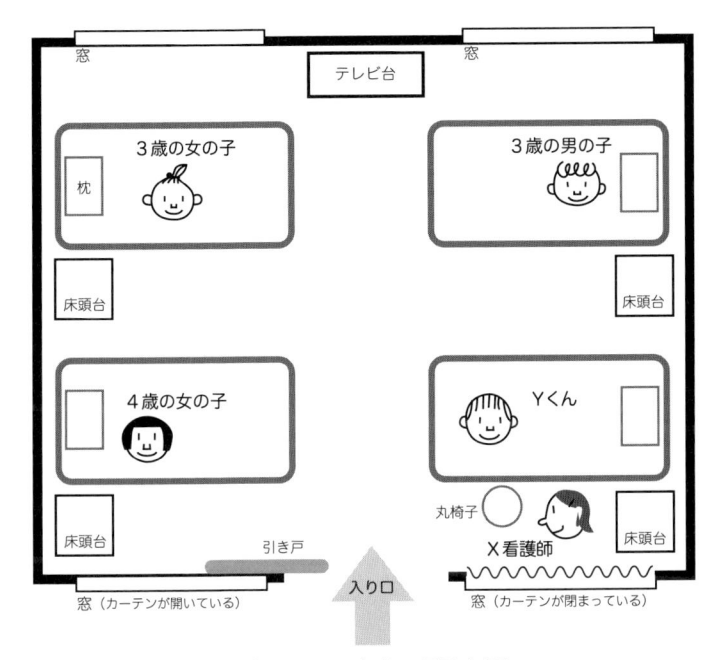

図 D-2　Y くんが入院している病室の見取り図

た．前日までのガーゼ交換は，身体拭きと別に行われていたため，Y くんは，上半身を拭いた直後に，ガーゼを交換するとは思っていなかったと推測される．

X 看護師：卒後 3 年目の看護師．20 代半ば．身長 160 cm 位で細身．ショートヘアで，ピンク色のパンツ型のユニフォームを着て，白いスニーカーを履いている．左胸のポケットには名札がついており，右腰のポケットからピンク色の聴診器の一部が見える．

　Y くんを担当するのは今日がはじめて．前日のガーゼ交換の様子については，看護記録から情報を得る．前日にガーゼ交換を担当した先輩看護師から，「昨日はガーゼ交換の必要性をいろいろと説明したけど，なかなか納得してくれなくて…．今日は，嫌がっても，短時間で終わらせてあげたほうがよいかもしれない」というアドバイスをもらった．Y くんが朝食を終えた頃に，挨拶に行き，午前中に足を洗ったり身体を拭いたりすることを Y くんと約束した．

■ 観察場面 ■
小児外科病棟の一室（図D-2）．

■ 時間の流れ ■（太字の部分が，今回の分析データとして使用した場面）
9：44　『観察開始』
　　　　X看護師の促しで，Yくんが洗面器のお湯に足を入れる（場面1）
9：45　Yくんが T シャツを脱ぎ，X看護師がタオルで Y くんの胸のあたりを拭く
9：47　X看護師が Y くんの背中と腕をタオルで拭き，足を洗って，洗面器のお湯から足を出させる
9：50　**X看護師が傷口のガーゼ交換を促し，Y くんが嫌がる（場面2）**
9：51　X看護師が Y くんに新しい T シャツを着せる
9：52　『観察終了』

■ テクスト ■
場面1：X看護師の促しで，Yくんが洗面器のお湯に足を入れる
　Yくんは，ベッドの真ん中でテレビのほうを向いて，両手を殿部の横につき，両足を前に伸ばし，上半身を45度位後ろに傾けて，背中を丸めた姿勢で座っており，リラックスしているように見える．テレビから一時も目を離さず，1m程の距離に近づくと聞こえる位の大きさの声を出して笑っている．X看護師は，足を洗うための洗面器を両手で持って，Y くんの左側から60cm位離れたベッドの横に立ち，目元と口元を少し緩めたにこやかな表情で，「Yく～ん，洗おうか～」と語尾を上げて，普段より1オクターブ位高く，病室中に聞こえる程の大きな声で明るく，ゆっくりと話しかける．そして，洗面器を椅子の上に置き，首を左に45度位傾け，身体を動かさず，Yくんを10秒位見続けて，ベッドの柵越しから様子をうかがう．このとき，Yくんは声を出して笑っていたのを止めて口をつぐむが，テレビから視線をはずすことはなく見続け，X看護師を見ない．X看護師は，ベッドの柵を両手でつかむと，にこやかな表情のまま，「じゃあ，下ろすね～」と語尾を伸ばし，普段より1オクターブ位高く，病室中に聞こえる程の大きな声で，明るく話しかけ，ベッドの柵を下段まで下ろす．
　その後，X看護師は前かがみになり，Yくんを覗き込み，顔を20cm位まで近づけて，目尻を下げ，口角を上げて微笑みながら，「はじめよっか～」と，1m程の距離に近づくと聞こえる位の大きさの声で，穏やかな口調で言う．Y

くんは左側から振り返り，X看護師を見つめて，「足を洗うの？」と語尾を下げてたずねると，左斜め下の床に視線を落とす．X看護師は顔全体を緩め，笑顔でYくんを見ながら，「うん．がんばって，早く済ませちゃおう」と，ゆっくりとした穏やかな口調で答えると，背すじを伸ばす．Yくんは視線を床に落としたまま，「う～ん．わかった…」と答えた後，10秒位かけて，のろのろと両膝を立てて，殿部を中心に右方向に180度位回転して身体の向きを変えて移動し，X看護師に向き合う．Yくんは，「あのさ…，ママが来てからじゃだめ？」と，X看護師の顔を見上げながら言う．

　これまで笑顔だったX看護師は，徐々に頬を下げ，目に力が入り，少し険しい表情になり，Yくんから20 cm位まで顔を近づけ，Yくんの目を見ながら，「あのね，ママが来る前にきれいにしといたら，ママといっぱい遊べるんだよ．今，がんばったほうがいいよ」と，一語ずつはっきりと，説得するように言う．Yくんは自分の足もとに視線を移し，看護師にしか聞こえない位小さな声で，途切れ途切れに，「だって…．テレビ，まだ終わってない…．やだよ…．後がいい…」と言い，口をとがらせ，眉間にしわを寄せて，不満そうである．X看護師は少し険しい表情のまま，「テレビを見ながらでもいいから，がんばって，

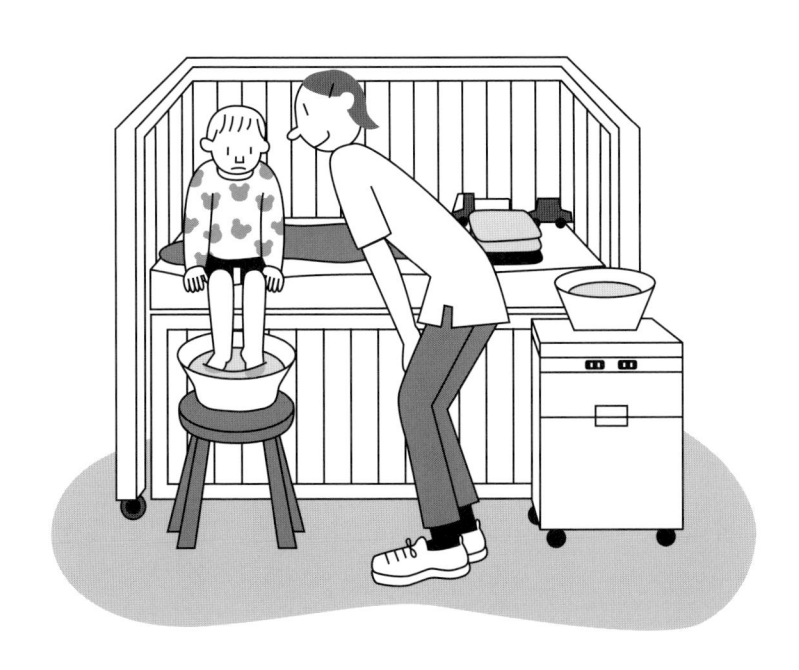

やってしまおうよ．Ｘさんは，早く終わらせたほうが絶対いいと思うよ」と，早口かつ強い口調で説き伏せるように言う．Ｙくんは眉間にしわを寄せ，口をへの字にしたまま，首を横に小さく１回振るが，Ｘ看護師は素早くＹくんの殿部に両手を回し，殿部を引きずらせて，Ｙくんの身体をベッドの端まで40 cm程，引き寄せる．ベッド端に動かされたＹくんは，ゆっくりと視線を洗面器に落として，眉尻を下げ，諦めたように，椅子の上に置かれた直径40 cm程の洗面器の中のお湯に，右足，左足の順にゆっくりと入れる．

場面２：Ｘ看護師が傷口のガーゼ交換を促し，Ｙくんが嫌がる

　上半身が裸のＹくんは，ベッドの真ん中で，床頭台の前に立つＸ看護師のほうを向いて両足を伸ばし，両手を殿部の横につき，上半身を30度位後ろに傾けて，背中を丸めた姿勢で座っており，リラックスしているように見える．顔を左側に向けて，目尻を下げ，歯が見える位に口を開け，笑顔でテレビを見ている．

　Ｘ看護師は，テレビを見るＹくんのほうに，10秒に１回位視線を送りながら，ガーゼと8 cm位の長さのテープ２本を床頭台の上に準備すると，Ｙくんを上から見おろして，目元と口元を少し緩めたにこやかな表情で，「じゃあ，ガーゼかえるよ」と，はっきりとした強い口調で言う．Ｙくんは，さっと顔を正面に戻して，目を丸く見開き，驚いた表情になり，Ｘ看護師を見上げ，「えっ!?　やだ，やだっ！」と，病室中に聞こえる程の大きな声で，はっきりと言う．Ｘ看護師は前かがみになり，自分の顔をＹくんの顔から20 cm位の所まで近づけ，目に力を込めて，真剣な表情になり，正面からＹくんを見つめて，「だって，ガーゼかえなくっちゃね！」と，語尾の「ね」を強調して言いながら，Ｙくんの右下腹部に貼ってあるガーゼに右手を伸ばす．Ｙくんは上半身を後ろへ引き「やだ〜！」と高くて，病室中に聞こえる程の大きな声をあげ，両目に涙を浮かべて泣き出す．

　Ｘ看護師の右手がガーゼから5 cm位まで近づくと，Ｙくんは顔を右にそむけ，口をへの字にして，Ｘ看護師の肩を両手で押して突き放す．押されたはずみで，Ｘ看護師の身体はＹくんの身体から30 cm位離れるが，すぐに体勢を前かがみに戻して，目を通常より大きく開き，眉を吊り上げて，険しい表情になり，「じゃあ，寝っころがってやろうか？　そのほうが痛くないから」と，今までで１番大きな声を出し，早口で言って，再度，Ｙくんの右下腹部のガーゼに右手を伸ばす．

Yくんは泣いて肩を震わせながら，X看護師が近づくことができないように，両手の指をひろげて前に突き出し，自分の身体をガードする．X看護師は険しい表情のまま，背すじを伸ばし，1m程の距離に近づくと聞こえる位の大きさの声で「やめるの？」と，首を右に30度位傾けながらたずねる．YくんはX看護師を見ず，床のほうに視線を向け，眉間にしわを寄せて，「今はやだっ！　昨日怖かったもん！　ママと一緒がいい！」と，強い口調で言う．X看護師はYくんから40cm位離れた所に立ち，Yくんの顔を3秒程見つめた後，「昨日怖かったのか〜．じゃあ，今はやめる？　ママが来てからにするのね？」と，語尾の「ね？」に力を込めて確認する．X看護師は険しい表情を緩め，Yくんを見つめて，「そうだね．後でママが来たら，かえようね」と，ゆっくりとした口調で言う．

■ 切片化した後のテキスト ■

切片番号	データ	プロパティ	ディメンション	ラベル名
\multicolumn{5}{l}{9：44～45　場面1：X看護師の促しで，Yくんが洗面器のお湯に足を入れる}				
1	Yくんは，ベッドの真ん中でテレビのほうを向いて，両手を殿部の横につき，両足を前に伸ばし，上半身を45度位後ろに傾けて，背中を丸めた姿勢で座っており，リラックスしているように見える．			
2	テレビから一時も目を離さず，1m程の距離に近づくと聞こえる位の大きさの声を出して笑っている．			
3	X看護師は，足を洗うための洗面器を両手で持って，Yくんの左側から60cm位離れたベッドの横に立ち，目元と口元を少し緩めたにこやかな表情で，「Y く～ん，洗おうか～」と語尾を上げて，普段より1オクターブ位高く，病室中に聞こえる程の大きな声で明るく，ゆっくりと話しかける．			
4	そして，洗面器を椅子の上に置き，首を左に45度位傾け，身体を動かさず，Yくんを10秒位見続けて，ベッドの柵越しから様子をうかがう．			
5	このとき，Yくんは声を出して笑っていたのを止めて口をつぐむが，テレビから視線を外すことはなく見続け，X看護師を見ない．			
6	X看護師は，ベッドの柵を両手でつかむと，にこやかな表情のまま，「じゃあ，下ろすね～」と語尾を伸ばし，普段より1オクターブ位高く，病室中に聞こえる程の大きな声で，明るく話しかけ，ベッドの柵を下段まで下ろす．			
7	その後，X看護師は前かがみになり，Yくんを覗き込み，顔を20cm位まで近づけて，目尻を下げ，口角を上げて微笑みながら，「始めよっか～」と，1m程の距離に近づくと聞こえる位の大きさの声で，穏やかな口調で言う．			
8	Yくんは左側から振り返り，X看護師を見つめて，「足を洗うの？」と語尾を下げて尋ねると，左斜め下の床に視線を落とす．			
9	X看護師は顔全体を緩め，笑顔でYくんを見ながら，「うん．がんばって，早く済ませちゃおう」と，ゆっくりとした穏やかな口調で答えると，背すじを伸ばす．			
10	Yくんは視線を床に落としたまま，「う～ん，わかった…」と答えた後，10秒位かけて，のろのろと両膝を立てて，殿部を中心に右方向に180度位回転して身体の向きを変えて移動し，X看護師に向き合う．			
11	Yくんは，「あのさ…，ママが来てからじゃだめ？」と，X看護師の顔を見上げながら言う．			
12	これまで笑顔だったX看護師は，徐々に頬を下げ，目に力が入り，少し険しい表情になり，Yくんから20cm位まで顔を近づけ，Yくんの目を見ながら，「あのね，ママが来る前にきれいにしといたら，ママといっぱい遊べるんだよ．今，がんばったほうがいいよ」と，一語ずつはっきりと，説得するように言う．			

13	Yくんは自分の足もとに視線を移し，看護師にしか聞こえない位小さな声で，途切れ途切れに，「だって…．テレビ，まだ終わってない…．やだよ…．（足を洗うのは）後がいい…」と言い，口をとがらせ，眉間にしわを寄せて，不満そうである．		
14	X看護師は少し険しい表情のまま，「テレビを見ながらでもいいから，がんばって，やってしまおうよ．Xさんは，早く終わらせたほうが絶対いいと思うよ」と，早口かつ強い口調で説き伏せるように言う．		
15	Yくんは眉間にしわを寄せ，口をへの字にしたまま，首を横に小さく1回振るが，		
16	X看護師は素早くYくんの殿部に両手を回し，殿部を引きずらせて，Yくんの身体をベッドの端まで40cm程，引き寄せる．		
17	ベッド端に動かされたYくんは，ゆっくりと視線を洗面器に落として，眉尻を下げ，諦めたように，椅子の上に置かれた直径40cm程の洗面器の中のお湯に，右足，左足の順にゆっくりと入れる．		

9：50～51　場面2：X看護師が傷口のガーゼ交換を促し，Yくんが嫌がる

18	上半身が裸のYくんは，ベッドの真ん中で，床頭台の前に立つX看護師のほうを向いて両足を伸ばし，両手を殿部の横につき，上半身を30度位後ろに傾けて，背中を丸めた姿勢で座っており，リラックスしているように見える．		
19	顔を左側に向けて，目尻を下げ，歯が見える位に口を開け，笑顔でテレビを見ている．		
20	X看護師は，テレビを見るYくんのほうに，10秒に1回位視線を送りながら，ガーゼと8cm位の長さのテープ2本を床頭台の上に準備すると，		
21	Yくんを上から見おろして，目元と口元を少し緩めたにこやかな表情で，「じゃあ，ガーゼかえるよ」と，はっきりとした強い口調で言う．		
22	Yくんは，さっと顔を正面に戻して，目を丸く見開き，驚いた表情になり，X看護師を見上げ，「えっ!?　やだ，やだっ！」と，病室中に聞こえる程の大きな声で，はっきりと言う．		
23	X看護師は前かがみになり，自分の顔をYくんの顔から20cm位の所まで近づけ，目に力を込めて，真剣な表情になり，正面からYくんを見つめて，「だって，ガーゼかえなくっちゃね！」と，語尾の「ね」を強調して言いながら，		
24	Yくんの右下腹部に貼ってあるガーゼに右手を伸ばす．		
25	Yくんは上半身を後ろへ引き「やだ～！」と高くて，病室中に聞こえる程の大きな声をあげ，両目に涙を浮かべて泣き出す．		
26	X看護師の右手がガーゼから5cm位まで近づくと，		
27	Yくんは顔を右にそむけ，口をへの字にして，X看護師の肩を両手で押して突き放す．		

(つづく)

28	押されたはずみで，X看護師の身体はYくんの身体から30cm位離れるが，すぐに体勢を前かがみに戻して，目を通常より大きく開き，眉を吊り上げて，険しい表情になり，「じゃあ，寝っころがってやろうか？　そのほうが痛くないから」と，今までで1番大きな声を出し，早口で言って，			
29	再度，Yくんの右下腹部のガーゼに右手を伸ばす．			
30	Yくんは泣いて肩を震わせながら，X看護師が近づくことができないように，両手の指をひろげて前に突き出し，自分の身体をガードする．			
31	X看護師は険しい表情のまま，背すじを伸ばし，1m程の距離に近づくと聞こえる位の大きさの声で「やめるの？」と，首を右に30度位傾けながら尋ねる．			
32	YくんはX看護師を見ず，床のほうに視線を向け，眉間にしわを寄せて，「今はやだっ！　昨日怖かったもん！　ママと一緒がいい！」と，強い口調で言う．			
33	X看護師はYくんから40cm位離れた所に立ち，Yくんの顔を3秒程見つめた後，「昨日怖かったのか～．じゃあ，今はやめる？　ママが来てからにするのね？」と，語尾の「ね？」に力を込めて確認する．			
34	X看護師は険しい表情を緩め，Yくんを見つめて，「そうだね，後でママが来たら，かえようね」と，ゆっくりとした口調で言う．			

表11-4 プロパティ，ディメンション，ラベル名一覧

（ ）は切片化のために補足した内容，[ ]は根拠となるものを示し，
☆のついたプロパティは，カテゴリー分類の段階で追加になったプロパティを表す．

切片番号	データ	プロパティ	ディメンション	ラベル名
9：44〜45　場面1：X看護師の促しで，Yくんが洗面器のお湯に足を入れる				
1	Yくんは，ベッドの真ん中でテレビのほうを向いて，両手を殿部の横につき，両足を前に伸ばし，上半身を45度位後ろに傾けて，背中を丸めた姿勢で座っており，リラックスしているように見える．	行動の主体 行動の内容 座る位置 身体の向き 両手をつく位置 両足の状態 座る姿勢 上半身を傾ける角度 上半身を傾ける方向 背中の状態 「リラックスしている」と判断した根拠 リラックス度	子ども テレビのほうを向く，座っている ベッドの真ん中 テレビの方向 殿部の横 前に伸ばす 上半身を45度位後ろに傾けて，背中を丸めた姿勢 45度位 後ろ 丸める 上半身を45度位後ろに傾けて，背中を丸めた姿勢で座っていることから 高い	座っている子ども
2	(Yくんは)テレビから一時も目を離さず，1m程の距離に近づくと聞こえる位の大きさの声を出して笑っている．	行動の主体 行動の内容 テレビへの集中度 笑う声の大きさ 笑い方 機嫌 ☆子どもの警戒心	子ども テレビを見る，笑う 高い[一時も目を離さず] 1m程の距離に近づくと聞こえる位 声を出して笑う 良好[声を出して笑っている] 低い[テレビから一時も目を離さず，笑っている]	テレビに集中する子ども

（つづく）

3	X看護師は，足を洗うための洗面器を両手で持って，Yくんの左側から60cm位離れたベッドの横に立ち，目元と口元を少し緩めたにこやかな表情で，「Yく〜ん，（足を）洗おうか〜」と語尾を上げて，普段より1オクターブ位高く，病室中に聞こえる程の大きな声で明るく，ゆっくりと話しかける．	行動の主体 行動の内容 洗面器の用途 両手で持つ物 立つ位置 子どもとの距離 目元と口元の緊張度 表情 「にこやかな表情」と判断した根拠 声かけの言葉 声かけの種類 誘う内容 語尾の調子 声の高さ 声の大きさ 口調 「明るい」口調だと判断した根拠 言葉の速度 ☆伝達によって強制する度合い ☆伝達時の威圧感 ☆伝達の言葉の語尾	看護師 洗面器を持つ，立つ，誘う 足を洗う 洗面器 子どもの左側，ベッドの横 60cm位 やや低い［少し緩め］ にこやか 目元と口元を少し緩めたことから 「Yく〜ん，（足を）洗おうか〜」 誘い［洗おうか〜，語尾を上げて］ 足を洗うこと 上がる 普段より1オクターブ位高い 病室中に聞こえる程大きい 明るい 普段より1オクターブ位高い声から 遅い［ゆっくり］ 中［洗おうか〜］ 中 「…か〜」	足を洗うことへのにこやかな誘い
4	そして，（X看護師は）洗面器を椅子の上に置き，首を左に45度位傾け，身体を動かさず，Yくんを10秒位見続けて，ベッドの柵越しから様子をうかがう．	「そして」が意味するもの 行動の主体 行動の内容 洗面器を置く位置 首を傾ける方向 首を傾ける角度 身体を動かす度合い 子どもを見る時間 看護師と子どもの間にあるもの 「様子をうかがう」と判断した根拠 ☆子どもの様子を確認する度合い	前文とのつなぎ 看護師 洗面器を置く，子どもを見る 椅子の上 左 45度位 低い 10秒位 ベッド柵［ベッドの柵越し］ 身体を動かさず，10秒位見続けていることから 高い	子どもの様子をうかがう

（つづく）

5	このとき（看護師が子どもに話しかけ，様子をうかがうとき），Yくんは声を出して笑っていたのを止めて口をつぐむが，テレビから視線を外すことはなく見続け，X看護師を見ない．	時間 行動の主体 行動の内容 笑い方 笑いを止めるきっかけ 口の状態 「が」が意味するもの 見るもの テレビ視聴の継続度 見ない相手 看護師の行動に気がついている可能性	このとき（看護師が子どもに話しかけ，様子をうかがうとき） 子ども 笑うことを止める，テレビを見続ける 声を出して笑う （看護師が子どもに話しかけ，様子をうかがうこと） つぐむ 前後で逆の内容 テレビ 高い［テレビから視線を外すことはなく見続け］ 看護師 高い？［笑っていたのを止めて］	看護師を見ない子ども
6	X看護師は，ベッドの柵を両手でつかむと，にこやかな表情のまま，「じゃあ，（ベッドの柵を）下ろすね〜」と語尾を伸ばし，普段より1オクターブ位高く，病室中に聞こえる程の大きな声で，明るく話しかけ，ベッドの柵を下段まで下ろす．	行動の主体 行動の内容 ベッド柵をつかんだ後に行うこと 表情 表情の継続度 声かけの言葉 語尾の調子 声の高さ 声の大きさ 口調 「明るい」口調と判断した根拠 ベッド柵を下ろす位置 ☆伝達によって強制する度合い ☆伝達内容 ☆伝達時の威圧感 ☆伝達の言葉の語尾	看護師 ベッド柵をつかむ，声をかける，ベッド柵を下ろす 声をかける，ベッド柵を下ろす［と］ にこやか 高い［まま］ 「じゃあ，（ベッドの柵を）下ろすね〜」 伸ばす 普段より1オクターブ位高い 病室中に聞こえる程大きい 明るい 普段より1オクターブ位高い声から 下段まで 中［ね〜］ ベット柵を下ろすこと 中 「…ね〜」	ベッド柵を下ろす声かけ

(つづく)

7	その後（ベッドの柵を下ろした後），X看護師は前かがみになり，Yくんを覗き込み，顔を20cm位まで近づけて，目尻を下げ，口角を上げて微笑みながら，「（足を洗うことを）始めよっか〜」と，1m程の距離に近づくと聞こえる位の大きさの声で，穏やかな口調で言う．	時間	その後(ベッドの柵を下ろした後)	微笑みながらの誘い
		行動の主体	看護師	
		行動の内容	前かがみになる，子どもを覗き込む，微笑む，誘う	
		前かがみになった理由	子どもを覗き込むため	
		子どもの見方	覗き込む	
		子どもとの距離	20cm位まで近づく	
		目尻の状態	下げる	
		目元の緊張度	低い	
		口角の状態	上げる	
		表情	微笑み	
		「微笑み」と判断した根拠	目尻を下げ，口角を上げていることから	
		微笑むと同時に行うこと	誘う［ながら］	
		声かけの言葉	「（足を洗うことを）始めよっか〜」	
		声かけの種類	誘い［よっか〜］	
		子どもに誘うこと	ケアの開始	
		声の大きさ	1m程の距離に近づくと聞こえる位	
		口調	穏やか	
		☆伝達によって強制する度合い	中［よっか〜］	
		☆伝達時の威圧感	中	
		☆伝達の言葉の語尾	「…か〜」	
8	Yくんは左側から振り返り，X看護師を見つめて，「足を洗うの？」と語尾を下げて尋ねると，左斜め下の床に視線を落とす．	行動の主体	子ども	足を洗う確認をする子ども
		行動の内容	振り返る，看護師を見つめる，確認する，視線を落とす	
		看護師を見る方法	振り返る	
		振り返る方向	左	
		看護師を見る度合い	高い［見つめて］	
		声かけの言葉	「足を洗うの？」	
		声かけの種類	確認［の？］	
		確認すること	足を洗うこと	
		確認する相手	看護師［看護師を見つめて］	
		確認内容の明確さ	高い［足を洗うの？］	
		語尾の調子	下げる	
		確認後に行うこと	視線を落とす［と］	
		視線を落とす位置	左斜め下の床	
		☆ケアへの積極性	低い［語尾を下げて，視線を落とす］	

（つづく）

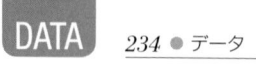

9	X看護師は顔全体を緩め，笑顔でYくんを見ながら，「うん．がんばって，早く済ませちゃおう」と，ゆっくりとした穏やかな口調で答えると，背すじを伸ばす．	行動の主体	看護師	笑顔でのがんばりの促し
		行動の内容	子どもを見る，返答する，背すじを伸ばす	
		顔全体の緊張度	低い [緩め]	
		表情	笑顔	
		「笑顔」と判断した根拠	顔全体を緩めることから	
		見る相手	子ども	
		子どもを見る度合い	高い [見ながら]	
		子どもを見ることと同時に行うこと	返答する [ながら]	
		返答の言葉	「うん．がんばって，早く済ませちゃおう」	
		肯定する度合い	高い [うん]	
		促すこと	がんばること，早く済ませること	
		がんばりを促す度合い	高い	
		言葉の速度	遅い [ゆっくり]	
		口調	穏やか	
		返答した後に行うこと	背すじを伸ばす	
		☆がんばりを強要する度合い	中 [笑顔，ゆっくりとした穏やかな口調]	
10	Yくんは視線を床に落としたまま，「う〜ん，わかった…」と答えた後，10秒位かけて，のろのろと両膝を立てて，殿部を中心に右方向に180度位回転して身体の向きを変えて移動し，X看護師に向き合う．	行動の主体	子ども	了解後に移動する子ども
		行動の内容	視線を落とす，了解する，身体の向きを変える，移動する，看護師に向き合う	
		視線	床	
		視線の継続度	高い [まま]	
		了解の言葉	「う〜ん，わかった…」	
		了解後の行動	身体の向きを変える，移動する，看護師に向き合う	
		身体の向きを変えるのにかかる時間	10秒位	
		身体の向きを変える速度	遅い [10秒位かけて，のろのろと]	
		身体の向きの変え方	両膝を立てて，殿部を中心に回転する	
		回転の方向	右	
		回転の角度	180度位	
		身体の向き	看護師の正面 [看護師に向き合う]	
		看護師に対面する度合い	高い	
		☆ケアの受け入れ度	高い [移動し]	

(つづく)

11	Yくんは,「あのさ…, ママが来てから (足を洗うん) じゃだめ?」と, X看護師の顔を見上げながら言う.	行動の主体 行動の内容 声かけの言葉 声かけの種類 確認すること 確認内容の明確さ ケアへの積極性 確認する相手 看護師を見る度合い 看護師を見ることと同時に行うこと	子ども 確認する, 看護師を見上げる 「あのさ…, ママが来てから (足を洗うん) じゃだめ?」 確認[だめ?] 母親が来てからではだめか 高い[ママが来てからじゃだめ?] 低い[だめ?] 看護師[顔を見上げながら] 高い[顔を見上げながら] 確認	母親が来てからではだめかと確認する子ども
12	これまで笑顔だったX看護師は, 徐々に頬を下げ, 目に力が入り, 少し険しい表情になり, Yくんから20cm位まで顔を近づけ, Yくんの目を見ながら,「あのね, ママが来る前にきれいにしといたら, ママといっぱい遊べるんだよ. 今, がんばったほうがいいよ」と, 一語ずつはっきりと, 説得するように言う.	行動の主体 行動の内容 表情 表情の変化の速度 頬の状態 目の状態 目元の緊張度 「少し険しい表情」と判断した根拠 顔を近づける相手 子どもとの距離 見るもの 子どもを見る度合い 子どもを見ることと同時に行うこと 声かけの言葉 提示した母親の来院前に行うメリット がんばりを促す度合い がんばりを促す方法 口調 「説得するように言う」と判断した根拠 がんばることへの説得度 がんばりを強要する度合い	看護師 子どもに顔を近づける, 子どもの目を見る, がんばりを強要する 笑顔→少し険しい 遅い[徐々に] 下げる 力が入る 高い 頬を下げ, 目に力が入ることから 子ども 20cm位まで近づく 子どもの目 高い[目を見ながら] 声かけ[ながら] 「あのね, ママが来る前にきれいにしといたら, ママといっぱい遊べるんだよ. 今, がんばったほうがいいよ」 母親と沢山遊べる (母親が来院してからケアを行うと, 母親と遊ぶ時間が減る) 高い 言葉でメリットの説明 一語ずつはっきり, 説得するように 一語ずつはっきりと言うことから 高い 高い[少し険しい表情, がんばったほうがいいよ, 説得するように]	がんばりの強要

(つづく)

13	Yくんは自分の足もとに視線を移し，看護師にしか聞こえない位小さな声で，途切れ途切れに，「だって…．テレビ，まだ終わってない…．やだよ…．（足を洗うのは）後がいい…」と言い，口をとがらせ，眉間にしわを寄せて，不満そうである．	行動の主体 行動の内容 視線 声の大きさ 口調 言葉 「だって」が意味すること 拒否すること 拒否する度合い 拒否する理由 拒否の方法 代替案の内容 口の形 眉間の状態 「不満そうである」と判断した根拠 不満の度合い ☆実力行使する度合い	子ども 足もとに視線を移す，拒否する 自分の足もと 看護師にしか聞こえない位小さい 途切れ途切れ 「だって…．テレビ，まだ終わってない…．やだよ…．（足を洗うのは）後がいい…」 反論 （足を洗うこと） 高い テレビの優先 言葉での表現 延期［後がいい］ とがらせる しわを寄せる 口をとがらせ，眉間にしわを寄せることから 高い 低い	テレビを理由に拒否する子ども
14	X看護師は少し険しい表情のまま，「テレビを見ながらでもいいから，がんばって，やってしまおうよ．Xさんは，早く終わらせたほうが絶対いいと思うよ」と，早口かつ強い口調で説き伏せるように言う．	行動の主体 行動の内容 表情 表情の継続度 声かけの言葉 提示した妥協案の内容 促すこと がんばりを促す度合い がんばりを強要する度合い 意見の内容 意見の主張の強さ 言葉の速度 口調 「説き伏せるように言う」と判断した根拠	看護師 妥協案を提示する，がんばりを促す，意見を述べる 少し険しい 高い［まま］ 「テレビを見ながらでもいいから，がんばって，やってしまおうよ．Xさんは，早く終わらせたほうが絶対いいと思うよ」 テレビを見ながら行うこと がんばること，早く終わらせること 高い 高い 早く終わらせたほうがよい 強い［絶対いい，説き伏せるように］ 早口 強い，説き伏せるように 早口かつ強い口調から	強い口調でのがんばりの強要

(つづく)

15	Yくんは眉間にしわを寄せ, 口をへの字にしたまま, 首を横に小さく1回振るが,	行動の主体 行動の内容 眉間の状態 口の形 表情の継続度 首を振る向き 首を振る大きさ 首を振る回数 首を横に振る意味 拒否する度合い 拒否の方法 「が」が意味するもの ☆実力行使する度合い	子ども 首を振る しわを寄せる への字 高い [まま] 横 小さい 1回 拒否 高い 首を横に振る 前後で逆の内容 低い	首を振って拒否する子ども
16	X看護師は素早くYくんの殿部に両手を回し, 殿部を引きずらせて, Yくんの身体をベッドの端まで40cm程, 引き寄せる.	行動の主体 行動の内容 行動の速度 両手の状態 子どもを移動させる方法 子どもの主体性 移動後の子どもの位置 子どもの移動距離 子どもの移動の強行度	看護師 子どもを移動させる 速い [素早く] 子どもの殿部に回す 殿部を引きずらせる 低い [殿部を引きずらせて] ベッドの端 40cm程 高い [殿部を引きずらせて, 引き寄せる]	子どもの移動の強行
17	ベッド端に動かされたYくんは, ゆっくりと視線を洗面器に落とし て, 眉尻を下げ, 諦めたように, 椅子の上に置かれた直径40cm程の洗面器の中のお湯に, 右足, 左足の順にゆっくりと入れる.	行動の主体 行動の内容 動かされた位置 視線 視線の動きの速度 眉尻の状態 「諦めたように」と判断した根拠 洗面器の位置 洗面器の直径 洗面器の中身 足をお湯に入れる順番 足をお湯に入れる速度 ☆ケアの受け入れ度	子ども 視線を洗面器に落とす, 片足ずつお湯に入れる ベッド端 洗面器 遅い [ゆっくり] 下げる 眉尻を下げる, 足をゆっくりと入れることから 椅子の上 40cm程 お湯 右足, 左足 遅い [ゆっくり] 高い [入れる]	諦めてお湯に足を入れる子ども

(つづく)

9:50〜51　場面2：X看護師が傷口のガーゼ交換を促し，Yくんが嫌がる					
18	上半身が裸のYくんは，ベッドの真ん中で，床頭台の前に立つX看護師のほうを向いて両足を伸ばし，両手を殿部の横につき，上半身を30度位後ろに傾けて，背中を丸めた姿勢で座っており，リラックスしているように見える．	行動の主体	子ども	座っている子ども
		行動の内容	看護師のほうを向く，座っている	
		上半身の状態	裸	
		座る位置	ベッドの真ん中	
		看護師が立つ位置	床頭台の前	
		身体の向き	看護師のほう	
		両足の状態	伸ばす	
		両手をつく位置	殿部の横	
		上半身を傾ける角度	30度位	
		上半身を傾ける方向	後ろ	
		背中の状態	丸める	
		「リラックスしている」と判断した根拠	上半身を30度位後ろに傾けて，背中を丸めた姿勢で座っていることから	
		リラックス度	高い	
19	(Yくんは)顔を左側に向けて，目尻を下げ，歯が見える位に口を開け，笑顔でテレビを見ている．	行動の主体	子ども	笑顔でテレビを見る子ども
		行動の内容	顔を左側に向ける，テレビを見る	
		テレビの見方	顔を左側に向ける	
		顔を向ける向き	左	
		目尻の状態	下げる	
		口の状態	歯が見える位に開く	
		表情	笑顔	
		「笑顔」と判断した根拠	目尻を下げ，歯が見える位に口を開くことから	
		機嫌	良好［笑顔］	
		☆子どもの警戒心	低い［笑顔でテレビを見ている］	
20	X看護師は，テレビを見るYくんのほうに，10秒に1回位視線を送りながら，ガーゼと8cm位の長さのテープ2本を床頭台の上に準備すると，	行動の主体	看護師	子どもの様子を見ながらの準備
		行動の内容	子どもの様子を見る，ガーゼテープを準備する	
		子どもの様子	テレビを見る	
		子どもの様子を見る頻度	10秒に1回位	
		子どもの様子を見ることと同時に行うこと	ガーゼとテープの準備［ながら］	
		準備するもの	ガーゼ，テープ	
		テープの長さ	8cm位	
		テープの本数	2本	
		準備する位置	床頭台の上	
		「と」が意味するもの	状況の提示	
		☆子どもの様子を確認する度合い	高い	

(つづく)

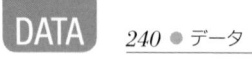

21	（X看護師は）Yくんを上から見おろして，目元と口元を少し緩めたにこやかな表情で，「じゃあ，ガーゼかえるよ」と，はっきりとした強い口調で言う．	行動の主体 行動の内容 子どもの見方 子どもを見る度合い 子どもを威圧する度合い 目元と口元の緊張度 表情 「にこやかな表情」と判断した根拠 声かけの言葉 子どもに伝達すること 強制する度合い 口調 ☆伝達内容の明確さ ☆伝達の言葉の語尾	看護師 子どもを見おろす，ガーゼ交換を伝達する 見おろす 高い［見おろして］ 高い？［上から見おろして］ やや低い［少し緩めた］ にこやか 目元と口元を少し緩めることから 「じゃあ，ガーゼかえるよ」 ガーゼ交換 高い［かえるよ，はっきりとした強い口調］ はっきり，強い 高い［じゃあ，ガーゼかえるよ］ 「…よ」	強制的なガーゼ交換の伝達
22	Yくんは，さっと顔を正面に戻して，目を丸く見開き，驚いた表情になり，X看護師を見上げ，「えっ!?（ガーゼ交換は）やだ，やだっ！」と，病室中に聞こえる程の大きな声で，はっきりと言う．	行動の主体 行動の内容 顔を正面に戻す速度 顔の向き 目の状態 表情 「驚いた表情」と判断した根拠 見上げる相手 看護師を見る度合い 言葉 驚きを表現する度合い 拒否すること 拒否する度合い 拒否の方法 声の大きさ 口調 ☆実力行使する度合い	子ども 顔を正面に戻す，看護師を見上げる，拒否する 速い［さっと］ 正面 丸く見開く 驚き 目を丸く見開くことから 看護師 高い［見上げ］ 「えっ!?（ガーゼ交換は）やだ，やだっ！」 高い［驚いた表情，えっ!?］ （ガーゼ交換） 高い 言葉での表現 病室中に聞こえる程大きい はっきり 低い	子どもの驚きと拒否の表現

(つづく)

23	X看護師は前かがみになり，自分の顔をYくんの顔から20cm位の所まで近づけ，目に力を込めて，真剣な表情になり，正面からYくんを見つめて，「だって，ガーゼかえなくっちゃね！」と，語尾の「ね」を強調して言いながら，	行動の主体 行動の内容 姿勢 前かがみになる理由 子どもとの距離 目の状態 目元の緊張度 表情 「真剣な表情」と判断した根拠 見る相手 子どもの見方 子どもを見る度合い 声かけの言葉 子どもに伝達すること ガーゼ交換を強制する度合い 強調して言う部分 「ながら」が意味するもの ☆伝達内容の明確さ ☆伝達の言葉の語尾 ☆伝達時の威圧感	看護師 前かがみになる，子どもに顔を近づける，子どもを見つめる，声をかける 前かがみ 顔を近づけるため 20cm位まで近づく 力を込める 高い［目に力を込めて］ 真剣 目に力を込めることから 子ども 正面から見つめる 高い［正面から，見つめて］ 「だって，ガーゼかえなくっちゃね！」 ガーゼ交換の必要性 高い［だって，ガーゼかえなくっちゃね！］ 語尾の「ね」 動作の同時進行 高い［だって，ガーゼかえなくっちゃね！］ 高い？「…ね！」	真剣な表情でのガーゼ交換を強制する声かけ
24	（X看護師は）Yくんの右下腹部に貼ってあるガーゼに右手を伸ばす．	行動の主体 行動の内容 ガーゼの貼ってある位置 右手の状態 ☆ケアの強行度	看護師 ガーゼに手を伸ばす 子どもの右下腹部 ガーゼに伸ばす 高い	ガーゼに手を伸ばす
25	Yくんは上半身を後ろへ引き「（ガーゼ交換は）やだ～！」と高くて，病室中に聞こえる程の大きな声をあげ，両目に涙を浮かべて泣き出す．	行動の主体 行動の内容 上半身を引く方向 言葉 声の高さ 声の大きさ 泣き方 拒否すること 拒否する度合い 拒否の方法 ☆実力行使する度合い	子ども 上半身を引く，声をあげる，泣き出す 後ろ 「（ガーゼ交換は）やだ～！」 高い 病室中に聞こえる程大きい 声をあげる，両目に涙を浮かべる （ガーゼ交換） 高い 声をあげて泣く 低い	泣くことによる子どもの拒否

(つづく)

26	X看護師の右手がガーゼから5cm位まで近づくと,	行動の主体	看護師	ガーゼに手を伸ばす
		行動の内容	ガーゼに手を伸ばす	
		右手の状態	ガーゼに近づく	
		右手とガーゼの距離	5cm位	
		「と」が意味するもの	状況の提示	
		☆ケアの強行度	高い	
27	Yくんは顔を右にそむけ, 口をへの字にして, X看護師の肩を両手で押して突き放す.	行動の主体	子ども	突き放すことによる子どもの拒否
		行動の内容	顔をそむける, 看護師の肩を押す	
		顔をそむける向き	右	
		口の形	への字	
		押す箇所	看護師の肩	
		押す手	両手	
		押す強さ	強い [突き放す]	
		拒否する度合い	高い	
		拒否の方法	顔をそむける, 突き放す	
		実力行使する度合い	高い [突き放す]	
28	(Yくんに) 押されたはずみで, X看護師の身体はYくんの身体から30cm位離れるが, すぐに体勢を前かがみに戻して, 目を通常より大きく開き, 眉を吊り上げて, 険しい表情になり, 「じゃあ, 寝っころがって (ガーゼ交換を) やろうか? そのほうが痛くないから」と, 今までで1番大きな声を出し, 早口で言って,	行動の主体	看護師	険しい表情での寝て行うことの提案
		行動の内容	子どもから離れる, 体勢を戻す, 代替案を提案する	
		子どもの身体から離れるきっかけ	(子どもに) 押されたこと	
		子どもとの距離	30cm位離れる	
		「が」が意味するもの	前後で逆の内容	
		体勢を戻す速度	速い [すぐに]	
		体勢	前かがみ	
		目の状態	通常より大きく開く	
		目元の緊張度	高い [通常より大きく開く]	
		眉の状態	吊り上げる	
		表情	険しい	
		「険しい表情」と判断した根拠	目を通常より大きく開き, 眉を吊り上げることから	
		声かけの言葉	「じゃあ, 寝っころがって (ガーゼ交換を) やろうか? そのほうが痛くないから」	
		声かけの種類	提案 [やろうか?]	
		提案内容	寝て行うこと	
		提案する理由	寝て行ったほうが痛くないから	
		声の大きさ	今までで1番大きい	
		言葉の速度	早口	
		☆伝達によって強制する度合い	高い [険しい表情, 1番大きな声]	
		☆伝達内容の明確さ	高い [寝っころがってやろうか?]	
		☆伝達の言葉の語尾	「…から」	
		☆伝達時の威圧感	高い? [険しい表情, 大きな声]	

(つづく)

29	(X看護師は) 再度, Yくんの右下腹部のガーゼに右手を伸ばす.	行動の主体	看護師	ガーゼに手を伸ばす
		行動の内容	ガーゼに手を伸ばす	
		行動の回数	複数 [再度]	
		ガーゼの位置	子どもの右下腹部	
		右手の状態	ガーゼに伸ばす	
		☆ケアの強行度	高い	
30	Yくんは泣いて肩を震わせながら, X看護師が近づくことができないように, 両手の指をひろげて前に突き出し, 自分の身体をガードする.	行動の主体	子ども	看護師の接近を阻止する子ども
		行動の内容	泣く, 身体をガードする	
		表情	泣く	
		泣き方	肩を震わせる	
		泣くことと同時に行うこと	身体をガードする [ながら]	
		両手の指の状態	ひろげる	
		両手の状態	前に突き出す	
		両手を突き出す方向	前	
		両手を突き出す理由	看護師の接近の阻止	
		拒否する度合い	高い	
		拒否の方法	看護師の接近の阻止	
		実力行使する度合い	高い [前に突き出し]	
31	X看護師は険しい表情のまま, 背すじを伸ばし, 1m程の距離に近づくと聞こえる位の大きさの声で「(ガーゼ交換を) やめるの?」と, 首を右に30度位傾けながら尋ねる.	行動の主体	看護師	中断意思の確認
		行動の内容	背すじを伸ばす, 中断意思を確認する	
		表情	険しい	
		表情の継続度	高い [まま]	
		姿勢	背すじを伸ばす	
		声の大きさ	1m程の距離に近づくと聞こえる位	
		声かけの言葉	「(ガーゼ交換を) やめるの?」	
		声かけの種類	確認 [の?]	
		確認すること	(ガーゼ交換の) 中断意思	
		確認する度合い	高い	
		首を傾ける方向	右	
		首を傾ける角度	30度位	

(つづく)

32	Yくんは X 看護師を見ず,床のほうに視線を向け,眉間にしわを寄せて,「今は(ガーゼ交換は)やだっ! 昨日(手足を押さえつけられて行われたガーゼ交換が)怖かったもん! ママと一緒がいい!」と,強い口調で言う.	行動の主体	子ども	母親と一緒がよいと拒否する子ども
		行動の内容	床を見る,拒否する,代替案を提示する	
		看護師を見る度合い	低い [X 看護師を見ず]	
		視線	床のほう	
		眉間の状態	しわを寄せる	
		言葉	「今は(ガーゼ交換は)やだっ! 昨日(手足を押さえつけられて行われたガーゼ交換が)怖かったもん! ママと一緒がいい!」	
		主張すること	今は嫌だということ,昨日怖かったこと,母親と一緒がよいということ	
		主張する度合い	高い	
		嫌な時期	今	
		嫌な時期の限定	あり [今は]	
		拒否すること	(ガーゼ交換)	
		拒否する度合い	高い	
		拒否の方法	看護師を見ない,言葉での表現	
		拒否する理由	昨日の怖かった経験	
		昨日感じたこと	恐怖	
		口調	強い	

(つづく)

33	X看護師はYくんから40cm位離れた所に立ち、Yくんの顔を3秒程見つめた後、「昨日怖かったのか〜．じゃあ、今は（ガーゼ交換を）やめる？ママが来てからにするのね？」と、語尾の「ね？」に力を込めて確認する．	行動の主体	看護師	中断意思の確認
		行動の内容	立つ、子どもを見つめる、中断意思を確認する	
		子どもとの距離	40cm位	
		見つめるもの	子どもの顔	
		見つめる時間	3秒程	
		子どもを見る度合い	高い［見つめた］	
		子どもを見つめた後に行うこと	声かけ	
		声かけの相手	子ども	
		声かけの言葉	「昨日怖かったのか〜．じゃあ、今は（ガーゼ交換を）やめる？ママが来てからにするのね？」	
		声かけの種類	共感［怖かったのか〜］、中断意思の確認［やめる？］、中断後の対応の確認［ママが来てからにするのね？］	
		中断の時期	今	
		中断すること	（ガーゼ交換）	
		中断する理由	昨日怖かったから	
		中断を認める度合い	高い［怖かったのか〜．じゃあ］	
		確認した中断後の対応	母親来院後の実施	
		確認する度合い	高い	
		力を込めて言う部分	語尾の「ね？」	
34	X看護師は険しい表情を緩め、Yくんを見つめて、「そうだね、後でママが来たら、（ガーゼを）かえようね」と、ゆっくりとした口調で言う．	行動の主体	看護師	ケア延期の伝達
		行動の内容	子どもを見つめる、ケアの延期を伝達する	
		表情	険しい表情を緩める	
		見つめる相手	子ども	
		子どもを見る度合い	高い［見つめて］	
		声かけの言葉	「そうだね、後でママが来たら、（ガーゼを）かえようね」	
		受け入れる度合い	高い［そうだね］	
		提案する交換の時期	後、母親の来院時	
		言葉の速度	遅い［ゆっくり］	

表11-5 カテゴリーごとの切片一覧

（　）は切片化のために補足した内容，［　］は根拠となるものを示し，
☆のついたプロパティは，カテゴリー分類の段階で追加になったプロパティを表す．

≪子どもの様子とその確認≫

切片番号	データ	プロパティ	ディメンション	ラベル名
1	Yくんは，ベッドの真ん中でテレビのほうを向いて，両手を殿部の横につき，両足を前に伸ばし，上半身を45度位後ろに傾けて，背中を丸めた姿勢で座っており，リラックスしているように見える．	行動の主体 行動の内容 座る位置 身体の向き 両手をつく位置 両足の状態 座る姿勢 上半身を傾ける角度 上半身を傾ける方向 背中の状態 「リラックスしている」と判断した根拠 リラックス度	子ども テレビのほうを向く，座っている ベッドの真ん中 テレビの方向 殿部の横 前に伸ばす 上半身を45度位後ろに傾けて，背中を丸めた姿勢 45度位 後ろ 丸める 上半身を45度位後ろに傾けて，背中を丸めた姿勢で座っていることから 高い	座っている子ども
2	(Yくんは)テレビから一時も目を離さず，1m程の距離に近づくと聞こえる位の大きさの声を出して笑っている．	行動の主体 行動の内容 テレビへの集中度 笑う声の大きさ 笑い方 機嫌 ☆子どもの警戒心	子ども テレビを見る，笑う 高い［一時も目を離さず］ 1m程の距離に近づくと聞こえる位 声を出して笑う 良好［声を出して笑っている］ 低い［テレビから一時も目を離さず，笑っている］	テレビに集中する子ども

(つづく)

4	そして，（X看護師は）洗面器を椅子の上に置き，首を左に45度位傾け，身体を動かさず，Yくんを10秒位見続けて，ベッドの柵越しから様子をうかがう．	「そして」が意味するもの 行動の主体 行動の内容 洗面器を置く位置 首を傾ける方向 首を傾ける角度 身体を動かす度合い 子どもを見る時間 看護師と子どもの間にあるもの 「様子をうかがう」と判断した根拠 ☆子どもの様子を確認する度合い	前文とのつなぎ 看護師 洗面器を置く，子どもを見る 椅子の上 左 45度位 低い 10秒位 ベッド柵［ベッドの柵越し］ 身体を動かさず，10秒位見続けていることから 高い	子どもの様子をうかがう
5	このとき（看護師が子どもに話しかけ，様子をうかがうとき），Yくんは声を出して笑っていたのを止めて口をつぐむが，テレビから視線を外すことはなく見続け，X看護師を見ない．	時間 行動の主体 行動の内容 笑い方 笑いを止めるきっかけ 口の状態 「が」が意味するもの 見るもの テレビ視聴の継続度 見ない相手 看護師の行動に気がついている可能性	このとき（看護師が子どもに話しかけ，様子をうかがうとき） 子ども 笑うことを止める，テレビを見続ける 声を出して笑う （看護師が子どもに話しかけ，様子をうかがうこと） つぐむ 前後で逆の内容 テレビ 高い［テレビから視線を外すことはなく見続け］ 看護師 高い？［笑っていたのを止めて］	看護師を見ない子ども

(つづく)

18	上半身が裸のYくんは，ベッドの真ん中で，床頭台の前に立つX看護師のほうを向いて両足を伸ばし，両手を殿部の横につき，上半身を30度位後ろに傾けて，背中を丸めた姿勢で座っており，リラックスしているように見える．	行動の主体 行動の内容 上半身の状態 座る位置 看護師が立つ位置 身体の向き 両足の状態 両手をつく位置 上半身を傾ける角度 上半身を傾ける方向 背中の状態 「リラックスしている」と判断した根拠 リラックス度	子ども 看護師のほうを向く，座っている 裸 ベッドの真ん中 床頭台の前 看護師のほう 伸ばす 殿部の横 30度位 後ろ 丸める 上半身を30度位後ろに傾けて，背中を丸めた姿勢で座っていることから 高い	座っている子ども
19	（Yくんは）顔を左側に向け，目尻を下げ，歯が見える位に口を開け，笑顔でテレビを見ている．	行動の主体 行動の内容 テレビの見方 顔を向ける向き 目尻の状態 口の状態 表情 「笑顔」と判断した根拠 機嫌 ☆子どもの警戒心	子ども 顔を左側に向ける，テレビを見る 顔を左側に向ける 左 下げる 歯が見える位に開く 笑顔 目尻を下げ，歯が見える位に口を開くことから 良好［笑顔］ 低い［笑顔でテレビを見ている］	笑顔でテレビを見る子ども
20	X看護師は，テレビを見るYくんのほうに，10秒に1回位視線を送りながら，ガーゼと8cm位の長さのテープ2本を床頭台の上に準備すると，	行動の主体 行動の内容 子どもの様子 子どもの様子を見る頻度 子どもの様子を見ることと同時に行うこと 準備するもの テープの長さ テープの本数 準備する位置 「と」が意味するもの ☆子どもの様子を確認する度合い	看護師 子どもの様子を見る，ガーゼとテープを準備する テレビを見る 10秒に1回位 ガーゼとテープの準備［ながら］ ガーゼ，テープ 8cm位 2本 床頭台の上 状況の提示 高い	子どもの様子を見ながらの準備

（つづく）

≪ケア開始の伝達≫

3	X看護師は，足を洗うための洗面器を両手で持って，Yくんの左側から60cm位離れたベッドの横に立ち，目元と口元を少し緩めたにこやかな表情で，「Y く～ん，（足を）洗おうか～」と語尾を上げて，普段より1オクターブ位高く，病室中に聞こえる程の大きな声で明るく，ゆっくりと話しかける．	行動の主体 行動の内容 洗面器の用途 両手で持つ物 立つ位置 子どもとの距離 目元と口元の緊張度 表情 「にこやかな表情」と判断した根拠 声かけの言葉 声かけの種類 誘う内容 語尾の調子 声の高さ 声の大きさ 口調 「明るい」口調だと判断した根拠 言葉の速度 ☆伝達によって強制する度合い ☆伝達時の威圧感 ☆伝達の言葉の語尾	看護師 洗面器を持つ，立つ，誘う 足を洗う 洗面器 子どもの左側，ベッドの横 60cm位 やや低い［少し緩め］ にこやか 目元と口元を少し緩めたことから 「Yく～ん，（足を）洗おうか～」 誘い［洗おうか～，語尾を上げて］ 足を洗うこと 上がる 普段より1オクターブ位高い 病室中に聞こえる程大きい 明るい 普段より1オクターブ位高い声から 遅い［ゆっくり］ 中［洗おうか～］ 中 「…か～」	足を洗うことへのにこやかな誘い
6	X看護師は，ベッドの柵を両手でつかむと，にこやかな表情のまま，「じゃあ，（ベッドの柵を）下ろすね～」と語尾を伸ばし，普段より1オクターブ位高く，病室中に聞こえる程の大きな声で，明るく話しかけ，ベッドの柵を下段まで下ろす．	行動の主体 行動の内容 ベッド柵をつかんだ後に行うこと 表情 表情の継続度 声かけの言葉 語尾の調子 声の高さ 声の大きさ 口調 「明るい」口調と判断した根拠 ベッド柵を下ろす位置 ☆伝達によって強制する度合い ☆伝達内容 ☆伝達時の威圧感 ☆伝達の言葉の語尾	看護師 ベッド柵をつかむ，声をかける，ベッド柵を下ろす 声をかける，ベッド柵を下ろす［と］ にこやか 高い［まま］ 「じゃあ，（ベッドの柵を）下ろすね～」 伸ばす 普段より1オクターブ位高い 病室中に聞こえる程大きい 明るい 普段より1オクターブ位高い声から 下段まで 中［ね～］ ベッド柵を下ろすこと 中 「…ね～」	ベッド柵を下ろす声かけ

(つづく)

7	その後（ベッドの柵を下ろした後），X看護師は前かがみになり，Yくんを覗き込み，顔を20 cm位まで近づけて，目尻を下げ，口角を上げて微笑みながら，「（足を洗うことを）始めよっか〜」と，1 m程の距離に近づくと聞こえる位の大きさの声で，穏やかな口調で言う．	時間 行動の主体 行動の内容 前かがみになった理由 子どもの見方 子どもとの距離 目尻の状態 目元の緊張度 口角の状態 表情 「微笑み」と判断した根拠 微笑むと同時に行うこと 声かけの言葉 声かけの種類 子どもに誘うこと 声の大きさ 口調 ☆伝達によって強制する度合い ☆伝達時の威圧感 ☆伝達の言葉の語尾	その後（ベッドの柵を下ろした後） 看護師 前かがみになる，子どもを覗き込む，微笑む，誘う 子どもを覗き込むため 覗き込む 20 cm位まで近づく 下げる 低い 上げる 微笑み 目尻を下げ，口角を上げていることから 誘う［ながら］ 「（足を洗うことを）始めよっか〜」 誘い［よっか〜］ ケアの開始 1 m程の距離に近づくと聞こえる位 穏やか 中［よっか〜］ 中 「…か〜」	微笑みながらの誘い
21	（X看護師は）Yくんを上から見おろして，目元と口元を少し緩めたにこやかな表情で，「じゃあ，ガーゼかえるよ」と，はっきりとした強い口調で言う．	行動の主体 行動の内容 子どもの見方 子どもを見る度合い 子どもを威圧する度合い 目元と口元の緊張度 表情 「にこやかな表情」と判断した根拠 声かけの言葉 子どもに伝達すること 強制する度合い 口調 ☆伝達内容の明確さ ☆伝達の言葉の語尾	看護師 子どもを見おろす，ガーゼ交換を伝達する 見おろす 高い［見おろして］ 高い？［上から見おろして］ やや低い［少し緩めた］ にこやか 目元と口元を少し緩めることから 「じゃあ，ガーゼかえるよ」 ガーゼ交換 高い［かえるよ，はっきりとした強い口調］ はっきり，強い 高い［じゃあ，ガーゼかえるよ］ 「…よ」	強制的なガーゼ交換の伝達

（つづく）

| 23 | X看護師は前かがみになり、自分の顔をYくんの顔から20cm位の所まで近づけ、目に力を込めて、真剣な表情になり、正面からYくんを見つめて、「だって、ガーゼかえなくっちゃね！」と、語尾の「ね」を強調して言いながら、 | 行動の主体
行動の内容

姿勢
前かがみになる理由
子どもとの距離
目の状態
目元の緊張度
表情
「真剣な表情」と判断した根拠
見る相手
子どもの見方
子どもを見る度合い
声かけの言葉

子どもに伝達すること
ガーゼ交換を強制する度合い

強調して言う部分
「ながら」が意味するもの
☆伝達内容の明確さ

☆伝達の言葉の語尾
☆伝達時の威圧感 | 看護師
前かがみになる、子どもに顔を近づける、子どもを見つめる、声をかける
前かがみ
顔を近づけるため
20cm位まで近づく
力を込める
高い［目に力を込めて］
真剣
目に力を込めることから

子ども
正面から見つめる
高い［正面から、見つめて］
「だって、ガーゼかえなくっちゃね！」
ガーゼ交換の必要性
高い［だって、ガーゼかえなくっちゃね！］
語尾の「ね」
動作の同時進行
高い［だって、ガーゼかえなくっちゃね！］
高い？「…ね！」 | 真剣な表情でのガーゼ交換を強制する声かけ |

(つづく)

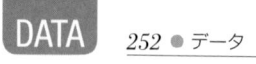

28	(Yくんに)押されたはずみで，X看護師の身体はYくんの身体から30cm位離れるが，すぐに体勢を前かがみに戻して，目を通常より大きく開き，眉を吊り上げて，険しい表情になり，「じゃあ，寝っころがって(ガーゼ交換を)やろうか？ そのほうが痛くないから」と，今までで1番大きな声を出し，早口で言って，	行動の主体	看護師	険しい表情での寝て行うことの提案
		行動の内容	子どもから離れる，体勢を戻す，代替案を提案する	
		子どもの身体から離れるきっかけ	(子どもに)押されたこと	
		子どもとの距離	30cm位離れる	
		「が」が意味するもの	前後で逆の内容	
		体勢を戻す速度	速い[すぐに]	
		体勢	前かがみ	
		目の状態	通常より大きく開く	
		目元の緊張度	高い[通常より大きく開き]	
		眉の状態	吊り上げる	
		表情	険しい	
		「険しい表情」と判断した根拠	目を通常より大きく開き，眉を吊り上げることから	
		声かけの言葉	「じゃあ，寝っころがって(ガーゼ交換を)やろうか？ そのほうが痛くないから」	
		声かけの種類	提案[やろうか？]	
		提案内容	寝て行うこと	
		提案する理由	寝て行ったほうが痛くないから	
		声の大きさ	今までで1番大きい	
		言葉の速度	早口	
		☆伝達によって強制する度合い	高い[険しい表情，1番大きな声]	
		☆伝達内容の明確さ	高い[寝っころがってやろうか？]	
		☆伝達の言葉の語尾	「…から」	
		☆伝達時の威圧感	高い？[険しい表情，大きな声]	

(つづく)

≪子どもからのケアの確認≫

8	Yくんは左側から振り返り、X看護師を見つめて、「足を洗うの?」と語尾を下げて尋ねると、左斜め下の床に視線を落とす。	行動の主体 行動の内容 看護師を見る方法 振り返る方向 看護師を見る度合い 声かけの言葉 声かけの種類 確認すること 確認する相手 確認内容の明確さ 語尾の調子 確認後に行うこと 視線を落とす位置 ☆ケアへの積極性	子ども 振り返る、看護師を見つめる、確認する、視線を落とす 振り返る 左 高い [見つめて] 「足を洗うの?」 確認 [の?] 足を洗うこと 看護師 [看護師を見つめて] 高い [足を洗うの?] 下げる 視線を落とす [と] 左斜め下の床 低い [語尾を下げて、視線を落とす]	足を洗う確認をする子ども
11	Yくんは、「あのさ…、ママが来てから(足を洗うん)じゃだめ?」と、X看護師の顔を見上げながら言う。	行動の主体 行動の内容 声かけの言葉 声かけの種類 確認すること 確認内容の明確さ ケアへの積極性 確認する相手 看護師を見る度合い 看護師を見ることと同時に行うこと	子ども 確認する、看護師を見上げる 「あのさ…、ママが来てから(足を洗うん)じゃだめ?」 確認 [だめ?] 母親が来てからではだめか 高い [ママが来てからじゃだめ?] 低い [だめ?] 看護師 [顔を見上げながら] 高い [顔を見上げながら] 確認	母親が来てからではだめかと確認する子ども

(つづく)

≪がんばりの促し≫

9	X看護師は顔全体を緩め、笑顔でYくんを見ながら、「うん．がんばって，早く済ませちゃおう」と，ゆっくりとした穏やかな口調で答えると，背すじを伸ばす．	行動の主体	看護師	笑顔でのがんばりの促し
		行動の内容	子どもを見る，返答する，背すじを伸ばす	
		顔全体の緊張度	低い［緩め］	
		表情	笑顔	
		「笑顔」と判断した根拠	顔全体を緩めることから	
		見る相手	子ども	
		子どもを見る度合い	高い［見ながら］	
		子どもを見ることと同時に行うこと	返答する［ながら］	
		返答の言葉	「うん．がんばって，早く済ませちゃおう」	
		肯定する度合い	高い［うん］	
		促すこと	がんばること，早く済ませること	
		がんばりを促す度合い	高い	
		言葉の速度	遅い［ゆっくり］	
		口調	穏やか	
		返答した後に行うこと	背すじを伸ばす	
		☆がんばりを強要する度合い	中［笑顔，ゆっくりとした穏やかな口調］	

(つづく)

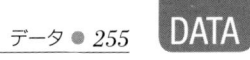

12	これまで笑顔だったX看護師は，徐々に頬を下げ，目に力が入り，少し険しい表情になり，Yくんから20 cm位まで顔を近づけ，Yくんの目を見ながら，「あのね，ママが来る前にきれいにしといたら，ママといっぱい遊べるんだよ．今，がんばったほうがいいよ」と，一語ずつはっきりと，説得するように言う．	行動の主体	看護師	がんばりの強要
		行動の内容	子どもに顔を近づける，子どもの目を見る，がんばりを強要する	
		表情	笑顔→少し険しい	
		表情の変化の速度	遅い［徐々に］	
		頬の状態	下げる	
		目の状態	力が入る	
		目元の緊張度	高い	
		「少し険しい表情」と判断した根拠	頬を下げ，目に力が入ることから	
		顔を近づける相手	子ども	
		子どもとの距離	20 cm位まで近づく	
		見るもの	子どもの目	
		子どもを見る度合い	高い［目を見ながら］	
		子どもを見ることと同時に行うこと	声かけ［ながら］	
		声かけの言葉	「あのね，ママが来る前にきれいにしといたら，ママといっぱい遊べるんだよ．今，がんばったほうがいいよ」	
		提示した母親の来院前に行うメリット	母親と沢山遊べる（母親が来院してからケアを行うと，母親と遊ぶ時間が減る）	
		がんばりを促す度合い	高い	
		がんばりを促す方法	言葉でメリットの説明	
		口調	一語ずつはっきり，説得するように	
		「説得するように言う」と判断した根拠	一語ずつはっきりと言うことから	
		がんばることへの説得度	高い	
		がんばりを強要する度合い	高い［少し険しい表情，がんばったほうがいいよ，説得するように］	

(つづく)

14	X看護師は少し険しい表情のまま,「テレビを見ながらでもいいから, がんばって, やってしまおうよ. Xさんは, 早く終わらせたほうが絶対いいと思うよ」と, 早口かつ強い口調で説き伏せるように言う.	行動の主体	看護師	強い口調でのがんばりの強要
		行動の内容	妥協案を提示する, がんばりを促す, 意見を述べる	
		表情	少し険しい	
		表情の継続度	高い [まま]	
		声かけの言葉	「テレビを見ながらでもいいから, がんばって, やってしまおうよ. Xさんは, 早く終わらせたほうが絶対いいと思うよ」	
		提示した妥協案の内容	テレビを見ながら行うこと	
		促すこと	がんばること, 早く終わらせること	
		がんばりを促す度合い	高い	
		がんばりを強要する度合い	高い	
		意見の内容	早く終わらせたほうがよい	
		意見の主張の強さ	強い [絶対いい, 説き伏せるように]	
		言葉の速度	早口	
		口調	強い, 説き伏せるように	
		「説き伏せるように言う」と判断した根拠	早口かつ強い口調から	

(つづく)

≪子どもの拒否≫

13	Yくんは自分の足もとに視線を移し、看護師にしか聞こえない位小さな声で、途切れ途切れに、「だって….テレビ、まだ終わってない….やだよ….(足を洗うのは)後がいい…」と言い、口をとがらせ、眉間にしわを寄せて、不満そうである.	行動の主体 行動の内容 視線 声の大きさ 口調 言葉 「だって」が意味すること 拒否すること 拒否する度合い 拒否する理由 拒否の方法 代替案の内容 口の形 眉間の状態 「不満そうである」と判断した根拠 不満の度合い ☆実力行使する度合い	子ども 足もとに視線を移す、拒否する 自分の足もと 看護師にしか聞こえない位小さい 途切れ途切れ 「だって….テレビ、まだ終わってない….やだよ….(足を洗うのは)後がいい…」 反論 (足を洗うこと) 高い テレビの優先 言葉での表現 延期[後がいい] とがらせる しわを寄せる 口をとがらせ、眉間にしわを寄せることから 高い 低い	テレビを理由に拒否する子ども
15	Yくんは眉間にしわを寄せ、口をへの字にしたまま、首を横に小さく1回振るが、	行動の主体 行動の内容 眉間の状態 口の形 表情の継続度 首を振る向き 首を振る大きさ 首を振る回数 首を横に振る意味 拒否する度合い 拒否の方法 「が」が意味するもの ☆実力行使する度合い	子ども 首を振る しわを寄せる への字 高い[まま] 横 小さい 1回 拒否 高い 首を横に振る 前後で逆の内容 低い	首を振って拒否する子ども

(つづく)

22	Yくんは，さっと顔を正面に戻して，目を丸く見開き，驚いた表情になり，X看護師を見上げ，「えっ!?（ガーゼ交換は）やだ，やだっ！」と，病室中に聞こえる程の大きな声で，はっきりと言う．	行動の主体 行動の内容 顔を正面に戻す速度 顔の向き 目の状態 表情 「驚いた表情」と判断した根拠 見上げる相手 看護師を見る度合い 言葉 驚きを表現する度合い 拒否すること 拒否する度合い 拒否の方法 声の大きさ 口調 ☆実力行使する度合い	子ども 顔を正面に戻す，看護師を見上げる，拒否する 速い［さっと］ 正面 丸く見開く 驚き 目を丸く見開くことから 看護師 高い［見上げ］ 「えっ!?（ガーゼ交換は）やだ，やだっ！」 高い［驚いた表情，えっ!?］ （ガーゼ交換） 高い 言葉での表現 病室中に聞こえる程大きい はっきり 低い	子どもの驚きと拒否の表現
25	Yくんは上半身を後ろへ引き「（ガーゼ交換は）やだ〜！」と高くて，病室中に聞こえる程の大きな声をあげ，両目に涙を浮かべて泣き出す．	行動の主体 行動 上半身を引く方向 言葉 声の高さ 声の大きさ 泣き方 拒否すること 拒否する度合い 拒否の方法 ☆実力行使する度合い	子ども 上半身を引く，声をあげる，泣き出す 後ろ 「（ガーゼ交換は）やだ〜！」 高い 病室中に聞こえる程大きい 声をあげる，両目に涙を浮かべる （ガーゼ交換） 高い 声をあげて泣く 低い	泣くことによる子どもの拒否
27	Yくんは顔を右にそむけ，口をへの字にして，X看護師の肩を両手で押して突き放す．	行動の主体 行動の内容 顔をそむける向き 口の形 押す箇所 押す手 押す強さ 拒否する度合い 拒否の方法 実力行使する度合い	子ども 顔をそむける，看護師の肩を押す 右 への字 看護師の肩 両手 強い［突き放す］ 高い 顔をそむける，突き放す 高い［突き放す］	突き放すことによる子どもの拒否

(つづく)

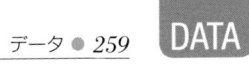

30	Yくんは泣いて肩を震わせながら，X看護師が近づくことができないように，両手の指をひろげて前に突き出し，自分の身体をガードする．	行動の主体	子ども	看護師の接近を阻止する子ども
		行動の内容	泣く，身体をガードする	
		表情	泣く	
		泣き方	肩を震わせる	
		泣くことと同時に行うこと	身体をガードする［ながら］	
		両手の指の状態	ひろげる	
		両手の状態	前に突き出す	
		両手を突き出す方向	前	
		両手を突き出す理由	看護師の接近の阻止	
		拒否する度合い	高い	
		拒否の方法	看護師の接近の阻止	
		実力行使する度合い	高い［前に突き出し］	
32	YくんはX看護師を見ず，床のほうに視線を向け，眉間にしわを寄せて，「今は（ガーゼ交換は）やだっ！ 昨日（手足を押さえつけられて行われたガーゼ交換が）怖かったもん！ ママと一緒がいい！」と，強い口調で言う．	行動の主体	子ども	母親と一緒がよいと拒否する子ども
		行動の内容	床を見る，拒否する，代替案を提示する	
		看護師を見る度合い	低い［X看護師を見ず］	
		視線	床のほう	
		眉間の状態	しわを寄せる	
		言葉	「今は（ガーゼ交換は）やだっ！ 昨日（手足を押さえつけられて行われたガーゼ交換が）怖かったもん！ ママと一緒がいい！」	
		主張すること	今は嫌だということ，昨日怖かったこと，母親と一緒がよいということ	
		主張する度合い	高い	
		嫌な時期	今	
		嫌な時期の限定	あり［今は］	
		拒否すること	（ガーゼ交換）	
		拒否する度合い	高い	
		拒否の方法	看護師を見ない，言葉での表現	
		拒否する理由	昨日の怖かった経験	
		昨日感じたこと	恐怖	
		口調	強い	

(つづく)

≪中断意思の確認≫

31	X看護師は険しい表情のまま，背すじを伸ばし，1m程の距離に近づくと聞こえる位の大きさの声で「（ガーゼ交換を）やめるの？」と，首を右に30度位傾けながら尋ねる．	行動の主体	看護師	中断意思の確認
		行動の内容	背すじを伸ばす，中断意思を確認する	
		表情	険しい	
		表情の継続度	高い［まま］	
		姿勢	背すじを伸ばす	
		声の大きさ	1m程の距離に近づくと聞こえる位	
		声かけの言葉	「（ガーゼ交換を）やめるの？」	
		声かけの種類	確認［の？］	
		確認すること	（ガーゼ交換の）中断意思	
		確認する度合い	高い	
		首を傾ける方向	右	
		首を傾ける角度	30度位	
33	X看護師はYくんから40cm位離れた所に立ち，Yくんの顔を3秒程見つめた後，「昨日怖かったのか〜．じゃあ，今は（ガーゼ交換を）やめる？ ママが来てからにするのね？」と，語尾の「ね？」に力を込めて確認する．	行動の主体	看護師	中断意思の確認
		行動の内容	立つ，子どもを見つめる，中断意思を確認する	
		子どもとの距離	40cm位	
		見つめるもの	子どもの顔	
		見つめる時間	3秒程	
		子どもを見る度合い	高い［見つめた］	
		子どもを見つめた後に行うこと	声かけ	
		声かけの相手	子ども	
		声かけの言葉	「昨日怖かったのか〜．じゃあ，今は（ガーゼ交換を）やめる？ママが来てからにするのね？」	
		声かけの種類	共感［怖かったのか〜］，中断意思の確認［やめる？］，中断後の対応の確認［ママが来てからにするのね？］	
		中断の時期	今	
		中断すること	（ガーゼ交換）	
		中断する理由	昨日怖かったから	
		中断を認める度合い	高い［怖かったのか〜．じゃあ］	
		確認した中断後の対応	母親来院後の実施	
		確認する度合い	高い	
		力を込めて言う部分	語尾の「ね？」	

(つづく)

≪子どものケアの受け入れ≫

10	Yくんは視線を床に落としたまま,「う〜ん,わかった…」と答えた後, 10秒位かけて, のろのろと両膝を立てて, 殿部を中心に右方向に180度位回転して身体の向きを変えて移動し, X看護師に向き合う.	行動の主体	子ども	了解後に移動する子ども
		行動の内容	視線を落とす, 了解する, 身体の向きを変える, 移動する, 看護師に向き合う	
		視線	床	
		視線の継続度	高い［まま］	
		了解の言葉	「う〜ん,わかった…」	
		了解後の行動	身体の向きを変える, 移動する, 看護師に向き合う	
		身体の向きを変えるのにかかる時間	10秒位	
		身体の向きを変える速度	遅い［10秒位かけて, のろのろと］	
		身体の向きの変え方	両膝を立てて, 殿部を中心に回転する	
		回転の方向	右	
		回転の角度	180度位	
		身体の向き	看護師の正面［看護師に向き合う］	
		看護師に対面する度合い	高い	
		☆ケアの受け入れ度	高い［移動し］	
17	ベッド端に動かされたYくんは, ゆっくりと視線を洗面器に落として, 眉尻を下げ, 諦めたように, 椅子の上に置かれた直径40cm程の洗面器の中のお湯に, 右足, 左足の順にゆっくりと入れる.	行動の主体	子ども	諦めてお湯に足を入れる子ども
		行動の内容	視線を洗面器に落とす, 片足ずつお湯に入れる	
		動かされた位置	ベッド端	
		視線	洗面器	
		視線の動きの速度	遅い［ゆっくり］	
		眉尻の状態	下げる	
		「諦めたように」と判断した根拠	眉尻を下げる, 足をゆっくりと入れることから	
		洗面器の位置	椅子の上	
		洗面器の直径	40cm程	
		洗面器の中身	お湯	
		足をお湯に入れる順番	右足, 左足	
		足をお湯に入れる速度	遅い［ゆっくり］	
		☆ケアの受け入れ度	高い［入れる］	

(つづく)

≪ケアの強行≫

16	X看護師は素早くYくんの殿部に両手を回し，殿部を引きずらせて，Yくんの身体をベッドの端まで40cm程，引き寄せる．	行動の主体 行動の内容 行動の速度 両手の状態 子どもを移動させる方法 子どもの主体性 移動後の子どもの位置 子どもの移動距離 子どもの移動の強行度	看護師 子どもを移動させる 速い［素早く］ 子どもの殿部に回す 殿部を引きずらせる 低い［殿部を引きずらせて］ ベッドの端 40cm程 高い［殿部を引きずらせて，引き寄せる］	子どもの移動の強行
24	(X看護師は) Yくんの右下腹部に貼ってあるガーゼに右手を伸ばす．	行動の主体 行動の内容 ガーゼの貼ってある位置 右手の状態 ☆ケアの強行度	看護師 ガーゼに手を伸ばす 子どもの右下腹部 ガーゼに伸ばす 高い	ガーゼに手を伸ばす
26	X看護師の右手がガーゼから5cm位まで近づくと，	行動の主体 行動の内容 右手の状態 右手とガーゼの距離 「と」が意味するもの ☆ケアの強行度	看護師 ガーゼに手を伸ばす ガーゼに近づく 5cm位 状況の提示 高い	ガーゼに手を伸ばす
29	(X看護師は) 再度，Yくんの右下腹部のガーゼに右手を伸ばす．	行動の主体 行動の内容 行動の回数 ガーゼの位置 右手の状態 ☆ケアの強行度	看護師 ガーゼに手を伸ばす 複数［再度］ 子どもの右下腹部 ガーゼに伸ばす 高い	ガーゼに手を伸ばす

(つづく)

≪ケア延期の伝達≫

34	X看護師は険しい表情を緩め、Yくんを見つめて,「そうだね、後でママが来たら,(ガーゼを)かえようね」と、ゆっくりとした口調で言う.	行動の主体	看護師	ケア延期の伝達
		行動の内容	子どもを見つめる,ケアの延期を伝達する	
		表情	険しい表情を緩める	
		見つめる相手	子ども	
		子どもを見る度合い	高い［見つめて］	
		声かけの言葉	「そうだね,後でママが来たら,(ガーゼを) かえようね」	
		受け入れる度合い	高い［そうだね］	
		提案する交換の時期	後,母親の来院時	
		言葉の速度	遅い［ゆっくり］	

「島巡り」の最後に

　11の島でのバーチャルゼミはいかがでしたか？　インタビュー法と観察法を用いてリッチなデータを収集すること，分析をとおしてデータと深くつき合い，対話しながら概念を抽出し，さらにそれらを統合して理論をつくりあげるという作業の流れを十分に体験していただけましたか．

　この本でバーチャルトレーニングを体験なさったら，ぜひ実際に研究を始めてください．そして，実際の研究の中でつまずいたら，またこの本に戻ってきてください．近い将来，みなさまの研究成果に巡り会えることを楽しみにしています．

索 引 ● INDEX

欧文

action／interaction ……… 134, 189
axial coding …………………… 79, 106
coding ………………………………… 106
condition ………………………… 134, 189
consequence ……………………… 134, 189
Corbin, Juliet ………………………… 12
Curious George ……………………… 161
dimension ……………… 8, 76, 90, 92
Excel ……………………… 84, 87, 151
flip-flop ……………………………… 194
Glaser, Barney G. …………………… 12
grounded theory approach（GTA）
………………………………………… 2
GTA を使った分析 …………………… 7
IC レコーダー ……………………… 29
in vivo code ………………… 113, 123
open coding ……………… 79, 106, 122
paradigm ……………………………… 134
property ………………… 8, 76, 90, 92
selective coding …………………… 106
Strauss, Anselm L.
………………… 12, 22, 72, 79, 91, 97
symbolic interactionism …………… 22
theoretical sampling ……… 100, 154
theoretical saturation …………… 163
Turrell, James ……………………… 75

あ

アイデア ……………………… 150, 161
アキシャル・コーディング
………………………… 72, 79, 106
アブダクション ……………………… 147
医中誌 Web ……………………… 2, 24
イベント・サンプリング法 ……… 51
依頼, インタビューの ……………… 26
インタビュー ………………………… 30
──, 依頼の手順 …………………… 25
──, 終わったら …………………… 41
──, 環境 …………………………… 27
──, 協力者の選定 ………………… 23
──, 質問項目 ………………… 23, 31, 46
──, によるデータ収集 …………… 22
──, 場の設定 ……………………… 28
──, 必要物品 ……………………… 29
──, 前準備 ………………………… 24
──, 目標 …………………………… 40
インタビュー法のトレーニング … 45
イン・ビボ・コード ………… 113, 123
映像を使ったトレーニング ……… 54
エラーシグナル ………………… 82, 138
オープン・コーディング
………………… 17, 72, 78, 79, 106, 122
同じ現象が生じる規則性 …………… 11

か

概念 …………………… 8, 76, 90, 97
ガウディ ……………………………… 195
学生の知的好奇心 ………………… 104
学生の学び
………… 68, 103, 118, 130, 146, 168
カテゴリー ……………… 8, 83, 124, 138
── とアイデアの比較

索 引 ● 267

・・・・・・・・・・・・・・・・・・・・・・・・・・・ *81, 156, 194*
── にまとめる ・・・・・・・・・ *84, 122, 145*
── の抽出 ・・・・・・・・・・・・・・・・・・ *77, 186*
── の把握 ・・・・・・・・・・・・・・・・・ *123, 128*
カテゴリー関連図 ・・・・・・・・・ *133, 135*
　── ,確認ポイント ・・・・・・・・・・・・・ *137*
　── ,つくり方 ・・・・・・・・・・・・・・・・・・ *136*
　── ,特徴 ・・・・・・・・・・・・・・・・・・・・・・・ *136*
　── を描くこと ・・・・・・・・・・・・・・・ *210*
カテゴリー関連統合図 ・・・・・ *74, 81, 140*
カテゴリー同士の関連づけ
　 ・・・・・・・・・・・・・・・・・・・ *79, 125, 189, 210*
カテゴリー名の確認 ・・・・・・・・・・・・・ *127*
考えを飛躍させる作業 ・・・・・・・・・ *147*
看護系教育課程数の推移 ・・・・・・・・・ *6*
看護系大学と大学院 ・・・・・・・・・・・・・・・ *5*
看護師という職業 ・・・・・・・・・・・・・・ *199*
観察法
　── ,収集したデータの違い ・・・・・・ *58*
　── ゼミ ・・・・・・・・・・・・・・・・・・・・・・・・・ *51*
　── によるデータ収集 ・・・・・・・・・・ *50*
帰結 ・・・・・・・・・・・・・・・・・・・・・ *134, 135, 189*
グラウンデッド・セオリー・アプ
　ローチ（GTA） ・・・・・・・ *2, 12, 81, 113*
　── ,強み ・・・・・・・・・・・・・・・・・・・・・・ *138*
　── の分析 ・・・・・・・・・・・・・・・・・・・・・ *72*
研究テーマ ・・・・・・・・・・・・・・・・・・・・・・・ *12*
研究日記 ・・・・・・・・・・・・・・・・・・・・・・・・ *151*
研究の重要性 ・・・・・・・・・・・・・・・・・・・ *217*
研究の問い ・・・・・・・・・・・・・・・・・・・・・・ *12*
研究法 ・・・・・・・・・・・・・・・・・・・・・・・・・・ *146*
　── のトレーニング ・・・・・・・・・・・・・ *8*
　── 別論文数の推移 ・・・・・・・・・・・・・ *3*

── を学ぶ理由 ・・・・・・・・・・・・・・・・・・ *5*
現象の構造 ・・・・・・・・・・・・・・・・・・・・・ *135*
コアカテゴリー ・・・・・・・・・・・・・ *83, 124*
行為／相互行為 ・・・・・・・・・・・・ *134, 189*
構成的面接法 ・・・・・・・・・・・・・・・・ *30, 32*
コーディング（コード化）・・・・・・・・ *106*
これは何でしょうゲーム ・・・・・・・・・ *93*

さ

サブカテゴリー ・・・・・・・・・・・・・・ *124, 138*
質的研究 ・・・・・・・・・・・・・・・・・・・・・・・・ *98*
　── ,可能性 ・・・・・・・・・・・・・・・・・・・・ *199*
　── ,自己流で ・・・・・・・・・・・・・・・・・・・ *9*
　── ,定着状況 ・・・・・・・・・・・・・・・・・・・ *2*
　── ,評価基準 ・・・・・・・・・・・・・・・・・・ *11*
　── におけるコーディング ・・・・ *106*
質的研究法 ・・・・・・・・・・・・・・・・・・・・・ *2, 6*
　── ,主要な ・・・・・・・・・・・・・・・・・・・・・ *5*
　── ゼミ ・・・・・・・・・・・・・・・・・・・・・・・ *16*
　── を用いた原著論文数 ・・・・・・・・・ *6*
状況 ・・・・・・・・・・・・・・・・・・・・・ *134, 138, 189*
条件 ・・・・・・・・・・・・・・・・・・・・・・・・・・・・ *134*
シルク・ド・ソレイユ ・・・・・・・・・・ *156*
シンボリック相互作用論 ・・・・・・ *22, 79*
ストーリーライン ・・・・・・・ *80, 141, 192*
接続詞や助詞に注目 ・・・・・・・・・・・・ *107*
切片化 ・・・・・・・・・・・・・・・・・・・・・・・・・・ *205*
　── の方法 ・・・・・・・・・・・・・・・・・・・・ *110*
ゼミ日記 ・・・・・・・・・・・・・・・・・・・・ *18, 151*
ゼミの環境 ・・・・・・・・・・・・・・・・・・・・・・ *16*
セレクティブ・コーディング
　 ・・・・・・・・・・・・・・・・・・・・・ *74, 82, 106, 124*

た

タイム・サンプリング法............ *51*
タレル.. *75*
抽出，プロパティとディメンションの.. *96*
抽象度のあげ方，分析における概念の.. *77*
ティーチング・アシスタント（TA）
　................................ *19, 52, 66, 119*
ディメンション........*8, 76, 90, 92, 93*
　――，あげ方............................ *101*
　――，増やす方法...................... *99*
データ.. *74*
　―― とアイデアの比較....... *81, 156*
　―― に基づいて理論を産出する
　　方法.. *15*
　―― の切片化............ *75, 108, 173*
　―― の読み込み....... *74, 107, 172*
データ間の比較............................ *155*
データ自体は概念ではない.......... *97*
データ収集................... *14, 65, 216*
　――，GTA における.................. *50*
　――，インタビュー法による....... *22*
　――，観察法による.................... *50*
　――，フィールド（病棟）での..... *63*
　――，母語の............................ *107*
　――，理論的サンプリングに基づく
　　.. *81*
データ同士の比較.................. *81, 154*
データ内の比較.......... *36, 129, 154, 193*
データ分析..................................... *15*
　――，観察法で収集した............ *202*

テクスト............................ *43, 67, 74*
　―― の作成................................ *84*
手作業でカテゴリーにまとめた例
　.. *86*
問い.. *12*
遠い状況との比較.............. *161, 193*
鳥の目.. *57*
トレーニング，インタビュー法の
　.. *45*

な

二項型プロパティ....................... *101*

は

バイアス
　――，インタビュー協力者の....... *24*
　――，質的研究での.................... *82*
　――，自分流の................ *107, 116*
初めて質的研究法を学ぶとき........ *7*
破線の矢印，カテゴリー関連図の
　.. *137, 215*
ハムレット................................... *194*
パラダイム........*79, 133, 134, 189, 210*
半学半教....................................... *19*
半構成的面接法....................... *30, 32*
反対状況との比較....................... *193*
比較.................. *95, 100, 154, 157, 193*
　――，おこなう時期.................. *158*
　――，おこなう理由.................. *157*
　――，カテゴリーとアイデアの *156*
　――，種類................................ *155*

──，データ間の 155
──，データとアイデアの 156
──，データ同士の 154
──，データ内の 129, 154
──，遠い状況との 193
──，反対状況との 193
──，メリット 158
非構成的面接法 30, 32
フィールド（病棟）でのデータ収集
　... 63
振り返り 16
プロパティ 8, 76, 90, 92, 93
──，増やす方法 99
──とディメンションの数 102
──の表現 187
プロパティ＆ディメンション探し
　ゲーム 94
分析
──，GTAを使った 7
──の抽象度 146
──の流れ，GTAでの 73
分析トレーニング 8
分析法 9, 146
母語のデータ 107

ま

マクベス夫人 194
虫の目 57, 67
名探偵ポワロ 11
メモ 67, 149, 150

や

矢印，カテゴリー関連図の
　...................................... 137, 209
よい結果，質的研究における 10

ら

ラベルの抽出 76, 173
ラベル名 117
──，データを端的に示す 114
──，バイアスつきの 202
──の表現 127
──をつける 84, 112, 116
──をカテゴリーにまとめる
　... 122
リサーチ・クエスチョン
　........................... 12, 23, 64, 67, 193
リッチなデータ 22, 32, 36, 46, 58
──，得るための方策 33
量的研究 98
理論 12
理論的サンプリング
　.... 32, 81, 100, 141, 154, 158, 162, 198, 215
理論的比較 .. 81, 154, 156, 159, 194, 213
理論的飽和 154, 163
倫理的配慮
──，インタビュー法の 26, 31, 43
──，観察法の 64

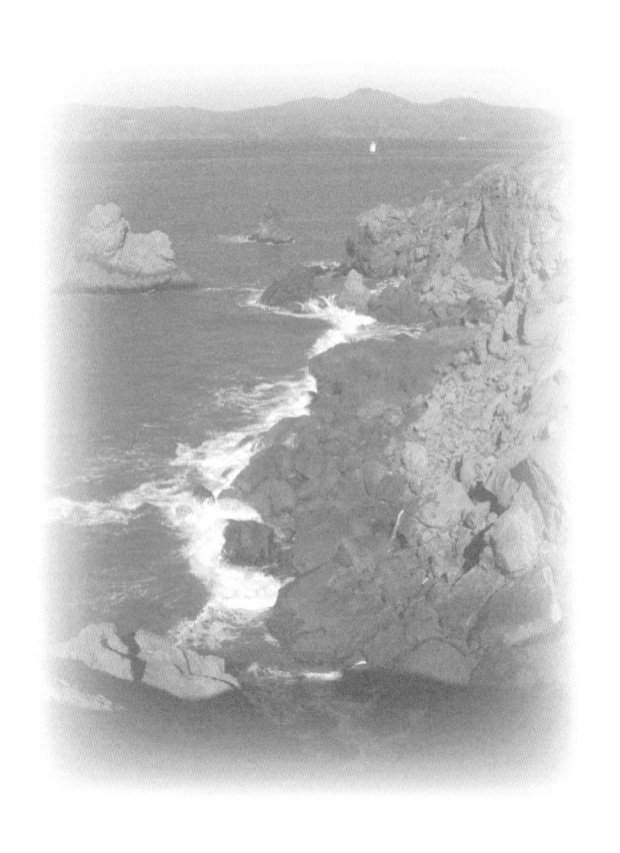